编写人员名单

主　编　赵熠宸　娄安良

编　者（按姓氏笔画为序）

于富荣　周　婷　赵熠宸　娄安良

前·言

自《皮肤病妙法良方》第一版问世以来，我们始终秉持着为百姓解忧、为人们提供力所能及的帮助的初衷，不断前行。承蒙各位读者朋友的厚爱与支持，我们收到了无数宝贵的反馈意见。正是这些来自四面八方的声音，激励着我们不断修订、完善本书。

在第二版的基础上，我们再次对《皮肤病妙法良方》进行了全面的修订与升级。此次修订，我们特别关注了近几年发病率呈增高趋势的皮肤病，如水痘、白塞综合征、干燥综合征等，将这些疾病的治疗方法纳入了书中，以满足广大读者对这些皮肤病治疗知识的需求。同时，我们也深知，对于普通读者而言，一些专业疗法如针灸、拔罐等可能存在操作难度和风险。因此，在本次修订中，我们结合读者的建议，进一步减少了这类专业疗法，转而增加了更多的日常食疗偏方和家庭常见疗法。这些疗法既简单易行，又贴近生活，方便读者在家中自行操作，从而更好地呵护自己和家人的健康。

我们始终坚信，真正的帮助应该来自对人们需求的深刻理解与满足。因此，在编写《皮肤病妙法良方》的过程中，我们始终将读者的需求放在首位，力求为读者提供最实用、最有效的治疗方法。然而，我们也必须清醒地认识到，偏方虽好，但绝不可迷信。因此建议在使用本书所录之方时，患者朋友一定要确保自己所患的疾病是经过正规医院的皮肤科医师确诊的某种皮肤病。否则，张冠李戴，不仅起不到治疗效果，反而可能延误病情。尤其是对于体质异于常人者，更要慎重使用本书所录的偏方。

在此，我们要向广大读者朋友们表示最衷心的感谢！感谢你们的认可、鼓励、支持与参与。正是有了你们的陪伴与共同努力，才有了《皮肤病妙法良

皮肤病妙法良方

第三版

赵熠宸　娄安良　主编

化学工业出版社
·北京·

内容简介

本书介绍了治疗痤疮、湿疹、足癣、荨麻疹、冻疮、银屑病、带状疱疹等80多种常见皮肤病的对症妙法良方千余首，包括中药内服、中药外治、食疗法、按摩疗法等，这些良方不仅实用性强，而且易学易会，患者可以根据自身情况选择合适的方法进行自我治疗。本书适合皮肤病患者及其家属阅读，也可供从事皮肤病诊疗的相关医师参考。

图书在版编目（CIP）数据

皮肤病妙法良方 / 赵熠宸，娄安良主编．-- 3版．北京 ：化学工业出版社，2025. 10. -- ISBN 978-7-122-48806-0

Ⅰ．R289.2

中国国家版本馆CIP数据核字第20253AJ669号

责任编辑：邱飞婵　　文字编辑：林玥彤　张晓锦
责任校对：李雨函　　装帧设计：史利平

出版发行：化学工业出版社
（北京市东城区青年湖南街13号　邮政编码100011）
印　　装：北京云浩印刷有限责任公司
710mm×1000mm　1/16　印张18¼　字数316千字
2026年1月北京第3版第1次印刷

购书咨询：010-64518888　　售后服务：010-64518899
网　　址：http://www.cip.com.cn
凡购买本书，如有缺损质量问题，本社销售中心负责调换。

定　　价：59.80元　　

方》（第三版）的问世。我们虽已尽力，但受限于学识和水平，书中仍难免有疏漏之处，恳请广大读者朋友继续包容、指正，共同为本书的完善贡献智慧与力量。

编者
2025 年 5 月

目·录

第一章 病毒性皮肤病

带状疱疹

带状疱疹是由水痘-带状疱疹病毒引起的急性炎症性皮肤病，中医称“缠腰火龙”“缠腰火丹”，民间俗称“蛇丹”“蜘蛛疮”等。中医学认为，本病因情志内伤、肝经气郁生火以致肝胆火盛；或因脾湿郁久、湿热内蕴、外感毒邪而发病。

中药内服

▶ 桑白皮30克，地骨皮15克，木通9克，葛根12克，柴胡9克，黄芩15克，天冬15克，麦冬15克，玄参15克，甘草6克，生姜3克，葱头1枚。水煎服，每日1剂。有凉血活血、清热定痛之功效。适用于带状疱疹前期。

▶ 车前子250克，地龙8条，香油适量。锅烧热，加香油烧至八成热，加车前子炸成紫红色，研成末；地龙去土，焙干研成末，与车前子末混匀。加面制成丸。每丸约重3克，每日1丸，睡前服用。有通经止痛之功效。对带状疱疹及其他各种神经痛有一定疗效。

▶ 黄芪15克，丹参15克，党参12克，白术10克，白芍10克，川楝子

10克，延胡索10克，制乳香10克，制没药10克，当归12克，丝瓜络10克，炙甘草6克。水煎服，每日1剂。有益气化瘀之功效。主治带状疱疹后期疼痛。

▶柴胡12克，赤芍12克，当归15克，丹参15克，延胡索15克，红花10克，白术10克，制乳香6克，制没药6克，川楝子10克，枳壳8克，炙甘草5克。水煎服，每日1剂。有行气化瘀之功效。头痛加川芎10克；气虚加黄芪30克；失眠加柏子仁、远志各10克。

▶金银花30克，板蓝根、野菊花、蒲公英各15克，牡丹皮、赤芍、生甘草各10克。水煎分2次口服，每日1剂；另用药渣煎水外洗患处，每日2次。有清热解毒之功效。适用于带状疱疹急性期。

中药外治

▶蜂房、雄黄各9克，冰片3克，大枣（去核焙黄）5颗，香油适量。前4味研成末，调香油，涂患处，每日1～2次。蜂房祛风攻毒、抗过敏；雄黄解毒杀虫。本方适用于痈肿疔疮，可缓解带状疱疹。

▶明矾10克，琥珀末3克，冰片4克，蜈蚣2条（焙干研末），鸡蛋清适量。前4味共研为细末，用鸡蛋清调成糊，外涂，每日数次。蜈蚣息风解痉、退炎治疮；明矾具有抗菌作用。本方对带状疱疹有明显疗效。

▶侧柏叶、大黄、黄柏各60克，薄荷30克，蜂蜜适量。前4味共研为细末，以水、蜜调制外敷于患处，每日1次。有清热解毒、化瘀止痛之功效。主治带状疱疹、丹毒等。

▶六神丸有清热解毒、消肿止痛之功效。治带状疱疹用六神丸5粒，加醋2～3滴，研磨成糊状，外敷患处，每日2次；也可将药末直接撒在疱疹和皮肤溃烂渗液处，每日2～3次，7日为1个疗程。

▶云南白药、白酒各适量。取药粉用白酒调成糊状。外敷患处，每日换药1次。能活血消肿。一般在患处敷药物1日后症状得到缓解，2日后烧灼感减轻、皮疹迅速吸收干燥，多在7日内脱痂痊愈。

▶芒硝100克。用沸水冲至溶解。用热毛巾蘸药液外敷患处。水凉后再加热，反复3次，直至皮肤发红，可每日外敷1次，5～7天为1个疗程。有清凉、消肿、止痛之功效。主治带状疱疹、丹毒。

▶雄黄、白矾、密陀僧各15克，制乳香、制没药各10克，青黛30克。共研为细末，过筛，加生石灰水上层清液、香油各40毫升，调和。外涂患处，每日早、晚各1次，以结痂、保持湿润为度。有清热燥湿、解毒止痛之功效。主治疹前与疹期疼痛。

食疗法

▶ 柴胡 15 克，大青叶 15 克，粳米 30 克，白糖适量。柴胡、大青叶加水煎煮，去渣、滤汁，用药汁煮粳米，加白糖。每日 1 剂，连服 6 日。有清肝利胆、利湿清热之功效。对带状疱疹、水疱疹、口苦口干、便秘、尿黄有疗效。

▶ 当归 15 克，柴胡 10 克，陈皮 9 克，鸡蛋 1 个。当归、柴胡、陈皮、鸡蛋加适量水，一同煮至蛋熟，去渣、滤汁。吃蛋饮汤，每日 1 剂，连服 7 日。有行气活血、健脾和胃之功效。对带状疱疹后遗神经痛有疗效。

▶ 薏苡仁、马齿苋各 30 克，红糖适量。薏苡仁、马齿苋加水煎煮，去渣、滤汁，加红糖。每日 1 剂，连服 7 日。有清热解毒、健脾化湿之功效。对带状疱疹有疗效。

▶ 枸杞叶 30 克，粳米 50 克。枸杞叶、粳米加水煮粥。早、晚分食，连服 7 日。有清热泻肝之功效。对带状疱疹有疗效。

按摩疗法

食指屈曲，用拇指按揉丰隆，持续 2 ～ 3 分钟。丰隆位于小腿前外侧，条口外侧 1 寸处。按揉时所用力度不可过大，以能耐受为度，以局部有酸胀感，并向下放射为佳。本法可缓解带状疱疹。

在三阴交处长按 3 ～ 5 分钟，力度以能耐受为度，局部以出现酸胀的感觉为佳。三阴交在小腿内侧，当足内踝尖上 4 横指处，胫骨内侧缘后方。

一手握拳置于血海上（患者屈膝，医者以左手掌心按于患者右膝髌骨上缘，第 2 ~ 5 指向上伸直，拇指呈 45° 斜着按下，当拇指尖下即是本穴；对侧取法同此）做旋转揉动，反复操作数次，用力由轻到重，以能耐受为度。

水痘

水痘是由水痘 - 带状疱疹病毒引起的急性传染性皮肤病，中医称之为“水花”“水疮”，民间俗称“痘子”。水痘以发热及皮肤和黏膜成批出现周身性红色斑丘疹、疱疹、痂疹为特征，疱疹内含水液，形态椭圆，状如豆粒。

中医学认为，水痘的发病多因外感时邪，侵袭肺脾，导致肺卫失宣，脾湿内蕴。时邪与内湿相搏，外透于肌表，从而发病。此外，正气不足，邪毒内侵，伤及气血，也是水痘发病的一个重要原因。

中药内服

▶ 薏苡仁 15 克，金银花、板蓝根各 12 克，萆薢 10 克，黄柏 9 克，苍术、甘草各 6 克。水煎分 3 次服用，每日 1 剂。对小儿水痘疗效颇佳。

▶ 板蓝根 100 克，金银花 50 克，甘草 15 克，冰糖适量。板蓝根、金银花和甘草加适量水煎煮，去渣后加入冰糖。每服 10～20 克，每日数次。有清热凉血解毒之功效。对水痘及病毒感染引起的发热有一定疗效。

▶ 板蓝根 20 克，芦根 15 克，荆芥、防风各 10 克。板蓝根、芦根、荆芥、防风加适量水煎煮，分 2 次服用，每日 1 剂。有清热解毒、疏风解表之功效。对小儿水痘疗效颇佳。

▶ 紫花地丁 15 克，金银花、连翘、车前子、六一散各 10 克。将上述药材用纱布包裹后水煎，头煎药液分 2～3 次服用，二煎药液用于外洗患部。每日 1 剂。有清热解毒、利湿透疹之功效。对小儿水痘有一定疗效。

中药外治

▶ 青黛粉、生牡蛎粉、滑石粉各等份，麻油适量。三种药材混匀，加适量的麻油拌成糊状。涂抹在患处，每日 1～2 次。有清热燥湿、收敛止痒之功效。适用于水痘中后期、斑丘疹演变成疱疹后。

▶ 黄柏、大黄、苦参各 20 克，白鲜皮、马齿苋各 10 克。上述药材水煎后滤渣、取汁，每日外洗患处 3 次。有清热燥湿、解毒止痒之功效。适用于水痘未破裂但瘙痒难耐的情况。

▶ 蒲公英、黄柏、千里光、野菊花、生地黄、玄参、苦参、白矾各等份。上述药材水煎后滤渣、取汁，再兑入适量温水洗浴或坐浴，每日 1～2 次。有清热解毒、燥湿止痒之功效。适用于水痘初起无皮肤破溃者。

食疗法

▶ 薏苡仁 30 克，粳米 60 克。将薏苡仁、粳米加适量水共同煮粥。作主食吃，每日2次。有利湿清热之功效。可作为水痘患儿的辅助治疗。

▶ 鲜芫荽150克，胡萝卜200克，风栗（干板栗）150克，鲜荸荠100克。将上述食材洗净切碎，加水适量，煎沸后取汤2碗，分2次温热饮用，每日1剂，连服3～5天。有透发痘疹之功效。适用于小儿水痘。

▶ 绿豆100克，白糖适量。将绿豆加水适量煮汤，服用时加入白糖适量，代茶饮。有利水消肿、清热解毒、解渴清暑之功效。对缓解水痘引起的发热、皮肤瘙痒等有一定效果，热退后即可停服。

▶ 绿豆、黑豆、赤小豆各10克，生甘草3克。将三种豆洗净，加适量水浸泡1小时，和甘草一起加水煎煮，至豆烂熟。每日1剂，分2～3次服用，连服5～7天。有清热利湿、解毒之功效。适用于小儿水痘。

▶ 荸荠100克，芦根30克。荸荠去皮、芦根切段，加适量水煎煮，饮汤食荸荠。每日1剂，连服2～3天。有清热解毒之功效。适用于小儿水痘。

按摩疗法

用一只手握住患者的手腕，使其掌心向上，然后用另一只手的中指、食指指腹自患者腕横纹推向肘横纹300～500次（具体次数可根据病情轻重和患者年龄调整）。有清热解毒之功效，适用于水痘引起的发热等症状。

用一只手握住患者的手腕，用另一只手的拇指或食、中指二指螺纹面从患者的肘部下推至腕部100～300次（具体次数可根据病情轻重和患者年龄调整）。有清热、凉血、解毒之功效，适用于水痘引起的发热等症状。

用拇指指腹按揉曲池1～2分钟，或100～200次（具体次数可根据病情轻重和患者年龄调整）。曲池在肘横纹外侧端，屈肘时当尺泽与肱骨外上髁连线中点。可缓解水痘引起的皮肤瘙痒和不适。

寻常疣

寻常疣是由人乳头状瘤病毒（HPV）所引起的表皮良性赘生物，中医称“千日疮”“疣目”“枯筋箭”，民间俗称“刺瘊”“瘊子”等。好发于手指、手背、甲缘及足部。为半圆形或多角形丘疹，呈灰黄、污褐或正常肤色，表面粗糙，呈花蕊或刺状，角化明显。中医学认为，寻常疣为肝失濡养，失其藏血之功，导致血枯生燥，发于肌肤，复遭风毒之邪相乘，而致血瘀、肌肤不润所致。因而治法以养血平肝、活血通络为主。

中药内服

▶ 磁石、赭石、生龙骨、生牡蛎各 30 克（先煎），板蓝根、浙贝母、白芍、地骨皮各 15 克，黄柏 12 克，桃仁、红花各 9 克，山慈菇 6 克。水煎服，每日 1 剂。有平肝潜阳、清热解毒、活血化瘀、软坚散结之功效。适用于寻常疣因肝失濡养，血枯生燥，复遭风毒之邪相乘，致血瘀、肌肤不润者。

▶ 丹参 30 克，赤芍 15 克，红花 10 克，鸡血藤 15 克，莪术 10 克，生牡蛎 30 克，紫草 10 克，马齿苋 30 克，大青叶 30 克。水煎服，每日 1 剂。有养血润燥、化瘀解毒之功效。适用于寻常疣因血虚燥郁，瘀毒内结者。

▶ 马齿苋 60 克，板蓝根 30 克，紫草根 30 克，薏苡仁 15 克（若伴有便秘症状，加大黄 10 克），天花粉 15 克。水煎服，每日 1 剂。有清热解毒、疏风散结之功效。适用于寻常疣因风热毒邪侵袭，肌肤结聚者。

▶ 桑叶、菊花、连翘、薄荷、桂枝、杏仁、牛蒡子、生地黄、玄参、蝉蜕、金银花各 10 克，生甘草 5 克。水煎服，每日 1 剂，分 2 次内服。有疏风清热、解毒散结之功效。适用于寻常疣因风热毒邪侵袭，肌肤营卫不和者。

▶ 薏苡仁 15 克，红花 9 克，苍术 9 克，藿香 9 克，马齿苋 9 克，厚朴 6 克，陈皮 5 克，白术 6 克，甘草 6 克。水煎服，每日 1 剂，分 2 次服。有健脾利湿、清热解毒、活血化瘀之功效。适用于寻常疣因脾虚湿盛，湿热瘀阻者。

中药外治

▶ 鸦胆子适量。捣烂如泥，外敷疣体。外敷前先用热水浸泡患部，并用刀片刮去表面的角质层，然后用玻璃纸及胶布将药固定。3 日换药 1 次。有腐蚀疣体、清热解毒之功效。适用于寻常疣疣体表面较硬，难以自行脱落者。

▶ 木贼、香附、板蓝根各 30 克，大青叶 15 克。煎水浸泡患部，每日 2 次，每次 30 分钟。有清热解毒、疏风散结之功效。适用于寻常疣因风热毒邪侵袭，肌肤结聚者。

▶ 蛇床子、苦参、千里光各 30 克。煎水外洗，每日 3 次。有清热燥湿、杀虫止痒之功效。适用于寻常疣伴有瘙痒症状者。

▶ 苦参 30 克，板蓝根 30 克，大青叶 30 克，鱼腥草 30 克，桃仁 10 克，红花 10 克，冰片 10 克，玄明粉 10 克。前 6 味水煎 30 分钟，弃渣取浓汤，备用；再将冰片及玄明粉用水调成膏状，备用。趁热先熏，后洗浴患处，再用消毒纱布蘸药液反复搽洗患处，以皮肤发红为度，每次 10～15 分钟，再将药膏涂敷患处，每日 2～3 次。有清热解毒、活血化瘀、消肿散结之功效。适用于寻常疣疣体较大，伴有红肿疼痛者。

▶ 木贼、香附、生牡蛎各 30 克，蜂房 10 克。水煎，搽洗患部，洗后自行晾干，每日 2 次。每剂可连用 2～4 次。有疏风散结、软坚消疣之功效。适用于寻常疣疣体散在、色淡或暗者。

▶ 板蓝根、马齿苋、苦参片、白鲜皮等各适量。煎汤趁热洗涤患处，每日 2～3 次，可使之脱落。有清热解毒、利湿止痒之功效。适用于寻常疣因湿热毒邪侵袭，肌肤湿痒者。

▶ 枸杞子 10 粒浸泡于白酒中，月余后，用枸杞子蘸酒涂在疣上，每日坚持数次，数日或数周可痊愈。有滋补肝肾、解毒消疣之功效。适用于寻常疣伴有肝肾亏虚症状者。

食疗法

▶ 大青叶、桃仁各 15 克，粳米 100 克。大青叶、桃仁加水煎煮，滤渣、取汁，加入粳米煮成的粥中，稍煮即成。早、晚分食，连服 7 天。有清热解毒、活血行瘀之功效。适用于寻常疣因热毒内蕴，血瘀阻络所致者。

▶ 黄豆芽、粳米各 100 克。黄豆芽与粳米加适量水煮成稀粥，早、晚分食，连服 7 天。有清热解毒、通利小便之功效。适用于寻常疣因湿热毒邪侵袭，肌肤湿热内蕴所致者。

推疣法

在疣的根部用刮匙（刮匙头部用棉花包裹），与皮肤成 30° 向前推之。用力不可过猛，稍用力即可将疣推除。推除后压迫创面止血，再掺上桃花散或生石灰少许，用纱布覆盖，再用胶布固定；或用五妙水仙膏点涂疣体，再用胶布封包。

艾灸疗法

将艾炷放在疣顶部，以皮肤有轻微灼痛感为度，连灸3炷，每日1次，直至脱落。

扁平疣

扁平疣是由人乳头瘤病毒（HPV）所引起的良性皮肤赘生物，亦称“扁瘊”。中医学认为，此病多是由于肺经风热熏蒸，风热邪毒侵入体内，蕴阻肌肤而成；或体内肝虚血燥，肝失濡养，失其藏血功能，导致血枯生燥、筋气不荣、肌肤不润，发于肌肤，复遭风毒之邪相乘。

中药内服

▶ 菊花20克，桑叶15克，板蓝根10克，白花蛇舌草10克，鱼腥草10克，凤尾草10克，牡蛎10克，赭石10克，珍珠18克，甘草10克。水煎服，每日1剂，取汁分次温服。有散风平肝、清热解毒、止痒祛疣之功效。适用于扁平疣因风热毒邪侵袭，肝经郁热所致者。

▶ 金银花30克，防风20克，荆芥10克，桑叶10克，大青叶10克，蝉蜕10克，牡丹皮10克，苍耳子10克，甘草10克。每日1剂，水煎3次，药汁混合，取一半分2次口服，另一半外洗疣体。有疏风清热、凉血解毒、祛疣止痒之功效。适用于扁平疣因风热毒邪侵袭，营血热盛所致者。

▶ 败酱草、夏枯草、金银花、薏苡仁各30克，王不留行、紫草各20克，三棱、莪术各15克，川芎、赤芍各12克，升麻、蜂房各10克，生甘草5克。水煎服，每日1剂。在药渣内加入明矾20克，加水再煎20～30分钟，先熏后洗患部15～20分钟，每日2～3次。有清热解毒、活血化瘀、软坚散结之功效。适用于扁平疣因湿热毒邪蕴结，血瘀阻络所致者。

▶ 桑叶15克，菊花10克，僵蚕10克，苦参10克，土茯苓10克，乌梅10克，薏苡仁10克，磁石30克，甘草10克。加水500毫升，水煎取汁250

毫升，每日2次，早、晚分服。有疏风清热、利湿解毒、平肝潜阳之功效。适用于扁平疣因风热湿毒侵袭，肝阳上亢所致者。

▶ 川红花10克。以开水冲泡15分钟后当茶饮，至无色，每日1剂。经期停用。川红花对扁平疣因血瘀阻络所致者尤为有效。

中药外治

▶ 大青叶、木贼、板蓝根各20克。煎水外洗，每次洗20分钟，每日2次。有清热解毒之功效。适用于扁平疣因风热毒邪侵袭所致者。

▶ 补骨脂、僵蚕各10克，75%乙醇（或高浓度白酒）100毫升。密封浸泡1周后备用。用时以消毒棉签蘸取汁液，外搽患处，每日2～3次，4周为1个疗程。有补肾助阳、祛风止痒之功效。适用于扁平疣因肾阳不足，风邪侵袭所致者。

▶ 鸦胆子50克，蛇床子、大黄、薏苡仁各10克，75%乙醇（或高浓度白酒）250毫升。密封浸泡1周即成。使用时用消毒棉签蘸取汁液，外搽患处，每日3～5次，7～10日为1个疗程。有清热解毒、燥湿止痒、腐蚀疣体之功效。适用于扁平疣因湿热毒邪侵袭所致者。

▶ 苍耳子10克，加入50毫升75%乙醇（可用白酒代替）中浸泡7日，去渣取液备用；柴胡注射液20毫升。每日用棉球蘸取两药液交替外搽患处，各搽3~4次。有祛风、止痛、消肿之功效。适用于新发扁平疣。

▶ 鲜姜50克，米醋100毫升。鲜姜切碎，浸泡在米醋中10日。用脱脂棉蘸醋少许，抹在疣体上，每日搽洗1～2次。有辛散解表、解毒杀菌之功效。适用于扁平疣因风寒湿邪侵袭所致者。

▶ 木贼30克，香附30克。两药放入500毫升食用醋中，慢火熬至80毫升，滤出药液。每日用药水涂抹患处2次，每次10分钟。有疏风清热、软坚散结之功效。适用于扁平疣因风热毒邪蕴结所致者。

▶ 板蓝根20克，贯众15克，细辛5克，乌梅10克，白花蛇舌草15克，半枝莲10克，蒲公英10克，土茯苓10克，甘草6克。加水1000毫升，煎至500毫升。待药温在45℃左右，先用药液洗患处，再用药液湿润毛巾湿敷患处，时间10～25分钟，每日1次。有清热解毒、利湿散结之功效。适用于扁平疣因湿热毒邪蕴结所致者。

▶ 木贼20克，生大黄15克，大青叶10克，野菊花10克，香附10克，紫草10克，甘草6克。水煎500毫升。用洁净的纱布蘸药汁搽洗患部，使局部发热发红，每日1～2次。有活血散风、软坚化结之功效。适用于扁平疣因风热毒邪侵袭，血瘀阻络所致者。

▶生鸡内金20克，白醋200毫升。浸泡2～3日。外搽患处，每日5～6次。有清热解毒、消肿散结之功效。对扁平疣有一定的辅助治疗作用。

▶狗脊30克，地肤子30克，蛇床子30克，白花蛇舌草30克，甘草10克。煎水外洗患处，每日1次。有祛风除湿、清热解毒之功效。适用于扁平疣因风湿热邪侵袭所致者。

▶马齿苋62克，苦参、陈皮各31克，蛇床子24克，苍术、蜂房、白芷各18克，细辛12克。加水煎浓汁。趁热用布或棉球蘸药水反复搽洗患处，用力以不搽破表皮为度，每日2次。1剂药可用几日，再用时将药液煨热。有清热解毒、燥湿止痒之功效。适用于扁平疣因湿热毒邪侵袭所致者。

▶新鲜白蒺藜适量。将药捣烂如泥，放在患处，用手指在患处反复揩搽，以有灼热和微痛感为度，每日1次。搽前洗净患处，搽后不要用水洗患处。有疏风散热、解毒祛疣之功效。适用于扁平疣因风热毒邪侵袭所致者。

▶新鲜鼠妇2～3只。将鼠妇放在疣顶部，用手挤压，使其成浆糊状，然后完全涂抹在疣体上，令其自然干燥，勿洗。每日涂抹1～2次。有破血逐瘀、解毒祛疣之功效。适用于扁平疣因血瘀阻络所致者。

▶板蓝根、山豆根各50克，生地黄20克，蝉蜕、蛇蜕各10克。加水250毫升，煮沸10～15分钟。待温度至40℃左右时，浸泡疣体30分钟，每日早、晚各1次。对较大的疣体且疼痛显著者，可加用艾灸，每次6～10分钟，每日1次。有清热解毒、凉血散瘀之功效。适用于扁平疣因风热毒邪侵袭，血热瘀滞所致者。

▶鸦胆子100克。连壳打碎，加水200毫升，煮沸10～15分钟后，去渣取煎汁约100毫升。用时摇匀，以棉签蘸药液点涂软疣，每日2次。有清热解毒、腐蚀疣体之功效。适用于扁平疣病程较长，疣体较大且难以脱落者。

▶斑蝥20克，75%乙醇100毫升。斑蝥放入75%乙醇浸泡15日备用。用时，先将疣体进行常规消毒，然后用剪刀或锋利小刀将疣顶部表皮削去，以见血为度；再将药液点于疣部。约1日后涂药的疣上有一小水疱，2～3日后水疱可自行消失。有腐蚀疣体、抗病毒之功效。适用于扁平疣病程较长，疣体较大且难以脱落者。

食疗法

▶薏苡仁50克。煮成粥，每日早、晚各吃1次。有健脾除湿、抗病毒之功效。对湿热毒邪蕴结肌肤所致的扁平疣有一定辅助治疗作用。

▶ 生苦瓜剖开去籽，在酸菜水中浸泡 1 周后，取出切碎，在油锅中爆炒做菜食用。每次食用 60 克，每日 3 次。有清热解毒、抗病毒之功效。对扁平疣的治疗有一定的辅助效果。

▶ 薏苡仁 500 克，白砂糖 500 克。薏苡仁研成细末，加入白砂糖拌匀。每日服 2～3 次，每次 1 匙。有利水消肿、健脾渗湿、清热排脓之功效。对扁平疣的治疗有一定的辅助效果。

刮痧疗法

取穴：太阳、风池、大椎、陶道、曲池、手三里、中渎、阳陵泉、丰隆，背部膀胱经。

操作：准备姜汁少许。刮痧按从头开始的顺序。刮痧板蘸取姜汁后呈 45°倾斜操作，沿额头两旁太阳一直刮至脑后风池，反复数十次；然后，再由大椎向下刮督脉至陶道，以及两侧膀胱经，直至出现红色、紫红色或者黑色痧斑为止。再取大肠经上的曲池，刮至手三里，微红即可，不必强制出痧。取腿部外侧中渎刮至阳陵泉，鲜红即可，不必强制出痧。在丰隆反复刮至鲜红为止。

用此法可疏通经络。可治疗扁平疣。

丝状疣

丝状疣是由人乳头状瘤病毒（HPV）感染皮肤黏膜所引起的良性赘生物，民间俗称“线瘊”“丝瘊”等。好发于眼睑、颈部、腋窝等较柔软、皮肤皱褶较多的部位。其典型表现为细长的丝状突起，疣体柔软，顶端可能伴有过度角化，颜色多为肉色或褐色。中医学认为，丝状疣的成因可能与风邪搏于肌肤、肝虚血燥、筋气不荣等因素有关。因此，中医在治疗丝状疣时，常采用清热解毒、活血化瘀、养血润燥等方法。

中药内服

▶ 金银花 30 克，野菊花、生石膏（先煎）各 15 克，赤芍、白芷、紫草、大青叶、知母、浙贝母、玄参、天花粉、蒲公英、牛蒡子、鲜石斛、桑叶、全瓜蒌各 9 克，荆芥、防风、芦荟、蝉蜕、皂刺、连翘各 6 克，甘草 3 克。上述药材以水煎服，每日 1 剂，分 2 次早、晚服用。连服 7～14 天，具体根据病情和医师指导调整。有清热解毒、活血散结之功效。适用于丝状疣因风毒外侵，气血壅滞所致者。

▶ 金银花、仙鹤草各 30 克，淡竹叶、侧柏炭、紫菀、全瓜蒌各 12 克，黄芩、赤芍、牡丹皮、半夏、茯苓皮、白茅根、玄参、生地黄、麦冬、山茱萸、白及、淫羊藿各 9 克，薄荷、蝉蜕、柴胡各 6 克，蜈蚣 2 条去头尾。上述药材水煎后分 2 次早、晚服用，每日 1 剂，连服 7～14 天，具体根据病情和医师指导调整。有清热解毒、活血化瘀、利湿通淋之功效。对丝状疣等由湿热毒邪侵袭肌肤所致的皮肤疾病有一定的治疗作用。

▶ 马齿苋 60 克，生薏苡仁 20 克，紫草、大青叶、败酱草各 15 克，赤芍、白芍、桃仁、红花各 10 克。上述药材以水煎服，每日 1 剂，分 2 次早、晚服用。连服 7 剂为 1 个疗程，可连服 2 个疗程。有清热解毒、凉血祛瘀、利湿散结之功效。适用于湿热毒邪搏结于肌肤所致的丝状疣、扁平疣、寻常疣等。

中药外治

▶ 鸦胆子适量。将鸦胆子捣烂，取油涂于患处。有清热解毒、点灼疣体之功效。鸦胆子有毒性，使用时应避免接触正常皮肤，防止刺激和过敏。

▶ 朴硝 100 克，马齿苋 60 克，枯矾 30 克。煎水熏洗患处，每日 1～2 次，每次 20 分钟。熏洗后以青黛散合六一散混合撒疣体上，保持干燥清洁。有清热解毒、燥湿止痒之功效。

食疗法

▶ 番茄（西红柿）1 个，瘦肉 60 克，土豆 2 个，豆腐 200 克，盐、味精各适量。豆腐切成小块，在沸水锅中焯一下捞出，放入大碗内，上面撒上一点盐；土豆切成丝状投入沸水锅焯一下，捞出放在豆腐上面；瘦肉斩成肉末后放在土豆上面；西红柿切成块状放在最上面；加少许盐，旺火蒸约 10 分钟取出，放入味精拌一下即可。每日 1 次，佐餐食用。有增强免疫力、促进皮肤恢复之功效。

▶ 芹菜、菠菜、黄瓜、西蓝花、胡萝卜各 100 克，香干 50 克，食用油、盐、味精各适量。将上述蔬菜和香干分别切成寸段或片状；将芹菜、香干、菠菜和西蓝花分别投入沸水锅中焯水后备用；炒锅放食用油烧热，先投入胡萝卜片多炒几下，再加入黄瓜和其他主料同炒，加入盐和少许清水，旺火翻炒几下，加入味精出锅即可。每日 1 次，佐餐食用。有增强免疫力、促进皮肤恢复之功效。

按摩疗法

以揉、按、掐的手法按摩支正，力度适中，穴位处出现酸痛感时即可。每次按摩约 5 分钟，每日 2 次。支正在前臂背面尺侧，当阳谷与小海的连线上，腕背横纹上 5 寸。有清热利湿、舒筋活络、促进新陈代谢之功效。对丝状疣有一定的辅助治疗作用。

跖疣

跖疣是由人乳头状瘤病毒（HPV）感染引起的、生长在足底部的良性赘生物。中医学认为，跖疣通常是外伤之后气血凝滞、经络阻塞、瘀血凝结而成；或因肝郁痰凝、汗出不畅、经脉阻塞，结于足部而生。

中药内服

▶ 大青叶 30 克，土茯苓 30 克，蒲公英 30 克，磁石 30 克（另包先煎），珍珠母 30 克（另包先煎），生地黄 30 克，大黄 10 克（另包后下），首乌藤 30 克。水煎服，每日 1 剂，分早、晚 2 次服。有平肝活血、软坚止痛之功效。适用于跖疣因肝火上炎，热毒炽盛所致者。

▶ 马齿苋 60 克，板蓝根、大青叶各 30 克，紫草根、生薏苡仁、赤芍、红花各 15 克。水煎服，每日 2 次。有清热解毒、凉血散瘀之功效。适用于跖疣因热毒蕴结，血热妄行所致者。

► 马齿苋60克，大青叶15克，紫草、败酱草各10克。水煎服，每日1剂。有清热解毒、凉血祛瘀之功效。适用于跖疣因热壅血滞所致者。

► 磁石30克，赭石30克，生牡蛎30克，浙贝母15克，地骨皮30克，红花3克，桃仁9克，牛膝9克，赤芍9克，板蓝根15克，黄柏9克。水煎服，每日1剂，分2～3次服。有清热解毒、平肝活血、软坚散结之功效。治疗跖疣效果明显。

► 大青叶9克，白芷9克，红花9克，生牡蛎25克，桃仁9克，紫草9克，忍冬藤15克，甘草3克。水煎服，每日1剂，分3次服。有解毒散瘀之功效。适用于跖疣因热毒蕴结，瘀血阻滞所致者。

► 白芍20克，当归15克，炙何首乌15克，生牡蛎30克，磁石30克，赭石20克，土贝母15克，夏枯草30克，桃仁10克，红花10克，莪术12克，香附12克。水煎服，每日1剂。有活血化瘀、平肝散结之功效。适用于跖疣因气血凝滞所致者。

中药外治

► 木贼20克，乌梅20克，板蓝根30克，大青叶30克，桠木30克，紫草15克。水煎后去渣取药液，待温后湿敷皮损处，2日1剂，每日2～3次，每次20～30分钟。有清热解毒、软坚散结之功效。适用于跖疣的治疗，特别是伴有红肿、疼痛等症状者。

► 板蓝根、白芷、蒲公英、紫花地丁、香附、木贼、马齿苋、白花蛇舌草各30克。水煮，泡脚，每次30分钟。有清热解毒、利湿止痒之功效。有助于缓解跖疣引起的瘙痒等症状。

► 木贼、香附各30克。水煎后泡洗患部，每日1～2次。有清热解毒、理气散结之功效。适用于跖疣伴有气滞、血瘀等症状者。

► 地肤子20克，白矾15克。先将地肤子水煎，去渣，加入白矾化开。泡洗患处，每日1～2次。有清热燥湿、解毒杀菌之功效。适用于跖疣的治疗，特别是伴有湿热、瘙痒等症状者。

► 木贼、香附、板蓝根、乌梅、威灵仙各30克，大青叶15克。煎水浸泡患部，每日1剂。可复渣再煎，每剂浸泡2～3次，每次30分钟。有清热解毒、理气活血之功效。适用于跖疣伴有气滞、血瘀等症状者。

► 牡蛎、赤芍、生地黄、三棱、莪术、蝉蜕等各适量。水煎后浸泡患足，每日 1～2 次。有软坚散结、活血化瘀之功效。适用于跖疣的治疗，特别是伴有结节、硬化等症状者。

▶ 板蓝根、白花蛇舌草、大青叶、桃仁、红花、三棱、莪术、当归、夏枯草各等份。水煎后浸泡患足，每日 1～2 次。有清热解毒、活血化瘀之功效。适用于多发性跖疣的治疗。

▶ 生牡蛎 30 克，土贝母 30 克，夏枯草 30 克，莪术 30 克，红花 30 克，香附 30 克。水煎，熏洗患处，每日 1～2 次，每次 30 分钟。有软坚散结、活血化瘀之功效。适用于跖疣的治疗，特别是伴有结节、硬化等症状者。

食疗法

▶ 新产薏苡仁 50 克。淘洗干净，加水适量，用武火煮沸后，改文火煮熟成粥，调入白糖少许。空腹顿服，每日 1 剂。有利水消肿、渗湿健脾之功效。对跖疣伴有疼痛、瘙痒等症状有一定疗效。

▶ 鲜蒲公英 300 克，香油、盐、味精各适量。洗净，用开水汆烫后，放入香油、味精、盐，凉拌食用。每日 1 剂，可分 2 次食用。有清热解毒、消肿散结、利湿通淋之功效。对跖疣有一定疗效。

▶ 香附 200 克。研为细末，分装成 15 份备用；鸡蛋 1 枚，打碎，与 1 份香附搅匀；取花生油 15 毫升，放锅内烧热后，放入拌匀的香附鸡蛋；煎熟后，放入 10 毫升米醋，趁热吃下。每日 1 次。有疏肝解郁、活血止痛之功效。对跖疣有一定疗效。

▶ 红花 9～10 克。以沸水冲泡代茶饮。冲泡至色淡后弃之。每日 1 剂。有活血化瘀之功效。对跖疣有一定疗效。

艾灸疗法

将艾炷放在患处灸，使皮肤有轻微灼痛感为度，连灸几炷，每日 1 次，直至脱落。艾叶有抗病毒、增强免疫的作用，通过直接灸患部，可以使艾叶药效充分到达病灶局部，起到抗感染的作用。

耳穴疗法

耳穴也叫反应点、刺激点。中医常采用针刺或其他物品，如粘磁珠的耳贴或者王不留行等中药颗粒，来刺激耳穴配合治疗顽固性跖疣。主穴取患病部位相应的耳穴和肺穴，配穴选取肝、脾、肾、神门穴。

针刺前一定要了解皮肤状况及血凝状况；提前做好消毒工作，无菌操作；采用压豆或磁珠时要提前了解患者有无皮肤过敏史。贴好后每日按压2次，每次3～5分钟。对顽固性跖疣效果较佳。

传染性红斑

传染性红斑是一种由人类细小病毒B19感染引起的轻型发热性传染病。春季盛行。多见于12岁以下儿童。中医学认为，传染性红斑多因风热郁肺、火毒上壅，导致热毒炽盛、无法散结而显于体表成斑。由于传染性红斑在发病时迅速出现鲜红色的皮疹，又以面部为常见，犹如遭人掌掴（扇耳光），所以民间俗称为“耳光”病。

中药内服

▶桑叶12克，菊花12克，连翘10克，薄荷6克，杏仁10克，牡丹皮10克，紫草5克，桔梗6克，知母5克，金银花10克，生石膏30克（先煎），甘草6克。若为发热重者，可加重石膏和知母的用量；若红斑面积较大者，可另加水牛角、赤芍、青黛适量。水煎服，每日1剂，分3次服用。有疏风清热解毒之功效。适用于传染性红斑初期，伴有发热、红斑、瘙痒等症状者。

▶水牛角15克，生地黄30克，白芍12克，牡丹皮10克，紫草10克，玄参12克，丹参12克，连翘15克，知母12克，甘草10克。热毒重者，可加栀子10克、大青叶10克、生石膏30克；发斑重者，可加青黛10克、板蓝根20克。水煎服，每日1剂，分3次服用。有清热凉血、解毒化斑之功效。适用于传染性红斑伴有热毒炽盛、红斑面积较大者。

▶桂枝10克，白芍15克，麻黄6克，细辛6克，干姜6克，白术10克，防风10克，当归10克，炙甘草10克。水煎服，每日1剂。有疏风散寒、养血和营之功效。适用于传染性红斑伴有风寒侵袭、营血不和者。

▶ 荆芥10克，防风10克，蝉蜕6克，知母10克，栀子10克，黄芩10克，生地黄10克，苦参15克，茯苓10克，木通10克，甘草6克。水煎服，每日1剂。有疏风、清热、利湿之功效。适用于传染性红斑伴有湿热内蕴、风邪外袭者。

▶ 黄芩10克，黄连10克，连翘15克，板蓝根15克，金银花15克，生地黄15克，玄参10克，白茅根15克，牛蒡子10克，泽泻10克，茯苓15克，生甘草6克。水煎2次，每日1剂，分2次服。有清热解毒、凉血利湿之功效。适用于传染性红斑伴有热毒炽盛、湿热内蕴者。

▶ 生地黄15克，牡丹皮6克，赤芍6克，知母6克，黄芩6克，浮萍6克，蝉蜕3克，竹叶6克，白蒺藜6克，炙僵蚕3克，忍冬藤9克，六一散6克。水煎服，每日1剂，分3次服。有清热凉血、疏风止痒之功效。适用于传染性红斑伴有血热、风邪侵袭者。

▶ 鲜芦根12克，牡丹皮、紫草、杏仁、连翘各10克，桑叶、菊花各6克，桔梗、生甘草各5克，薄荷3克。水煎服，每日1剂，分早、中、晚3次服用。有疏风清热、凉血解毒之功效。适用于传染性红斑初期，伴有发热、红斑、轻微瘙痒等症状者。

▶ 生地黄15克，金银花、鲜芦根各12克，牡丹皮、赤芍、淡竹叶、荆芥各6克，薄荷、生甘草各3克。水煎取汁，每日1剂，分3次服。有疏风清热、凉血解毒之功效。适用于传染性红斑伴有风热侵袭、血热毒盛者。

▶ 生地黄12克，茯苓、金银花、白鲜皮各9克，牛蒡子、灯心草各6克，黄连、木通、生甘草各3克。上述药物水煎取汁，每日1剂，分3次服。有凉血消风之功效。适用于传染性红斑伴有血热、风邪侵袭者，特别是伴有瘙痒症状者。

▶ 生石膏30克，知母、牡丹皮各6克，玄参、赤芍、连翘各9克，金银花、大青叶各12克，白茅根15克。水煎取汁，每日1剂，分3次服。有清热、凉血、解毒之功效。适用于传染性红斑伴有热毒炽盛、血热妄行者。

▶ 黄芩、连翘、桔梗各9克，黄连、陈皮、生甘草、玄参、马勃、薄荷、升麻、柴胡各3克，板蓝根12克，金银花6克。水煎取汁，每日1剂，分3次服。有散风、解毒、清热之功效。适用于传染性红斑伴有风邪侵袭、热毒内蕴者。

▶ 黄连6克，黄芩、黄柏、栀子各9克，野菊花、生地黄、大青叶各12克。水煎取汁，每日1剂，分3次服。有清热凉血、解毒利湿之功效。适用于传染性红斑伴有湿热内蕴、热毒炽盛者。

▶ 赤小豆15克，牛膝、川黄柏各9克。水煎服，可代茶饮，每日1剂。有清热利湿、解毒消肿之功效。适用于传染性红斑伴有湿热下注、红肿疼痛等症状者。

▶ 益母草5克，黄酒200毫升。煮沸后去渣饮酒，空腹饮用，每日1剂，分早、晚2次服，饮时需加热至温，不可饮用冷酒。有活血化瘀、温经通络之功效。适用于传染性红斑伴有血瘀、经络不畅者。

▶ 金银花10克，麦冬30克，大黄、生甘草各3克。滚开水泡服，可代茶饮，每日1剂。有清热解毒、养阴生津之功效。适用于传染性红斑伴有热毒炽盛、阴津亏损者。

中药外治

▶ 青黛15克，冰片5克。共研为细末。醋调外敷，每日2～3次。有清热解毒、凉血消斑之功效。适用于传染性红斑伴有局部红肿、热痛、瘙痒等症状者。

▶ 公丁香30克，薄荷脑5克，95%乙醇（或高浓度白酒）750毫升。浸泡3日。用药外搽患处，每日1～2次。有疏风止痒、消毒杀菌之功效。适用于传染性红斑伴有瘙痒难耐、局部有轻微感染或炎症者。

▶ 油菜适量。洗净，捣烂为泥。敷于患处，每日2～3次。有清热解毒、消肿止痛之功效。适用于传染性红斑伴有局部肿胀、疼痛等症状者。

▶ 大黄末适量。用茶油或香油调敷患处，每日1～2次。有清热泻火、凉血解毒之功效。适用于传染性红斑伴有局部热毒炽盛、红肿疼痛等症状者。

▶ 鲜白菜、绿豆芽菜、马齿苋各等份。共捣如泥。外敷患处，每日2～3次。有清热解毒、利湿消肿之功效。适用于传染性红斑伴有湿热内蕴、局部肿胀等症状者。

▶ 苦瓜茎叶适量。捣烂绞汁。涂于患处，每日3～4次。有清热解毒、凉血止痒之功效。适用于传染性红斑伴有局部瘙痒、红肿等症状者。

▶ 鲜山药适量，蓖麻子仁5粒。洗净后，共捣烂。敷于患处，每日2～3次。有清热解毒、消肿止痛之功效。适用于传染性红斑伴有局部肿胀、疼痛等症状者。

食疗法

▶ 鲜油菜叶适量。捣烂绞汁，温饮1小杯，每日2～3次。有活血化瘀、消肿解毒之功效。对传染性红斑有一定疗效。

▶绿豆粉2～3勺，橘皮半个，薄荷5克。用开水冲泡，代茶饮。有清热解毒、疏散风热之功效。对传染性红斑有一定疗效。

中药熏蒸

牛蒡子、黄连、桑叶、菊花、连翘、薄荷、牡丹皮、紫草、知母、金银花、甘草、赤芍、青黛各15克，加水煮沸。用水汽熏蒸患处，以皮肤发热出汗、有微烫感为度。熟药蒸汽作用于人体所产生的“发汗”效应，具有解表祛邪、祛风除湿、排泄体内有毒有害物质之功效。熏蒸药物的有效成分能直接在患处皮肤产生药效，引药入体，直达病灶。可有效治疗传染性红斑。

风疹

风疹是由病毒引起的急性出疹性疾病，中医又称之为“瘾疹”“风痧”。中医学认为，本病是由于风热邪气从口鼻而入，郁于肺卫、蕴于皮腠，与气血相搏，热毒炽盛，邪毒外泄，则发于肤表、疹色鲜红、发热而渴。若正气抗邪外达，疹毒外透，随之邪毒亦解，热退疹消而安。

中药内服

▶桑叶45克，菊花45克，薄荷45克，牛蒡子12克，蝉蜕7克，连翘12克，黄连7克，紫花地丁12克，赤芍12克，红花7克，甘草4克。水煎服，每日1剂，分2次服用。有清热、解毒、凉血之功效。适用于风疹邪毒内盛者。若患者时感口渴，可在方中加天花粉、鲜芦根各适量；若大便干结或便秘，可加全瓜蒌、郁李仁各适量。

▶金银花12克，连翘45克，竹叶45克，牛蒡子12克，桔梗12克，荆芥12克，薄荷45克，淡豆豉12克，辛夷12克，白前13克，甘草4克。水煎服，每日1剂，分2次服用。有疏风清热之功效。可有效化解风疹邪郁在表之状。

▶ 板蓝根10克，芦根60克，竹叶心30克。水煎，分3次服。有清热解毒、生津止渴之功效。适用于风疹邪毒内盛，伴有高热、口渴、咽干等症状者。

▶ 金银花10克，甘草3克，板蓝根30克，僵蚕10克。煎汤代茶饮。有清热、解毒、凉血之功效。适用于风疹邪毒内盛者。

▶ 菊花15克，蝉蜕5克，甘草5克。煎水代茶饮。有清热、解毒、凉血之功效。适用于风疹邪毒内盛者。

▶ 生地黄9克，苍术6克，茶叶3克。将苍术、生地黄加水煎，煮沸后泡茶叶慢饮，每日1剂，至全身汗出为止。有清热解毒、利湿除烦之功效。适用于风疹邪毒内盛者。

▶ 金银花3克，蝉蜕3克，甘草1克，竹叶1克。沸水冲泡10分钟，代茶饮。有疏风、解毒、凉血之功效。适用于风疹邪毒内盛者。

▶ 金银花10克，连翘15克，竹叶6克，牛蒡子6克，桔梗6克，甘草3克，荆芥5克，薄荷5克，淡豆豉6克。水煎服，每日1剂，分2次服。有疏风清热、解毒透疹之功效。适用于风疹邪毒内盛者。

▶ 连翘15克，黄连3克，紫花地丁10克，桑叶10克，菊花10克，薄荷6克，牛蒡子6克，蝉蜕3克，赤芍6克，红花3克，芦根10克，瓜蒌仁10克。水煎服，每日1剂，分2次服。有清热、解毒、凉血之功效。适用于风疹邪毒内盛者。

▶ 蝉蜕6克，荆芥6克，防风6克，连翘6克，牛蒡子6克，升麻5克，赤芍5克，甘草5克，栀子5克，黄芩6克，玄参6克，半夏3克，黄连6克，贝母6克。水煎服，每日1剂，早、晚2次分服。有清热、解毒、凉血之功效。适用于风疹邪毒内盛者。

▶ 亚麻子5克，蝉蜕10克，荆芥5克，防风5克，苦参6克，知母6克，大黄5克，连翘6克，栀子15克，川芎6克，黄芩6克，苍术10克，泽泻5克，龙胆3克，生地黄10克。水煎服，每日1剂，分3次服。有清热、解毒、凉血之功效。适用于风疹邪毒内盛者。

▶ 当归3克，黄芪3克，何首乌3克，防风2克，荆芥2克，生地黄3克，川芎2克，白芍2克，牛蒡子4克，蝉蜕2克，浮萍1克，白僵蚕1克。水煎服，每日1剂，分2次服用。有疏风、解毒、凉血之功效。适用于风疹邪毒内盛者。

▶ 生地黄3克，当归3克，川芎2克，何首乌4克，荆芥3克，柴胡2克，地肤子2克，赤芍3克，防风3克，白僵蚕、蝉蜕、苦参各1克。水煎服，每日1剂，分2次服用。有清热、解毒、凉血、祛风止痒之功效。适用于风疹邪毒内盛者。

▶ 生龙骨 3 克，黄芪 3 克，牡蛎 3 克，茯苓皮 2 克，白芍 2 克，防风 3 克，炒白术 2 克，荆芥 2 克，菊花 2 克，生甘草 1 克，桂枝 1 克，蝉蜕 1 克。水煎服，每日 1 剂，分 2 次服用。有清热、解毒、凉血、固表止汗之功效。适用于风疹邪毒内盛者。

中药外治

▶ 苦参 50 克，黄柏 15 克，栀子 40 克，蛇蜕 20 克，麻黄根 20 克。共研为细粉，混合均匀，以香油浸泡半个月，制得外搽剂涂抹患处，每日 2～3 次。有清热解毒、燥湿止痒之功效。用于治疗风疹以及其他无名肿毒，效果明显。

▶ 浮萍、地肤子、荆芥穗各 30 克。将诸药用纱布袋装好，加水煎煮，取药液倒入盆内，用毛巾蘸药水温洗患处，每日 1 次，每次 15～20 分钟。有疏风清热、止痒之功效。适用于风疹皮肤瘙痒者。

▶ 地肤子、蚕沙、花椒叶、藿香叶各 50 克。加水煎煮，去渣取药液，用毛巾蘸取药液洗患处，每日早、晚各 1 次，每次 20～30 分钟，连续 2～3 日。有清热燥湿、祛风止痒之功效。适用于风疹、湿疹等皮肤瘙痒者。

▶ 花生油 50 毫升，薄荷叶 30 克。花生油煮沸后稍冷加入薄荷叶，完全冷却后过滤去渣，外涂皮肤瘙痒处，每日 2～3 次。有清凉止痒之功效。适用于各种原因引起的皮肤瘙痒，如风疹、蚊虫叮咬等。

▶ 薄荷、苦参各 30 克，樟脑 10 克，白酒 600 毫升。将药（樟脑除外）浸酒内 7 日后，去渣滤酒，加入樟脑粉混匀，用棉签蘸药涂搽患处，每日 3 次。有清热解毒、疏风止痒之功效。适用于风疹、湿疹、皮炎等皮肤瘙痒者。

▶ 枯矾、热酒各适量。枯矾研为细末，投入热酒中和匀，用棉球蘸酒搽患处，成人每日 3 次，小儿每日 1 次。有燥湿止痒之功效。尤其适用于小儿风疹作痒者。

▶ 鲜地肤子、鲜苍耳子各适量。加水煎汤，熏洗患处，每日 2 次。有祛风止痒之功效。适用于风疹作痒者，能有效止痒。

▶ 苦参末 50 克，皂角刺 100 克。加水 100 毫升，揉滤取汁，瓦器内熬成膏；荆藿叶适量，捣烂后配以药膏，敷搽患处，每日早、晚各 1 次。有清热解毒、消肿止痛之功效。适用于风疹、疖肿等皮肤疾病，症见皮肤红肿热痛者。

▶ 红景天叶 250 克，盐 150 克。同研为细末，绞取汁，以热手抹涂患处，每日 2 次。有活血止痒之功效。适用于风疹、皮肤瘙痒症等，尤其适合因血瘀引起的瘙痒。

▶盐100克，百合25克，铅丹6克，醋25毫升。捣烂，敷贴患处，每日换药1次。有清热解毒、消肿止痛之功效。适用于风疹、痈疖等皮肤疾病。

食疗法

▶紫苏叶300克，盐、鸡精、酱油、香油各适量。紫苏叶择洗干净，焯透沥干，切段，放入盘内，加入盐、鸡精、酱油、香油拌匀，凉拌食用，每日1剂，分次食完。经常食用有疏散风寒、理气解毒、润泽肌肤之功效。对风疹瘙痒有一定疗效。

▶芹菜500克，黑芝麻20克，盐、鸡精、大蒜各适量。芹菜择洗干净，切段；大蒜切末；黑芝麻炒熟备用；锅中注水烧沸，放入芹菜段略煮，捞出沥干，装盘；将黑芝麻撒在芹菜上，加入盐、蒜末、鸡精拌匀即可，每日1剂，分次食完。经常食用有养血润燥、补肝益肾、滋润肌肤之功效。对缓解风疹引起的皮肤瘙痒、红肿等有一定帮助，芹菜过敏者禁用。

▶绿豆、豆腐各30克，冰糖适量。将绿豆淘洗干净，放入锅中，加水适量，浸泡1小时后煮烂，加入豆腐，再煮20分钟，调入冰糖，使之融化即可。每日1剂，佐餐食用。有清热解毒之功效。适用于风疹等皮肤疾病。

▶金银花10～15克。将金银花放入杯中，用沸水冲泡，加盖闷10～15分钟即可。每日1剂，代茶饮用。有清热解毒、疏散风热之功效。适用于风疹邪毒内盛者。

▶百合50克，大米100克，冰糖适量。将百合、大米加适量水煮粥，粥成后加冰糖调味即可。每日1剂，分2次食完。有润肺养肺、清心安神之功效。适用于风疹等皮肤疾病。

按摩疗法

用拇指或食指指腹按揉或按压合谷，每次左右各揉按1～3分钟。合谷位于手背，第1、2掌骨间，第2掌骨桡侧的中点处。有疏风解表、通络镇痛、宣肺气之功效。对于风疹有一定的疗效。

用拇指或食指指腹按揉或按压外关，每次左右各揉按1～3分钟。外关位于前臂后侧，腕背侧远端横纹上2寸处，尺骨与桡骨间隙中点。有祛寒除湿、疏经通络、解表退热之功效。对于风疹有一定的疗效。

第二章 细菌性皮肤病

脓疱病

脓疱病又称传染脓痂疹，是一种常见的、由化脓性球菌引起的传染性皮肤病。多发生于夏、秋季，好发于儿童，易造成小区域流行。中医称之为“滴脓疮”。多由湿热、暑湿、胎毒等蕴结肌肤，郁而成脓所致。

中药内服

▶ 苍术 6 克，黄柏 6 克，薏苡仁 15 克，蒲公英 9 克，野菊花 9 克，金银花 10 克，连翘 10 克，苦参 8 克，土茯苓 8 克，黄连 6 克，生甘草 3 克。每日 1 剂，分次煎煮，每煎药量 100 毫升，分 4 次服用。药渣加水熬煎半小时，用于清洗患部，每日 2 次。有解毒除湿、祛瘀通络之功效。适用于湿热毒邪蕴结肌肤所致的脓疱病。

▶ 金银花、野菊花、蒲公英、藿香、佩兰、黄芩、赤芍各 10 克，白茅根、地肤子、六一散各 15 克，黄连、竹叶各 6 克，灯心草 2 克。每日 1 剂，水煎汁分次温服。有解毒、清暑热、除湿之功效。适用于暑热湿邪侵袭肌肤所致的脓疱病，或伴有发热、口渴、身倦等症状。

▶ 赤苓皮10克，生白术6克，枳壳6克，茵陈10克，泽泻10克，连翘10克，生薏苡仁15克，栀子6克，蒲公英10克，生地黄15克，生甘草6克。每日1剂，水煎分次服。有清脾、除湿、解毒之功效。适用于脾湿蕴热、毒邪外发所致的脓疱病。

▶ 萆薢15克，薏苡仁30克，黄柏、茯苓、牡丹皮、滑石、通草各10克，泽泻12克。每日1剂，水煎300毫升，分早、晚2次内服；剩余药渣水煎1000毫升外洗。有清热利湿、解毒通络之功效。适用于湿热下注、毒邪阻滞所致的脓疱病。

▶ 苍术10克，黄柏10克，丹参12克，蛇蜕12克，白鲜皮6克，地肤子6克，土茯苓6克，蒲公英6克，野菊花6克，苦参6克。水煎服，每日1剂，分2次服。有清热解毒、祛湿止痒之功效。适用于湿热毒邪所致的脓疱病。

▶ 连翘5克，天花粉5克，金银花5克，车前草6克，赤芍6克，滑石10克，泽泻3克，淡竹叶3克，生甘草2克。水煎取汁，每日1剂，分2次温服。有清热解毒、利湿排脓之功效。适用于热毒炽盛、湿邪内蕴所致的脓疱病。

▶ 党参10克，薏苡仁10克，茯苓18克，苍术6克，白术6克，当归6克，黄芪6克，炙甘草3克，防风3克，法半夏3克，金银花5克。水煎取汁，每日1剂，分次温服。有益气健脾、除湿解毒之功效。适用于脾虚湿盛、毒邪外侵所致的脓疱病。

▶ 黄连5克，黄芩5克，黄柏5克，栀子5克，牡丹皮3克。水煎服，每日1剂，早、晚分服。有清热燥湿、解毒泻火之功效。适用于湿热火毒炽盛所致的脓疱病。

▶ 土茯苓、虎杖、蒲公英各10克，紫花地丁6克，大黄5克，甘草25克，黄连2克，金银花5克，黄芩5克，薏苡仁5克，茯苓3克。水煎取汁，每日1剂，分次温服。有清热解毒、利湿排脓之功效。适用于湿热毒邪所致的脓疱病。

▶ 黄柏、黄芩、白鲜皮、蛇床子、牛蒡子、薏苡仁、苍术、茯苓各20克，板蓝根、苦参、龙胆、连翘、百部、栀子各30克，黄连5克，白芷10克。水煎取汁，每日1剂，分次服用。有清热解毒、利湿止痒、凉血活血之功效。适用于湿热毒邪蕴结肌肤、血热瘀滞所致的脓疱病。

▶ 白花蛇舌草6克，夏枯草5克，蒲公英6克，金银花4克，连翘4克，土茯苓9克，六一散9克，大黄4克，黄柏4克，车前草6克。水煎取汁，每日1剂，分次温服。有清热解毒、利湿排脓之功效。适用于湿热毒邪所致的脓疱病。

▶ 黄连6克，黄芩10克，紫花地丁15克，蒲公英15克，金银花10克，连翘10克，生甘草6克。每日1剂，分2次煎服。有清热解毒、凉血解毒之功效。适用于热毒炽盛、血热瘀滞所致的脓疱病。

▶黄芪10克，党参10克，牡丹皮10克，竹叶6克，重楼10克，黄芩10克，紫花地丁10克。每日1剂，分2次煎服。有益气养血、清热解毒之功效。适用于气虚血热、毒邪外侵所致的脓疱病。

▶绿豆粉、天花粉各30克，生甘草9克。共研成细末，每次用10克，加蜂蜜及凉开水适量吞服，每日1剂。有清热解毒、生津润燥之功效。适用于热毒炽盛、津液受损所致的脓疱病。

▶野菊花6克，紫花地丁5克，蒲公英10克，忍冬藤5克，夏枯草6克，赤芍3克，黄芩5克，牡丹皮3克。水煎服，每日1剂。有清热解毒、凉血消肿之功效。适用于热毒炽盛、血热瘀滞所致的脓疱病。

中药外治

▶枯矾60克，炉甘石60克，黄柏60克，黄连10克，冰片6克。共研为细末，加适量香油调匀涂搽患处，每日2次。有清热解毒、消肿止痛、收敛燥湿、防腐敛疮、止痒之功效。适用于脓疱病伴有湿热、肿痛、瘙痒等症状。

▶黄连3克，凡士林15克。黄连研末，加入凡士林混匀，外敷，未溃者全涂，已溃者涂四周，每日换药1次。有清热解毒、消肿止痛之功效。

▶青黛30克，煅石膏60克，滑石15克，黄柏30克。共研为细末，以香油调成糊状外涂患处，每日2次。有清热解毒、燥湿收敛之功效。适用于脓疱病有湿热、渗出等症状。

▶松香粉12克，铅丹6克，无名异1克，水粉1克。微炒，共研为细末，用香油调匀涂搽患处，每日1～2次。有燥湿敛疮、防腐止痒之功效。适用于脓疱病伴有湿痒、溃烂等症状。

▶水八角适量。水煎取汁，外洗患处，每日1～2次，每次10分钟；药渣沥干后，研为细末外敷患处，每日2～3次。有清热解毒、洗疮止痒之功效。适用于脓疱病伴有瘙痒、红肿等症状。

▶蚕豆壳、铅丹、香油各适量。蚕豆壳焙干研为细末，加铅丹少许，以香油调敷患处；干后则再敷，每日2～3次。有燥湿敛疮、解毒止痒之功效。适用于脓疱病有渗出、瘙痒等症状。

▶生大黄50克，花椒15克。煎水300毫升。先洗净疮面，再用纱布浸药液贴敷患处，每次15分钟，每日3～5次。有清热解毒、消肿止痛之功效。适用于脓疱病伴有肿痛、湿热等症状。

▶ 黄瓜藤阴干后，火焙存性，与枯矾研为细末后，外敷患处，每日 3～4 次。有清热燥湿、敛疮止痒之功效。适用于脓疱病有湿热、瘙痒等症状。

▶ 苦杏核 2 个。火焙去外壳，取仁，研为细末，用香油调匀敷患处，每日 2～3 次。有清热解毒、消肿止痛之功效。适用于脓疱病初期或肿痛明显时。

▶ 海螵蛸 30 克，香油适量。海螵蛸研为细末，用香油调拌，涂患部，每日 2 次。有收敛燥湿、防腐敛疮之功效。适用于脓疱病有渗出、溃烂等症状。

▶ 鸡蛋皮在砂锅内焙黄后研为细末，用香油调拌，抹患处，每日 1 次。有燥湿敛疮、促进愈合之功效。适用于脓疱病后期或创面愈合阶段。

▶ 枯矾末 50 克，冰片末 10 克，葡萄藤嫩枝（带叶）2000 克。葡萄藤嫩枝切碎，水煎至药汁浓缩为糊；待略温时加入枯矾末、冰片末，搅匀。外敷患处，每日 2 次。有清热解毒、消肿止痛、收敛燥湿之功效。适用于脓疱病伴有肿痛、湿热、渗出等症状。

▶ 经霜后丝瓜根、香油各适量。丝瓜根炙灰，用香油调和，外敷患处，每日 2 次。有清热解毒、燥湿敛疮之功效。适用于脓疱病有湿热、溃烂等症状。

▶ 槐树枝、冰片、青黛、香油各适量。槐树枝烧灰研细，加冰片（研成末）、青黛，调香油敷患处，每日 1 次。有清热解毒、燥湿敛疮之功效。适用于脓疱病有湿热、溃烂等症状。

▶ 鲜灯笼草、鲜马齿苋各适量。洗净捣烂取汁，外敷患处，每日 3～4 次。有清热解毒、消肿止痛之功效。适用于脓疱病初期或肿痛明显时。

▶ 陈醋 120 毫升，猪胆 1 个。先将醋熬 10 分钟，再放入猪胆熬成膏状，取出放凉，外敷患处，每日 1～2 次。有清热解毒、消肿敛疮之功效。适用于脓疱病伴有肿痛、渗出等症状。

▶ 煅龙骨、煅牡蛎、煅石膏、松香、五倍子、枯矾、硫黄、血余炭各 2 克。共研为细末，用香油调搽患处，每日 2 次。有收敛燥湿、防腐敛疮之功效。适用于脓疱病有渗出、溃烂、久不愈合等症状。

▶ 黄柏 6 克，炉甘石、雄黄、轻粉各 3 克，冰片 1 克。共研为细粉，用香油调搽患处，每日 1～2 次。有清热解毒、燥湿敛疮之功效。适用于脓疱病有湿热、溃烂等症状。

▶ 枯矾 9 克，铜绿 3 克，松香 15 克。共研为细粉，用香油调搽患处，每日 1 次。出黄水者可直接将干粉撒于患处，每日 1～2 次。有燥湿敛疮、防腐止痒之功效。适用于脓疱病有渗出、瘙痒、溃烂等症状。

▶ 生黄豆 13 粒，生杏仁 7 个。焙干后共研为细粉，用香油调搽患处，每日数次。有清热解毒、消肿止痛之功效。适用于脓疱病初期或肿痛明显时。

▶ 硫黄、雄黄各6克，胡椒5粒。共研为细末，用香油调搽患处，每日2次。有解毒、燥湿、敛疮之功效。适用于脓疱病有红肿、渗出、破溃者。

▶ 防风18克，荆芥18克，白芷10克，苦参30克，雄黄30克，蒲公英30克。煎汁洗疮，每日1次。有清热解毒、祛风止痒之功效。适用于脓疱病伴有瘙痒、红肿等症状。

▶ 雄黄7克，冰片3克，白芷、羌活各10克。共研为细末，用香油调为糊状，涂于患处，用纱布覆盖，胶布固定，每日换药1次。有清热解毒、消肿止痛之功效。适用于脓疱病伴有肿痛、风热等症状。

▶ 鲜马齿苋50克，红糖20克。将马齿苋洗净后，加入红糖共捣烂，敷于患处，厚度1厘米，用纱布覆盖，胶布固定，保持20小时后换药。有清热解毒、消肿敛疮之功效。适用于脓疱病初期或肿痛明显时。

▶ 鲜马齿苋30克，野菊花30克。水煎，待冷却后用纱布蘸取药液，敷于患处，15分钟后取下，再取一块干净纱布，蘸取药液湿敷，如此反复湿敷1小时，每日2～3次。有清热解毒、消肿止痛之功效。适用于脓疱病伴有红肿、疼痛等症状。

▶ 蒲公英、野菊花各120克。水煎，洗患处，每日1次。有清热解毒、消肿敛疮之功效。适用于脓疱病伴有红肿、疼痛等症状。

▶ 连翘10克，天花粉10克，金银花10克，车前草12克，赤芍12克，泽泻9克，生甘草6克，蒲公英50克，马齿苋50克。煎水1000毫升，洗患处，每日1～2次。有清热解毒、利湿消肿之功效。适用于脓疱病初期，疮面红肿热痛，有脓液渗出，或伴有全身发热等症状。

▶ 黄连10克，黄芩10克，黄柏10克，栀子15克，赤芍10克，牡丹皮10克，苦参15克，泽泻15克。煎药汁，每日外洗患部2～3次。有清热燥湿、凉血解毒之功效。适用于脓疱病疮面湿烂，脓液较多，伴有瘙痒或疼痛。

▶ 鱼腥草15克，黄柏、白鲜皮各9克。水煎取汁，温后外洗患处，每日3～4次。有清热燥湿、解毒止痒之功效。适用于脓疱病疮面瘙痒明显，脓液不多，或伴有湿疹样改变。

▶ 黄连、黄柏、苦参、黄芩各30克，蛇床子15克。加水1600毫升，煎取1200毫升药汁，滤渣冷却后外洗患处，每日3次，每次10分钟。有清热、燥湿、止痒之功效。适用于脓疱病伴有剧烈瘙痒等症状。

▶ 生石灰160克，硫黄250克。研为细末，过筛，加水1250毫升，小火煎2小时，煎至1000毫升，取上部清液，装瓶备用。用时以棉球蘸药液涂患处，每日3～5次。有燥湿、收敛、止痒之功效。适用于脓疱病疮面湿烂，脓液较多，伴有剧烈瘙痒，或疮面久不愈合者。

食疗法

▶绿豆、粳米各50克，薏苡仁25克，冰糖适量。将绿豆、薏苡仁、粳米分别洗净，浸泡一段时间（1～2小时）。加入适量的水，煮至粥熟烂，加入冰糖调味即可。每日食用1～2次，可作为早餐或晚餐食用。有清热解毒、利湿消肿之功效。适用于脓疱病初期。

▶粳米50克，山药、薏苡仁各20克，田鸡1只，冰糖适量。将田鸡剥洗干净后切碎；将山药、薏苡仁、粳米分别洗净，浸泡一段时间（1～2小时），和田鸡碎肉一起加适量水煮粥，粥成加入冰糖调味即可。每日食用1～2次，可作为早餐或晚餐食用。有健脾利湿、清热解毒之功效。适用于脾虚湿阻型脓疱病。

▶绿豆100克，扁豆50克，白糖适量。将绿豆、扁豆分别洗净，浸泡一段时间（1～2小时），加适量水煮至豆类熟烂，加入白糖调味即可。每日食用1～2次，可作为饮品饮用。有清热解暑、健脾化湿之功效。适用于脓疱病伴有发热、口渴、纳呆等症状者。

毛囊炎

毛囊炎主要是由金黄色葡萄球菌等引起的化脓性皮肤炎症。中医学认为，毛囊炎多为湿热内蕴，外受热毒，蕴结肌肤，郁久化热，热盛肉腐成脓，从而脓毒流窜。因发病部位不同，生于项后发际部位的毛囊炎，被称为“发际疮”；生于下颌者称“须疮”“燕窝疮”；发于眉间者称“眉恋疮”；发于臀部者称“坐板疮”等。

中药内服

▶金银花15克，川黄连9克，黄芩9克，野菊花9克，栀子9克，连翘9

克，赤芍9克，黄柏9克，紫花地丁15克，茯苓9克，绿豆衣9克，生甘草6克。水煎服，每日1剂。有清心火、解毒、利湿之功效。适用于湿热内蕴型毛囊炎。

▶ 黄芩15克，黄连须15克，陈皮6克，甘草6克，玄参6克，连翘6克，马勃6克，薄荷6克，僵蚕3克，升麻3克，柴胡6克，桔梗6克，金银花9克，紫花地丁9克，野菊花9克。水煎服，每日1剂。有疏风、清热、解毒之功效。适用于风热外袭、热毒内盛引起的毛囊炎、疖肿等。

▶ 黄连6克，黄芩10克，牡丹皮10克，赤芍10克，金银花10克，重楼10克，连翘10克，三颗针15克，生甘草6克。先将药材用适量清水浸泡30分钟后，再放火上煎煮30分钟，每剂煎2次。每日1剂，早、晚各服1次。有清热解毒之功效。适用于热毒内盛引起的毛囊炎、疖肿等。

▶ 金银花18克，连翘15克，苍术18克，黄柏18克，当归尾9克，赤芍9克，猪苓9克，茵陈30克，车前子9克。水煎服，每日1剂，早、晚各服1次。有清热解毒、活血化瘀之功效。适用于湿热瘀阻引起的毛囊炎、湿疹等。

▶ 生黄芪15克，党参、茯苓、浙贝母、白蔹、当归、陈皮各10克，金银花15克，生甘草、玄参、山药各12克。水煎服，每日1剂。有补气养血、清热解毒之功效。适用于气血两虚兼热毒内蕴的毛囊炎。

▶ 生黄芪、党参各20克，当归、金银花、连翘各15克，白术、茯苓、赤芍各12克，皂角刺、白芷各9克，生甘草6克。水煎服，每日1剂。有补益气血、托毒消肿之功效。适用于气血不足、毒邪内陷引起的毛囊炎、疖肿等。

▶ 金银花18克，川黄连6克，黄芩10克，野菊花10克，栀子10克，连翘9克，炒薏苡仁12克，赤芍9克，黄柏9克，蒲公英10克，紫花地丁10克，土茯苓10克，玄参9克，牡丹皮9克，甘草5克。水煎取汁，每日1剂，早、晚2次分服。有清热解毒、利湿排脓之功效。适用于湿热毒邪引起的毛囊炎、疖肿等。

▶ 木通6克，车前子10克，瞿麦10克，萹蓄10克，滑石10克，大黄6克，栀子10克，蒲公英30克，紫花地丁30克，金银花30克，黄柏10克，甘草6克。水煎服，每日1剂。有清热利湿、解毒排脓之功效。适用于湿热蕴结、毒邪内盛引起的毛囊炎、尿路感染等。

▶ 何首乌10克，茄花7个（无茄花时茄子叶适量也可）。水煎取汁300毫升，每日1剂，早、晚各服150毫升。有清热解毒、凉血消肿之功效。适用于热毒引起的毛囊炎、疖肿等轻症。

中药外治

▶ 黄连 100 克，黄柏 100 克，黄芩 100 克，蓖麻仁 100 粒，樟丹 20 克，冰片 6 克。黄连、黄柏、黄芩焙干轧为细面；樟丹、冰片研为细末；蓖麻仁捣烂；将上述中药混合用香油拌匀调成糊状，取适量敷于患处，每日 3 次。有拔毒除湿、清热止痛、防腐敛疮生肌之功效。对毛囊炎有较明显的作用。

▶ 板蓝根、败酱草、蒲公英各 60 克，苦参、川黄柏、明矾各 30 克。每日 1 剂，加水 4000 毫升，煎沸 30 分钟后，过滤去渣，待药液降温至 40℃左右时，取干净毛巾，浸药液湿敷患处，稍干或凉时再重浸药液，每日湿敷 4～6 次，每次 30 分钟。重复用药液时，再次加温。有清热解毒、祛风燥湿、收敛止痒之功效。

▶ 苦参 30 克，艾叶、薄荷、川椒各 20 克，白矾 10 克，黄柏 3 克。每日 1 剂，加水浓煎，滤取药液，趁热外洗患部，每日洗 3 次。有杀菌消炎、收敛止痒之功效。适用于毛囊炎等皮肤炎症。

▶ 五倍子末 8 克，冰片 2 克，鸡蛋 2 个。鸡蛋煮熟取蛋黄，捣碎放在铁勺内，先用文火炒至蛋黄变焦，然后用武火炒至出油，去渣取油；再把五倍子末、冰片（研为细末）调入蛋黄油内，成粥状备用。洗净患处，用配好的蛋黄油外敷，每日 1～2 次。有消炎止痛之功效。适用于毛囊炎等皮肤炎症。

▶ 芒硝 30 克，大黄 30 克，赤芍 30 克，连翘 30 克，白鲜皮 30 克，地肤子 30 克，黄柏 30 克，白芷 30 克，败酱草 30 克，金银花 30 克，蒲公英 30 克，紫花地丁 30 克，牡丹皮 30 克。煎水适量，待温度适宜时进行坐浴，或用纱布蘸药液搽洗患处，每次 20～30 分钟，每日 2 次，2 日用药 1 剂。有清热解毒、燥湿止痒、消肿止痛之功效。适用于毛囊炎、湿疹等皮肤炎症。

▶ 大黄 25 克，黄柏 25 克，姜黄 25 克，白芷 25 克，天南星 10 克，陈皮 10 克，苍术 10 克，厚朴 10 克，甘草 10 克，天花粉 5 克。共研为细末。将食醋煮沸去水而成醋膏（约 500 毫升食醋熬成 150 克醋膏）；药末中加入醋膏，调成糊状。先将患处洗净，擦干，用消毒棉签将本方点在患处，盖上无菌敷料，用胶布固定，夏天要保持药膏湿润，每天可用药棉蘸水后浸润数次。敷药膏后可能有轻微疼痛感，可坚持 6～12 小时后除去药膏，用冷水擦净。每日 1 次，连用 3 天无效则停用，有效也应停用 1～2 天后再继续治疗。有清热除湿、散瘀消肿、止痒止痛之功效。主治多发性毛囊炎。

▶ 藤黄 15 克，苦参 10 克，75% 乙醇 200 毫升。前 2 味共研为细末，加入 75% 乙醇密封，浸泡 5～7 日后即可取用。蘸药涂搽患处，干后再涂，每日涂搽2～3次，每次搽4遍。有清热解毒、除湿消肿之功效。适用于毛囊炎等皮肤炎症。

▶ 铜绿、铅粉、轻粉、枯矾、松香各3克。共研为细粉，用香油调搽患处，每日1次。有杀菌消炎、收敛止痒之功效。适用于毛囊炎等皮肤炎症。

▶ 黄柏3克，苦参30克，艾叶20克，川椒20克，薄荷20克，白矾10克。每日1剂，加水浓煎，滤取药液，趁热外洗患部，每日2～3次。煎液洗后保留，下次加热再用。有杀菌消炎、收敛止痒之功效。适用于毛囊炎等皮肤炎症。

▶ 大黄50克，五倍子50克，白芷30克，雄黄30克，铅丹10克，冰片3克。共研为极细末，加入香油调成稠糊。先清洗患处，然后用药糊涂抹患处，每日涂抹2～3次。有消炎止痛、促进伤口愈合之功效。适用于毛囊炎等皮肤炎症。

食疗法

▶ 鲜苦瓜200克，猪瘦肉100克，盐适量。苦瓜洗净去核切成块；猪瘦肉洗净切成片；共入锅加水清煮，肉熟后加盐适量调味即成。隔2日食用1剂，每剂分2次食用，可连食5剂。有除热、明目解毒之功效。适用于各种毛囊炎，尤其适合患者在夏季食用。

▶ 猪瘦肉500克，绿豆30克，赤小豆30克，百合30克，盐、香油各适量。猪瘦肉洗净切块；绿豆、赤小豆、百合洗净，用清水浸泡30分钟，再与猪瘦肉块一同放入汤锅内，加清水适量，用大火煮沸后改用小火炖至豆烂；加入盐调味，淋上香油即成。每日1剂，分2次食用，连食5剂。有养血活血、凉血解毒、利水消肿、泽肤除斑之功效。适用于各种毛囊炎，对阴虚湿热型患者尤为适宜，脾胃虚寒者则不宜常用此方。

▶ 枸杞叶100克。加水煎汤，去渣取汁，代茶饮。有清热解毒、消炎止痒之功效。适用于各种毛囊炎，对湿热型患者尤为适宜。

▶ 冬瓜200～400克，薏苡仁30～50克，盐适量。冬瓜洗净切块，与洗净的薏苡仁同入锅，加水适量，煮汤，加盐调味即成。隔日服用1剂，连服3～5剂。有清热利目、健脾利尿之功效。适用于各种毛囊炎，对湿热型患者尤为适宜。

▶ 绿豆50克，鲜荷叶1张，冰糖适量。鲜荷叶洗净切碎，加水适量，煎煮15分钟，去渣取汁；加入洗净的绿豆，一同炖烂；加入冰糖调味即成。隔日食用1剂，连食3～5剂。有清热解暑、除烦止痒之功效。适用于各种毛囊炎，对湿热型患者尤为适宜。

丹毒

丹毒是由乙型溶血性链球菌感染引起的急性化脓性真皮炎症。中医学认为，丹毒是火邪侵犯，血分有热，郁于肌肤而致，或皮肤黏膜损伤，毒邪趁机侵入而成。因发病部位不同，中医学上又有“抱头火丹”“内发丹毒”“流火”“赤游丹”“游火”等称谓。

中药内服

▶ 金银花12克，赤芍、栀子、连翘各10克，黄芩、竹叶各6克，枳实5克，荆芥3克，薄荷2克。水煎服，每日1剂，分3次服。有疏风解毒、凉血通腑之功效。主治复发性丹毒。

▶ 金银花、紫花地丁、大青叶、生石膏各30克，蒲公英24克，生地黄15克，赤芍、黄柏、牛膝各9克。水煎服，每日1剂，分2次服。有凉血解毒、利湿清热之功效。主治湿热下注型丹毒。

▶ 龙葵、虎杖、金银花、连翘、重楼各10克，黄连、黄芩、生甘草各6克，牡丹皮、赤芍各5克。水煎服，每日1剂，分2次温服。有清热解毒、散风消肿之功效。主治头面部丹毒。

▶ 板蓝根、贯众各30克，黄芩、牛蒡子、金银花、玄参、牡丹皮各10克，黄连、柴胡、薄荷、升麻、僵蚕各6克。水煎服，每日1剂，分2次服。有清热解毒、凉血祛风之功效。主治面部丹毒。

▶ 炒桑枝60克，金银花15克，怀牛膝、大腹皮各12克，桃仁、红花、当归、赤芍、防己、泽泻、川萆薢各9克，槟榔6克。水煎服，每日1剂，分2次服。有清热解毒、活血化湿之功效。主治下肢丹毒。

▶ 生石膏30克，重楼、生地黄各15克，金银花、紫花地丁、野菊花、蒲公英、牛蒡子、牡丹皮、赤芍、知母各10克，羚羊角粉0.6克。水煎服（羚羊角粉用水煎剂冲服），每日 1 剂，分 3 次服。有清热解毒、凉血疏风之功效。适用于风热毒蕴型丹毒。

▶ 六一散（用纱布包好）30 克，野菊花、紫花地丁、蒲公英、重楼、猪苓、大青叶各 15 克，牡丹皮、赤芍、黄柏、牛膝、萆薢各 10 克。水煎服，每日 1 剂，分 3 次服。有清热利湿、凉血解毒之功效。适用于湿热感毒型丹毒。

▶ 连翘、板蓝根、萆薢、墨旱莲各 15 克，黄芪、黄连、黄柏、紫草、玄参各 10 克，柴胡 9 克，薄荷、僵蚕、陈皮、甘草各 6 克，升麻 5 克。水煎服，每日 1 剂，分 2 次服。有清热利湿、凉血解毒、化斑之功效。主治腰胯、胁肋部丹毒。

▶ 野菊花 15 克，黄柏、泽泻、牛膝、赤芍、紫花地丁、萆薢、薏苡仁、生甘草各 10 克。水煎服，每日 1 剂，分 2 次服。有清热解毒、利湿消肿之功效。适用于小腿丹毒。

▶ 生石膏、知母各 6 克，白芍、水牛角、连翘、泽泻、蒲公英各 4 克，黄连、苦参、牡丹皮、黄柏、柴胡各 2 克。水煎服，每日 1 剂，分 3 次服。有清热解毒、凉血消肿之功效。主治乳房部位的丹毒。

▶ 生地黄、土茯苓、益母草各 6 克，黄芩、炒栀子、当归、金银花、泽泻各 4 克，车前子、龙胆、柴胡、白鲜皮各 2 克。水煎服，每日 1 剂，分 3 次服。有清肝泻热、利水解毒之功效。适用于肝经湿热型丹毒。

▶ 蒲公英、野菊花、大青叶、紫花地丁、重楼各 15 克，牡丹皮、板蓝根各 10 克，赤芍 9 克。水煎服，每日 1 剂，日服 3 次。有清热、凉血、解毒之功效。适用于热毒侵袭所致的丹毒。

▶ 紫花地丁、薏苡仁各 20 克，石膏 15 克，金银花、白芍、车前子各 12 克，生地黄、黄柏各 10 克，栀子、牡丹皮、川芎、连翘各 9 克。瘀血严重者，加赤芍 12 克、没药 10 克、桃仁 10 克；局部肿胀者，加木通 5 克、萆薢 15 克、赤小豆 12 克。水煎服，每日 1 剂，分 3 次服。有利湿、排脓、凉血、活血之功效。适用于湿热瘀阻型丹毒。

▶ 金银花、蒲公英、野菊花各 30 克，紫花地丁、赤芍、白芍、牡丹皮、透骨草、路路通、桑枝各 15 克，生甘草 6 克。水煎服，每日 1 剂，分 2 次服。有凉血解毒、利湿清热之功效。适用于湿热毒邪侵袭所致的丹毒。

中药外治

▶ 干芙蓉花或叶适量，研成细末，加凡士林，按 1∶4 配方，调匀，涂搽患处，每日 3 次。有清热解毒、消肿止痛之功效。适用于缓解丹毒引起的皮肤红肿、疼痛等症状。

▶ 白芷、黄柏、大黄、芙蓉叶、鲜马齿苋、芒硝、冰片各适量。共研为细末，用香油调匀制成软膏外敷患处，每日 1 次。有清热解毒、去脓消肿之功效。可治急性丹毒。

▶ 黄柏、黄连、丹参、马钱子各等份。加 75% 乙醇密封浸泡数日后，配制成酊剂，搽抹患处，每日数次。有去脓解毒之功效。适用于急性丹毒。

▶ 苦瓜茎、叶适量。洗净，捣烂，绞取其汁，涂于患处，每日 2～3 次。有清热解毒之功效。适用于缓解丹毒引起的皮肤红肿、疼痛等症状。

▶ 鲜山药适量，蓖麻子仁 5 粒。洗净捣烂，敷患处，干即更换或以冷开水时时湿润，每日数次。有清热、解毒、消肿之功效。适用于丹毒初起。

▶ 马齿苋、绿豆芽、鲜白菜帮各等量。洗净，共捣如泥，外敷患处，每日更换 1 次。可解毒气。适用于缓解丹毒引起的皮肤红肿、疼痛等症状。

▶ 大蒜 1 大把。煮水半桶，倒入木桶中，将患肢趁热先熏（外盖毛巾被）后温洗，每晚 1 次，每次 20～30 分钟。有清热解毒、消肿止痛之功效。可治下肢丹毒。

▶ 威灵仙、透骨草、当归、白芷、红花、海桐皮、五加皮、土茯苓、大黄各适量。水煎取汁，熏洗患处，每日 2 次，每次约 30 分钟。有活血消肿之功效。主治丹毒引起的下肢肿胀，俗称“象皮腿”。

▶ 野菊花、土茯苓各 30 克，忍冬藤、嫩桑叶、透骨草各 15 克，赤芍、牡丹皮各 10 克，蝉蜕 5 克。加水浓煎，每日 1 剂，浸泡或擦拭患处 20～30 分钟。有清热解毒、消肿止痛之功效。适用于丹毒红肿热痛者。

▶ 乌桕叶、鲜樟树叶、松针各 60 克，生姜 30 克。切碎，煎浓汁，熏洗患处，每日 1～2 次。有清热解毒、消肿止痛之功效。适用于丹毒红肿热痛者。

▶ 紫苏、葱白、鲜凤仙花（带茎叶）各 100 克。水煎浓汁，熏洗患处，每日 2 次。有清热解毒、消肿止痛之功效。适用于缓解丹毒引起的皮肤红肿、疼痛等症状。

▶ 鲜鸭跖草 50 片（宽叶），食醋 500 毫升。叶片放入食醋内浸泡 1 小时后，用叶片外敷患处（应将病灶全部敷盖），干后更换，每日换药 4～5 次。有清热解毒、消肿止痛之功效。适用于丹毒红肿明显者。

▶ 生石膏 100 克，寒水石 30 克，桐油适量。生石膏、寒水石研为细末，加桐油调匀备用。每日涂搽患处 1～2 次。有清热解毒、消肿止痛之功效。适用于缓解丹毒引起的皮肤红肿、疼痛等症状。

食疗法

▶ 鲜芦根2000克。洗净，榨汁，分次代茶饮，每次100毫升。有清热解毒利湿之功效。主治丹毒初起。

▶ 鲜马齿苋60克，菊花15克，粳米100克。鲜马齿苋洗净切碎，粳米淘洗干净，一同入锅，加水1000毫升，文火煮成粥；菊花烘干研成粉；粥将成时调入菊花粉，稍煮即成。每日1剂，分3次服完。有清热解毒、泻肝利湿之功效。尤其在丹毒刚起、病变部位较小时，有较明显的效果。

▶ 赤小豆100克，薏苡仁100克。先浸泡一段时间，后加水500毫升，文火煮烂，每日1剂，分3次服完。有利水消肿之功效。主治丹毒引起的下肢肿胀。

▶ 老丝瓜500克，忍冬藤100克。加水1000毫升，熬汁去渣代茶饮，每次200毫升。有活血通络之功效。主治慢性丹毒。

▶ 茯苓30克，薏苡仁30克，红花5克，大米适量。茯苓、红花熬汁去渣，加入薏苡仁、大米，用文火煮成粥，每日1剂，早、晚各服用1次。有健脾利水、活血化瘀之功效。适用于慢性丹毒。

▶ 马兰头约500克，糖、盐、味精等适量。马兰头洗净，放入沸水中泡几分钟，取出后切碎，加入糖、盐、味精等调料搅拌均匀。饮其水，每日1剂，分3次服完。有凉血、清火、解热之功效。适用于丹毒急性期或热毒较盛者。

疔疮

疔疮，是一种局限性皮肤和皮下组织化脓性炎症，是因金黄色葡萄球菌、链球菌等致病细菌侵袭单个毛囊及其周围组织，而引起的毛囊局部急性化脓性病变，具有发病迅速、病情较重的特点。中医学认为，本病主要是由于脏腑蕴热、毒从内发，或者外感暑热火毒之邪侵袭肌肤，再抑或由于皮肤外伤、昆虫叮咬感染毒气，继而引发本病。疔疮初起时为粟米样小疱，形如钉状，其根较深，或痒或麻，或焮赤肿痛，然后肿势逐渐增大，四周浸润明显，疼痛剧烈，经5～7日溃出脓栓后，则肿消痛止。疔疮可发生于身体任何有毛囊的部位，通常以皮肤裸露和摩擦处多见，如头面部、颈后、背部、腋下等。

中药内服

▶黄芩、黄柏各6克，黄连、栀子各9克，天花粉、瓜蒌、赤芍各12克，金银花、连翘、野菊花、蒲公英、紫花地丁各15克。水煎服，每日1剂，分2次服。有清热、解毒、散结之功效。适用于疔疮初起之时。

▶生地黄24克，金银花15克。水煎服，每日1剂。有清热解毒、凉血消肿之功效。适用于疔疮初期或伴有血热症状的疔疮。

▶金银花、野菊花、紫花地丁、天葵子、蒲公英各10克。水煎服，每日1剂，分2次服。有清热解毒、消散痈肿之功效。适用于疔疮、痈疖等。

中药外治

▶芙蓉花60克，米醋120毫升。芙蓉花浸醋内，溶化后外敷患处，每日2～3次。有清热去毒之功效。适用于疔疮初期。

▶新鲜野菊花、蒲公英、鱼腥草、马齿苋、紫花地丁、芙蓉叶各适量。洗净，加盐少许，捣烂外敷，每日1～2次。有清热解毒、化脓消肿之功效。适用于疔疮、痈疖等。

▶蜂蜜、生葱适量。捣烂如泥，外敷患处，每日1～2次。有软化疔疮、清热消肿之功效。适用于疔疮初期或中期。

▶鸡蛋1枚（取蛋清），高度白酒适量。将高度白酒与蛋清搅拌成糊状，涂抹疔疮上；干后重抹，每日数次。有杀菌灭毒、消肿之功效。适用于疔疮初期或中期。

▶苦瓜3根。洗净，连叶茎、瓜瓤一起捣烂成泥状，外敷在疔疮上面，每日2次，连续数日。有清热化表、去毒之功效。适用于疔疮初期或伴有热毒症状的疔疮。

▶芙蓉叶60克，紫荆皮、独活、天南星（生）、白芷各15克。共研为末，加生采马兰头、墨旱莲各30克，捣极烂，用生葱汁、老酒和炒，暖缚患处，每日换药1次。有清热解毒、活血消肿、化痰散结之功效。主治疮疡初起。

食疗法

▶苦瓜1根，瘦肉100克，盐适量。将苦瓜洗净，去瓤，切块。瘦肉洗净，切片。将苦瓜、瘦肉放入锅中，加入适量清水，煮至苦瓜、瘦肉熟烂，加入盐调味即可。每周2～3次。有清热解毒、凉血利尿的功效。适用于疔疮初期或伴有热毒、湿热症状的疔疮。

▶ 绿豆 50 克，菊花 10 克，冰糖适量。将绿豆洗净，浸泡 30 分钟，加入适量清水，煮至绿豆熟烂，加入菊花继续炖煮 5 分钟，加入冰糖调味即可。每日 1 次，可作为甜品食用。有清热解毒、利尿消肿之功效。适用于疔疮伴有肿痛、发热等症状者。

▶ 冬瓜 100 克，粳米 50 克，薏苡仁 30 克，盐适量。将冬瓜洗净，去皮，切块。薏苡仁、粳米洗净，浸泡 30 分钟。将薏苡仁、粳米放入锅中，加入适量清水，煮至薏苡仁、粳米熟烂，加入冬瓜块继续炖煮。煮至冬瓜熟烂，加入盐调味即可。每日 1 次，可作为早餐或晚餐食用。有清热解毒、利水渗湿之功效。对疔疮有一定的辅助缓解作用。

疖子

疖子是一种化脓性毛囊及毛囊深部周围组织的感染。相邻近的多个毛囊感染、炎症融合，则会形成“痈”。金黄色葡萄球菌是最常见的致病菌。中医学则认为，热毒侵入皮肤，停聚肌腠，致使气血运行被阻，才会郁瘀成疖子。疖子属于疮疡热证，所以又称“热疖”。病情发展缓慢是本病的一大特点，疖子初起时局部会红肿疼痛，而后红肿范围扩大、跳痛明显，最后形成脓肿，如果破溃则会流脓，之后肿痛逐渐减轻或结块无头。疖子多发于皮肤浅表，可以发生于全身各个部位，多生于头、面、颈、项及臂、臀等处。疖子和疔疮虽然同是一种类型的疾病，但在发病部位深浅和病程长短等方面都有较大区别，不可不辨。

中药内服

▶ 野菊花、金银花、蒲公英、绿豆衣各 12 克，甘草 6 克。煎水代茶饮用。有清热解毒之功效。适用于疖子初起或症状轻微。

▶ 金银花、连翘各 15 克，桔梗、天花粉各 12 克，牛蒡子、芦根、防风、淡竹叶各 10 克，薄荷（后煎）、甘草各 6 克。水煎服，每日 1 剂，分 2 次服。

有清热去火、解毒化表之功效。适用于风热毒邪所致的疖子。

▶ 麦冬、茯苓各15克，生地黄、金银花、杭白菊、土茯苓各10克，甘草、黄连各3克，淡竹叶2把。水煎服，每日1剂。有养阴清热之功效。适用于阴虚火旺型疖子。

▶ 马齿苋60克（鲜品用120克）。用酒水煎服，每日1剂，分次服。外用捣烂外敷，每日2次。有清热解毒、消肿排脓之功效。主治发背诸毒、顽疖久不收口。

▶ 金银花、夏枯草各30克，连翘、赤茯苓各15克，生地黄、牡丹皮各12克，菊花、黄连、玄参各9克。水煎服，每日1剂，分2次服。有清热解毒、凉血消肿之功效。适用于热毒炽盛型疖子。

▶ 金银花、大青叶、生地黄各30克，赤芍、栀子、牡丹皮、连翘、板蓝根、玄参各15克，紫草12克。水煎服，每日1剂，分2次服。有清热、解毒、凉血之功效。适用于热毒较重的疖子。

▶ 金银花、连翘、野菊花、蒲公英各10克，天葵子、藿香各6克，佩兰5克。水煎服，每日1剂，分3次服。有清热解毒之功效。适用于多发性疖子。

▶ 忍冬藤、皂角刺各75克，防风、甘草节、赤芍、绵黄芪、当归、白芷各15克，肉桂12克或3克（阴证用12克，阳证用3克），大黄12克或3克（阳证用12克，阴证用3克）。上述药物加水共煎，用水800毫升，煎至400毫升，加白酒200毫升，再煎至400毫升，去滓温服，分早、中、晚3次服，7日为1个疗程。有清热解毒、消肿排脓之功效。主治热毒疮疖。

▶ 瓜蒌30克，连翘、蒲公英、生地黄、金银花各15克，野菊花、黄芩各9克，甘草6克。水煎服，每日1剂，分2次服。有清热解毒、消肿止痛之功效。尤适用于鼻前庭疖肿。

▶ 猕猴桃根60克。水煎服，每日1剂，分次服。同时用树根白皮拌酒捣烂，加热后外敷患处，每日2次。有清热解毒、消肿排脓之功效。适用于治疗疖肿。

▶ 金银花、连翘、紫花地丁、蒲公英、野菊花、马齿苋各15克。水煎服，每日1剂。有清热解毒之功效。适用于一般疖子。

▶ 香薷、蒲公英、青蒿、茯苓各6克，天花粉4.5克，甘草、当归尾各3克，大黄2.4克，黄芩、黄连各1.5克。水煎服，每日1剂。适用于10岁儿童。成人增半；5岁小儿减半。有清热解毒之功效。主治时毒暑疖。

▶ 鲜野荞麦叶60克。水煎服，每日1剂，分2次服。另取适量捣烂，外敷患处，每日1次。有清热解毒、消肿排脓之功效。可治疗疖肿。

▶ 黄芩、川升麻、川大黄各30克（锉碎，微炒），栀子仁、甘草（炙微赤，锉碎）各15克。上述药物捣筛为散。等分6份，分6天水煎服，去渣，每次不计时温服。有清热泻火、凉血解毒之功效。可治疗热毒生疖。

▶ 当归（去芦，酒浸）、甘草（炙）、大黄（蒸、焙）、赤芍各等份。共研为粗末。每服3克，用水250毫升，煎至175毫升，去滓，食后及临卧时温服。有活血化瘀、清热解毒之功效。主治小儿头面疮疖。

▶ 豨莶草、小蓟根、五爪龙、生大蒜各等份。共研成细末，用少许白酒和匀，滤去渣，加热开水，服1碗，以大汗通身为度，隔日1剂。有清热解毒、抑菌消肿之功效。治疗一切疖毒。

中药外治

▶ 白蔹适量。研成末，每次取适量，用沸水搅拌成团后，加75%乙醇（或高度白酒）调成稠糊状，外敷患处，每日1次，以愈为度。有清热解毒、消肿止痛之功效。适用于疖痈急性感染初期。

▶ 儿茶、乳香、血竭、旱三七、没药各9克，冰片3克，麝香0.6克。共研为末，撒于患处。或用猪脂油（去滓）250克，加黄蜡30克溶化，入前药调成膏，摊贴患处，每日1次，4～5次为1个疗程。有生肌敛疮、活血止痛之功效。主治疮疖破烂不敛者。

▶ 黄柏（去粗皮）、荷叶、紫花地丁各50克，天花粉、白蔹各25克，川白及12克。共研成极细末。每次取适量，用1把葱（捣碎），加少许蜂蜜，再捣取汁，调匀搽患处，干后再用汁润之，每日3～4次。如葱汁不便，夏月用蜜水，冬月用蜜汤。有清热解毒、凉血消肿之功效。适用于热毒炽盛型疖子。

▶ 蜂蜜和芦荟干面（药店售的芦荟晶块压成细面）调成糊状，摊在脱脂棉或纱布上敷于患处，以医用胶布固定，每日换药1次。有清热解毒、滋润肌肤之功效。适用于疖子红肿疼痛、皮肤干燥者。

▶ 孵出小鸡后的蛋壳，烧存性，研为末，加轻粉少许，用清油调敷，每日1次。有清热解毒、软坚散结之功效。适用于头上软疖。

▶ 将总长为25厘米的葱白捣烂如泥，加60克蜂蜜调匀，敷于患处，每日1次。有解毒消肿、活血止痛之功效。可治疗未破的疖痈。

▶ 生土豆捣烂，涂患处，用布包好，日换1次。有消炎消肿、止痛之功效。适用于疖子红肿疼痛者。

▶ 蒲公英（或败酱草、嫩荷叶）60克，加少许盐，捣烂，外敷患处，每日换药2～4次。有清热解毒、消肿散结之功效。适用于尚未化脓的疖子。

▶取适量鲜柏叶，捣成泥状，加入适量蜂蜜或鸡蛋清，敷在患处，每日换药1次。有清热解毒、凉血消肿之功效。适用于疖子红肿疼痛者。

▶大黄、寒水石、朴硝各等量。共研成细末，以凉茶调抹，每日3次。有清热解毒、消肿止痛之功效。可治疗多发性疖肿。

▶茶水洗净患处，再用药棉吸足蛋清敷于患处，顶部外露，每日2次。有清热解毒、消肿止痛之功效。适用于疖子红肿疼痛者。

▶绿豆15克，大蒜2瓣。一起捣烂，涂于患处，每日1次。有清热解毒、消肿止痛之功效。适用于疖子红肿疼痛者。

▶活鲫鱼1只，生山药1段，白糖6克。同捣极烂，敷于患处，外用纱布敷盖，每日1次。有清热解毒、消肿排脓之功效。可治疗对口疖。

▶葛蔓烧灰，水调敷涂，每日2次。有清热解毒、消肿散结之功效。适用于疖子初起。

▶伏龙肝末、生椒末等份。和醋调敷，每日1次。有清热解毒、消肿止痛之功效。适用于小儿热疖。

▶韭菜50克，芹菜30克。洗净捣烂，涂在患处，每日1次。有清热解毒、消肿止痛之功效。适用于疖子红肿疼痛者。

食疗法

▶蒲公英40克（鲜品60克），糯米50克。蒲公英洗净，切碎，加水适量煎煮20～30分钟，去渣取汁；加入糯米，熬成粥。每日1剂，分2～3次食用。有清热解毒、消肿散结之功效。适用于疖疮热毒等证。

▶绿豆30克，粳米50克。将绿豆洗净后浸泡数小时，加适量水同粳米熬成稀粥。早、晚餐服食，每日1剂。有清热、解毒、除烦渴、利水肿之功效。适用于疖肿、烦渴、高热等病症。脾胃虚寒、泄泻者忌服。

▶马齿苋30克，粳米30克。粳米加水煮粥；待粥熟烂时，倒入洗净的马齿苋，待粥再沸时即可食用。每日1剂，趁温热分2次食用。有清热解毒之功效。适用于疖子、丹毒、痈肿等。

▶生黄花60克，粳米100克，红糖适量，陈皮少许。生黄花洗净，加水煎煮30分钟，弃渣取汁；加入粳米、红糖同煮，待粥将成时，加入陈皮稍煮，熬沸即可食用。每日1剂，早、晚餐2次，趁温热服食。有健脾养胃、利水消肿之功效。适用于疖疮久溃不收口等症。

▶精肉100克，生地黄50克，土茯苓100克。将精肉与生地黄、土茯苓同入锅，加水适量炖汤服用。饮汤食肉，每日1剂，可连服2～3日。有清热利湿之功效。适用于小儿疮疖脓肿。

▶ 黄芪30克，枸杞子30克，乳鸽1只。乳鸽去毛、去内脏，加水适量，同黄芪、枸杞子隔水炖。饮汤食肉，每3日炖服1剂，可服2～3剂。有补中益气之功效。适用于疮溃后久不愈合、慢性疖子等。

艾灸疗法

主穴：阿是穴（即病灶区，疖肿之顶部）。配穴：手三里、养老、风池、曲池、委中。

以主穴为主，据部位和症状选加配穴：颈项部疖加风池；面部疖加手三里；有发热症状加曲池等。

阿是穴用艾卷回旋灸，或隔蒜、隔姜灸，艾炷底径0.6～0.8厘米、高1～1.2厘米、成锥形，蒜片或姜片厚如硬币。灸的时间为15分钟左右。阿是穴可用消毒后的三棱针挑出脓液（无脓者刺血），再熏灸，灸后用纱布包敷。手三里、养老，灸至局部感热者至不热，不感热者至灼热。

蜂窝织炎

蜂窝织炎是由溶血性链球菌、金黄色葡萄球菌或腐生性细菌等引起的皮肤和皮下组织的广泛性、弥漫性、化脓性炎症。中医学认为，此病多因感受风火湿毒，蕴于肌腠、阻隔经络，毒热壅滞、气血不畅所致，或是由局部疮疖等毒邪扩散继发而成。通常依症状所在，称为“痈疽”“外疽”“头疽”等。

中药内服

▶ 板蓝根30克，连翘20克，金银花15克，赤芍15克，黄连15克，大青叶15克，蒲公英15克，牡丹皮15克，薄荷10克，甘草3克。水煎服，每日1剂，分2次服。有散风清热、化痰解毒之功效。适用于风热侵袭型蜂窝织炎。

▶ 萆薢30克，车前子（布包）30克，苦参15克，黄连12克，木通15克，瞿麦30克，龙胆30克，川牛膝15克。水煎服，每日1剂，分2次服。有清热利湿、和营解毒散结之功效。适用于湿热挟毒型蜂窝织炎。

▶ 金银花15克，连翘10克，荆芥10克，防风6克，黄连10克，黄芩10克，僵蚕10克，升麻10克，蒲公英20克，夏枯草10克。水煎服，每日1剂。2剂之后用纱布包药渣，温热敷患处。有疏风清热、解毒消肿之功效。适用于风热壅滞型蜂窝织炎。

▶ 黄芪30克，天花粉15克，陈皮10克，太子参15克，生地黄10克，麦冬10克，当归10克，赤芍、白芍各10克，甘草10克，生白术10克。水煎服，每日1剂。有补益气血之功效。主要适用于溃脓后热退肿消引起的气阴两伤。

▶ 柴胡12克，龙胆6～12克，栀子12克，黄芩12克，蒲公英16克，紫花地丁16克，生地黄12克，郁金12克，车前子12克，生甘草6克。大便秘结者，加生大黄12克（后下）、枳壳12克。水煎服，每日1剂。有疏肝泻火、利湿解毒之功效。适用于肝郁湿火引发之毒证。

▶ 玄参15克，焦山栀子9克，金银花30克，蒲公英15克，生甘草9克。水煎服，每日1剂，日服2次。金银花、蒲公英、生甘草清热解毒；配以玄参、焦山栀子泻火清热，可增强清热解毒之功效。适用于热毒炽盛型蜂窝织炎。

▶ 鹿角胶（或鹿角片）9克，生黄芪、白茯苓各12克，当归、白芍各9克，金银花15克，远志、生甘草各5克。水煎服，每日1剂，日服3次。有温扶督阳、托里排脓之功。鹿角胶（或鹿角片）温阳而解阴寒郁结之滞；生黄芪、当归、白芍、生甘草相伍以益气和血而兼有托毒透脓之功；并以金银花解毒清热；远志温行散结，使之阴寒渐解而脓毒得以透达。适用于寒毒型痈疽。

▶ 生黄芪23克，当归身、陈皮、泽泻各6克，生白芍、广郁金各5克，淮山药、金银花、白茯苓各12克。水煎服，每日1剂，日服3次。有益气托毒、排脓祛腐之功效。主治成脓腐溃、正虚不能托毒、脓稀而腐肉不脱。

▶ 羌活、独活各3克，防风3克，大秦艽、当归各9克，赤芍5克，制半夏6克，白芷3克，细辛1克，忍冬藤、炙僵蚕各12克，白茯苓、川牛膝各9克。水煎服，每日1剂，日服2次。有解表祛寒、活血消肿之功效。适用于深部脓肿早期，局部色白坚硬、不痛或似有酸痛。

▶ 生黄芪9克，川桂枝4克，炒当归9克，赤芍、白芍各9克，炙甘草6克，忍冬藤12克，陈皮6克，白茯苓9克，炙僵蚕12克。水煎服，每日1剂，日服2次。有益气和营、托里消肿之功效。适用于深部脓肿中期，部分表邪已解，而局部有硬结尚未完全成脓者。

中药外治

▶ 远志50～80克（用量根据病灶大小而定），白酒、食醋各100毫升。远志去心，放入白酒与食醋混合液中煮烂，捣为泥，外敷患处，上盖1层塑料薄膜或油纸，用胶布固定，24小时换药1次，1周为1个疗程。有消肿散结、活血化瘀之功效。适用于初起或未成脓的蜂窝织炎，以及局部肿痛明显者。

▶ 椰榆树叶50克。洗净捣烂后，外敷患处，包扎固定，1日换药1次，连敷5～7日。有清热解毒、消肿止痛之功效。适用于热毒壅滞型蜂窝织炎。

▶ 大黄30克，芙蓉叶50克，绿豆20克，凡士林100克。前3味磨研成粉，加凡士林调成膏状，外敷患处，早、晚2次，连续数日。有清热解毒、活血化瘀、消肿止痛之功效。适用于热毒炽盛型蜂窝织炎。

▶ 鲜墨旱莲150克。洗净，捣烂，敷患处，用纱布固定，早、中、晚换药。有凉血解毒、消肿止痛之功效。适用于血热毒盛型蜂窝织炎。

▶ 鲜刺苋叶、蜂蜜各适量。鲜刺苋叶捣烂，调入蜂蜜，敷在患处，用纱布固定，日换1～2次。有清热解毒、消肿止痛之功效。适用于热毒型蜂窝织炎。

▶ 重阳节前的芙蓉叶、端午节前的苍耳子各适量。共研成细末，调入适量蜂蜜，外敷患处四周，用纱布固定，早、晚各换药1次。有清热解毒、散瘀消肿之功效。适用于热毒瘀结型蜂窝织炎。

▶ 豆腐1碗，樟脑末5克。共调成糊状，涂敷在患处，豆腐变干燥时更换，每日5～6次。有清热解毒、消肿止痛之功效。适用于轻度或初起的蜂窝织炎。

▶ 鲜油菜叶100克。捣烂涂敷，每日更换2～3次；同时绞菜汁温饮1小杯，每日2～3次。有清热解毒、消肿散瘀之功效。适用于热毒瘀结型或轻度蜂窝织炎。

食疗法

▶ 薏苡仁30克，大枣10枚，大米50克。上述食材洗净，共煮粥食用，每日1剂，早、晚温热服用，7～10日为1个疗程。有清热、健脾、止痒之功效。可辅助改善皮肤症状。

▶ 何首乌30克，桑葚果10克，黑芝麻10克，大米50克。上述食材洗净，共煮粥食用，隔日服用1剂，可分2次服用，5剂为1个疗程，1个疗程后应停用数日后再服，不可长期连续服用。有养血、滋阴、止痒之功效。可辅助改善皮肤症状。大便溏泄与痰湿盛者忌食。

臁疮

臁疮是由溶血性链球菌所导致的一种溃疡性皮肤病，通常发生于小腿下部，又称之为小腿慢性溃疡。民间俗称“老烂腿”“裤口毒”“裙边疮”等。中医学认为，此病多因湿热下注、瘀血凝滞经络所致。

中药内服

▶黄连6克，莲子心6克，黄芩10克，黄柏10克，苍术10克，茯苓10克，川牛膝10克，蒲公英15克，忍冬藤15克，紫花地丁15克，生薏苡仁15克，车前子（包煎）30克，绿豆30克。水煎服，每日1剂。有清热利湿、和营消肿之功效。适用于臁疮初起之时。

▶当归10克，白芍10克，天冬10克，麦冬10克，党参10克，黄芪12克，生地黄12克，薏苡仁12克，炒白术12克，川芎6克，柴胡6克，金银花15克，白花蛇舌草15克，甘草5克。水煎服，分早、晚服，每日1剂。有理气活血、祛腐生肌之功效。适用于臁疮晚期。

▶土茯苓5克，樱皮5克，金银花5克，甘草5克，槲木皮5克。水煎服，分早、晚服，每日1剂。有清热化表、祛腐生肌之功效。适用于臁疮初期或湿热蕴结型臁疮。

▶黄柏30克，丹参20克，当归60克，生黄芪100克，天花粉60克，生甘草20克，金银花30克，黄连20克，牛膝10克，连翘20克，牡丹皮10克，皂角刺15克。水煎服，每日分3次服，2日1剂。有清热解毒、托疮生肌之功效。适用于臁疮湿热下注、阴虚热重、心火尤盛之证。

▶生黄芪30克，太子参15克，白术15克，陈皮9克，姜半夏15克，紫苏梗15克，当归15克，川芎9克，桃仁15克，牛膝15克，泽兰、泽泻（各）15克，薏苡仁30克，防己15克，水蛭9克，生甘草6克。水煎服，每日1剂。

有活血理气、化瘀祛腐之功效。适用于气血瘀滞型臁疮，表现为疮面久不愈合，腐肉难脱，伴有气血瘀滞症状如疼痛固定、舌质紫暗等。

▶ 黄柏 30 克，玄参 20 克，赤芍 20 克，生地黄 30 克，当归 30 克，生黄芪 60 克，天花粉 20 克，生甘草 10 克，黄芩 20 克，金银花 30 克，牛膝 20 克，生大黄 5 克（后下）。水煎服，2 日 1 剂，每日分 3 次服。有活血养阴、清热解毒之功效。适用于热毒炽盛兼阴虚型臁疮。

中药外治

▶ 乳香 10 克，没药（去油）10 克，龙骨 10 克，血竭 6 克，七三丹 30 克，香白芷 8 克，冰片 3 克。共研成细末，用瓷器或玻璃瓶（罐）盛放备用。用时，取医用棉签蘸药末，均匀地涂抹于患处，以全部覆盖疮面为度，用医用纱布固定，2～3 日换药 1 次。有祛腐生肌之功效。适用于臁疮经久不愈。

▶ 金银花、蒲公英、马齿苋各 30 克，芒硝 45 克。加水煎煮 30 分钟，取药汁 2000 毫升，药渣保留备用。用时先将患处置于药渣上方熏蒸 15 分钟左右，待药液温热时，再用医用纱布浸药汁湿敷 20～30 分钟。每日 1 剂，早、晚各熏洗 1 次，连用 10 日。有清热解毒、消肿止痛之功效。适用于热毒蕴结型臁疮。

▶ 珍珠 5～6 粒，琥珀 3 克，青黛 3 克，冰片粉 0.5 克，铅丹 100 克，麻油 240 克，豆腐适量。将珍珠粒嵌入豆腐内，加水煎 2 小时，取出晾干研成细末；麻油用瓦罐煎至浓黑，将铅丹慢慢撒入麻油中，并不断搅拌，文火熬至滴水成珠，加入珍珠粉、琥珀、青黛、冰片粉，搅匀即成。按疮口大小，用纸摊膏，贴于疮口上，每日换药 1 次。有化腐、拔毒、生肌之功效。主治臁疮溃疡久不收口。

▶ 新鲜马齿苋适量。洗净后晾干表面水分，捣烂，敷于患处，取医用纱布固定。每日 2 次，连续数日。有解毒清热之功效。适用于热毒较轻的臁疮，或作为辅助治疗。

▶ 凤仙花连根带叶适量。全草洗净，水煎煮汁。取汁清洗患处，每日 1～2 次。有活血通络之功效。适用于气血瘀滞型臁疮。

▶ 麻油 120 克，花椒 60 克。用麻油将花椒炸焦，取花椒研为细末后，和油涂抹患处，每日 2～3 次。有杀菌消炎之功效。适用于臁疮伴有感染，或作为预防感染的外用药物。

▶ 花椒、新鲜柿子树叶、香油各适量。花椒用香油炸焦后研成细末；柿子树叶洗净，晒干枯后，烧成灰，与花椒末混合，涂抹患处，每日 2 次。有杀菌、消炎、止痛之功效。适用于臁疮伴有感染或疼痛者。

▶ 明矾、新鲜蒲公英适量。明矾研成末；蒲公英洗净晾干表面水分，捣烂，加明矾，敷于患处，每日换药1次，以愈为度。有清热解毒、收敛疮口之功效。适用于臁疮伴有感染者，或作为预防感染的外用药物。

▶ 大葱白1根，蜂蜜30毫升。共捣烂，敷于患处，每日1次。有收敛止痛之功效。适用于臁疮疼痛较重或疮面难敛者。

▶ 蜂房1个，明矾、菜籽油各适量。将明矾放入蜂房，置于火中烧焦，取出研成细末，加入菜籽油适量，调成稀糊状，涂抹患处，每日1次。有收敛止痛、解毒散肿之功效。适用于臁疮肿痛较重者。

▶ 绿豆60克，老陈醋适量。绿豆以文火略炒后，研成极细粉末，加老陈醋调成糊状，涂抹于患处，用医用纱布固定，3日换药1次。药膏现用现制，以保药效。有收敛愈合、清热解毒之功效。适用于臁疮初期或热毒较轻阶段。

▶ 马齿苋60克，黄柏30克，败酱草30克，蒲公英30克。煎水，外洗患处。药渣捣烂，敷于患处，用医用纱布固定，每日换药1次。有清热解毒、消肿止痛之功效。适用于热毒蕴结型臁疮。

▶ 阿胶适量。取阿胶1块，烘软压平如硬币厚薄。使用时先用生理盐水清洗疮面，再用消毒剪刀将阿胶修剪成与疮面面积一样大小的块，敷贴于疮面，外用医用消毒纱布固定，3日换药1次。一般7～10日即可见效。有补血止血、促进愈合之功效。适用于臁疮疮面久不愈合，或伴有血虚症状。

▶ 活甲鱼1只。直接将甲鱼头剁下，取其血滴在毛边纸或宣纸上。将血纸贴于患处，每日换药1～2次。有补气益阴之功效。适用于臁疮溃烂经久不愈。

▶ 黄鳝数条。黄鳝去骨，剁成肉泥，敷于患处，2～3小时更换1次。有补虚损、通血脉之功效。适用于臁疮经久不愈。

▶ 猪蹄甲若干，枯矾、海螵蛸粉、冰片、蜂蜜各适量。猪蹄甲放锅中炒黄，研成粉末；根据枯矾1份、猪甲粉3份、海螵蛸粉1份之比例混合，加冰片少许。清洗疮面，去除脓物，取蜂蜜将粉末调成糊状，均匀地敷于患处，用医用纱布包扎固定，1周后换药。此后每3日换药1次，再后每日1次至痊愈。有消炎祛腐生肌之功效。主治臁疮溃烂久而不敛。

▶ 经霜打后的茄子100克，地龙25克，猪头骨30克，侧柏叶20克，灯心草15克，冰片10克，香油或蜂蜜适量。茄子切片烘干，研成细末；地龙、侧柏叶洗净烤干，焙黄后研成细末；猪头骨放炉灶内煅透研成末；灯心草烧成炭后研成细末；冰片研成细末；药末混合均匀，装瓶备用。用时，取适量以香油或蜂蜜调和成糊状，涂抹患处，每日2～3次。有清热解毒、消肿止痛之功效。适用于包括臁疮在内的各类溃疡。

食疗法

▶ 菠菜 100 克，鸡蛋 1 个，盐适量。菠菜洗净，切段备用。锅中加水煮沸，放入菠菜段煮熟。打入鸡蛋，搅散成蛋花，加少许盐调味即可。每日 1 次。有解热毒、促进愈合之功效。适用于臁疮创面愈合缓慢、营养状况不佳者。

▶ 燕麦 50 克，大米 30 克，蜂蜜适量。将燕麦和大米淘洗干净，加适量水煮至粥稠，根据个人口味加少许蜂蜜调味。每日 1 次，作为早餐或晚餐食用。有滋润皮肤、提高免疫力之功效。适用于臁疮恢复期间。

▶ 冬瓜 200 克，排骨 100 克，薏苡仁 50 克，姜片、盐各适量。排骨洗净，焯水去血沫。冬瓜去皮切块，薏苡仁洗净。锅中加水煮沸，放入排骨、冬瓜块、薏苡仁和姜片，转小火炖煮 1～2 小时。加盐调味即可。每周 2～3 次。有利水渗湿、消肿之功效。有助于促进下肢液体循环，减轻臁疮患者的水肿症状。

▶ 猪蹄 1 只，黄豆 50 克，姜片、葱段、盐各适量。黄豆提前泡发。猪蹄洗净，剁块，焯水去血沫。锅中加水煮沸，放入猪蹄、黄豆、姜片和葱段，转小火炖煮 2～3 小时。加盐调味即可。每周 2～3 次。有促进伤口愈合之功效。适用于臁疮创面愈合缓慢、组织修复能力较弱者。

第三章 真菌性皮肤病

面癣

面癣是浅部真菌感染引起的皮肤病，民间俗称“杏斑癣”“春癣”或“桃花癣”。中医学认为，该病是外受风毒，风热侵入，郁久血燥，积于腠理、淫于皮肤所致；或是营血亏耗、气血失和、血虚生风化燥等致皮肤失养，从而形成本病。

中药内服

▶ 菊花、苦参、当归、生黄芪各20克，白蒺藜、防风、桔梗、苍术、黄芩、牛膝各15克，白芷、续断、生地黄各10克，桂枝、薄荷各5克。水煎服，每日1剂，分3次服。有祛风、养血、排毒之功效。主治面癣初起时。

▶ 当归、生地黄、防风、蝉蜕、知母、苦参、火麻仁、荆芥、苍术、牛蒡子、生石膏各10克，木通、甘草各5克。水煎服，每日1剂，分2次服。有活血化瘀、祛风散热之功效。可用于缓解面癣有瘙痒、红肿者。

中药外治

▶黄柏30克，寒水石15克，青黛3克，香油适量。前3味共研细末，以香油调匀，涂搽患处，每日2次。有清热祛风之功效。适用于面癣初起或风热引起的皮肤病。

▶黄连30克，枯矾15克，香油适量。前2味共研细末，加香油调成糊状，外涂患处，每日2次。有祛风、凉血之功效。适用于面癣伴有血热症状者。

▶丁香60克，70%乙醇（高浓度白酒）100毫升。浸泡1周后去渣备用。用消毒棉签蘸药汁，每日外搽患处3次。有活血散结、祛风去毒之功效。适用于面癣伴有毒瘀症状者。

▶苦参、大黄各30克，白鲜皮20克，川椒、地肤子、黄柏各15克，黄连10克。加水适量，煎煮20分钟，滤液去渣。药汤温后，用软毛巾溻洗患处，每次15分钟，每日1剂，每日2次。通常数日之后，即可见成效。有清热燥湿、解毒止痒之功效。尤其适用于面癣初起时。

▶生黄精60克，苦参、黄柏、蛇床子、青黛各50克，藿香、大黄、土槐树根皮各30克，金黄散20克，香油适量。前9味共研细末，加入香油调匀备用。每日外搽患处1～2次。初时用量宜少，以后可渐增加用量。有清热、燥湿、止痒之功效。适用于湿热型面癣。

▶鲜女贞叶60克，地骨皮、青黛、生大黄、松花粉各30克，川黄柏15克，枯矾9克。将鲜女贞叶及地骨皮煎水，放至温热后，用药液溻洗患处，洗后用毛巾吸干水分；余药共研成细粉，擦拭患处。每日早、晚各1次。有清热凉血、祛风止痒之功效。适用于面癣伴有风热血燥症状者。

▶生大黄、川黄连、黄柏、苦参、苍耳子各10克，枯矾15克。加水适量，水煎取浓汁，外洗患处，每日1剂，每日3次，每次15分钟。有清热、燥湿、解毒之功效。适用于面癣伴有湿热毒邪症状者。

▶生白果仁适量。切开，用其汁反复擦拭患处，每晚1次，每次用1～2枚白果仁。有清热散毒之功效。适用于面癣伴有热毒症状者。

▶菟丝子、香油各适量。菟丝子焙烤后，研为细末，加香油，调匀敷患处，每日搽2次。有消风、祛斑、润肤之功效。可治面癣。

▶鲜楮叶若干。捣烂，外敷在患处，每日数次。有止痒除湿之功效。可防止癣蔓延。

▶蛇含草、千里光、生矾、香油各适量。前3味研为细末，用香油调敷患处，每日2～3次。有清热、解毒、祛风之功效。主治面部恶癣。

▶ 桃叶捣汁，擦拭患处，每日 1 次。有清热散毒之功效。适用于面癣伴有热毒症状者。

▶ 斑蝥 25 克，蜂蜜适量。斑蝥烘焙，研为细末，加蜂蜜，外敷患处，每日 2～3 次，只敷有癣处，如涂在健康皮肤上会有刺痛感。有破血逐瘀、散结消癥之功效。适用于面癣伴有瘀血症状。

▶ 斑蝥若干，醋适量。浸泡一夜，擦拭患处，每日数次。有破血逐瘀之功效。可治积年面癣。

食疗法

▶ 胡萝卜 100 克，粳米 100 克，食用油适量。将胡萝卜洗净，切成小丁，用食用油煸炒。粳米淘洗干净，与炒好的胡萝卜丁一同放入锅中，加适量水煮粥。粥熟后即可食用。每日 1 次，作为早餐或晚餐食用。有增强免疫力、促进皮肤健康之功效。适用于面癣皮肤干燥、脱屑明显者。

▶ 菊花 60 克，粳米 100 克。将菊花加适量水煎汤，去渣取汁。将粳米淘洗干净，与菊花汁一同放入锅中煮粥。粥熟后即可食用。每日 1 次，作为早餐或晚餐食用。有清热解毒之功效。适用于风热型面癣，可缓解面癣引起的皮肤瘙痒等症状。

▶ 粳米 50～100 克，绿豆 30 克，金银花、槐花各 15 克。将粳米、绿豆淘洗干净，放入锅中加适量水煮粥，待粳米、绿豆快煮熟时，加入金银花、槐花，再煮 5 分钟即可。每日 1 次，作为早餐或晚餐食用。有清热解毒之功效，适用于湿热型面癣，可缓解面癣引起的皮肤瘙痒、伴有渗出等症状。

按摩疗法

先用右手在胃脘部按顺时针方向揉摸 120 下，然后下移至脐周围揉摸 120 下，再用左手全掌揉摸全腹 120 下；后逆向再反复一遍。最后沿腹部四面，从右下开始向上，继之向左，再从左上向下，顺向揉摸。对于面癣伴有脾胃虚弱、内分泌失调等，有一定的辅助治疗作用。

每晚用热水泡脚后搓涌泉。可以温补肾经、益精填髓、交通心肾、滋生肾水、清肺理气、祛风除湿。对面癣有一定的调理作用。

经常捶背刺激背部穴位可反射性地刺激神经系统，增强人体免疫力，有利于面癣的治疗。捶背通常有拍法和击法两种。拍法，即用虚掌拍打；击法，即手心空握，如卵在手，用虚拳击打，“虚”也含有轻的意思。手法要协调均匀，着力要富有弹性。每日 1 次，每次 50 ～ 60 下。

拉耳保健法治面癣：以右手从头上拉左耳 14 下（用右手绕过头顶向上拉左耳），再用左手从头顶拉右耳 14 下（即用左手绕过头顶向上拉右耳），可辅以按、摩、搓、揉、点、捏等手法。有助于改善局部血液循环，促进皮肤新陈代谢，对面癣有一定的调理作用。

头癣

头癣是指头皮和头发的浅部真菌感染引起的、发生于头皮的慢性传染性皮肤病，俗称“癞痢头”“秃疮”。中医学认为，本病乃脾胃湿热内蕴兼感毒邪，虫毒外侵，湿热毒聚，上攻头皮所致；或因污手摸头、枕头不洁、理发等传染毒邪而成。又称“白秃疮”“肥疮”“蛀发癣”等。

中药内服

► 生甘草 60 克，石膏、黄芩各 30 克，防风、川芎、当归、芍药、大黄、薄荷叶、麻黄、连翘、芒硝各 15 克，滑石 90 克，荆芥穗、白术、栀子各 7 克。加水煎成 200 毫升，每日 1 剂，每日 2 次，每次服 100 毫升。有发汗达表、解邪热、泻宿垢之功效。可治头癣。

► 白蒺藜 15 克，海桐皮 12 克，制草乌 9 克。水煎服，每日 1 剂，分 2 次服。有清热、祛风之功效。可治头癣。

中药外治

► 苦楝子 100 克，香油适量。苦楝子炒枯，去仁，研成细末，加香油调和。清洗头部后，将药膏涂敷患部，每日 1 次，数日后可见疗效。有清热解毒、杀虫治癣之功效。适用于头癣。

► 轻粉 3 克，冰片 5 克，硼砂、苦参各 30 克，白鲜皮、土茯苓、黄柏、雄黄各20克，蜈蚣1条。苦参、白鲜皮、土茯苓、黄柏、雄黄、蜈蚣加水2500毫升，煎至2000毫升，加入轻粉、冰片、硼砂，搅匀。先熏后洗头皮30分钟，每日1次。有清热燥湿、解毒止痒之功效。适用于头癣伴有炎症或瘙痒者。

▶ 苦参、地肤子各20克，黄柏、白鲜皮各15克，野菊花、薄荷各10克，猪胆2个。加水适量，前6味煎水取浓汁，搅入猪胆的胆汁后，外洗患处，每日1次。有清热祛湿毒之功效。适用于头癣伴有湿毒症状者。

▶ 雄黄15克，猪胆1个。雄黄研末，加猪胆汁，调成糊状，外敷洗净后的患处，每日2～3次。有清凉解毒、祛风除湿之功效。适用于头癣伴有湿热或风湿症状者。

▶ 博落回、醋各适量。博落回用醋浸泡1周后，取出捣烂后，外敷患处，每日换1次。有散瘀、祛风、解毒之功效。治疗头黄癣（癞痢）有明显效果。

▶ 黄柏、黄精各适量。煎水取浓汁，搽洗头皮，每日3次，每次15分钟。有清热燥湿、解毒疗疮之功效。主治白秃疮炎症明显、分泌物多者。

▶ 淘米水3大碗，川椒3克，白矾6克，麻柳叶1把。水煎后，先熏后洗患处，每日1～2次。有杀虫止痒之功效。适用于头癣伴有瘙痒者。

▶ 蛇床子20克，雄黄8克，苦参、白鲜皮各15克，黄柏、百部各5克，凡士林适量。上述药材（除凡士林外）共研成细末，用凡士林和匀，贮藏备用。用时将患处用0.9%生理盐水洗净，再以药膏涂抹患处，每日1次，6日为1个疗程，其间忌食辛辣刺激之物。有清热燥湿、解毒杀虫、止痒之功效。适用于头癣伴有湿热、瘙痒等症状者。

▶ 黄柏、苦参、硫黄、土茯苓、蛇床子、土荆皮各20克，大风子、白矾各10克，川椒6克，轻粉、斑蝥各1克。加水3000毫升，煎成2000毫升，每剂煎2次，外洗头部，每日1次。有清热、燥湿、止痒之功效。适用于头癣伴有湿热、瘙痒等症状者。

▶ 雄黄、黄连、松香、黄柏各6克，熟猪油适量。前4味共研为末，加熟猪油调匀成膏状，外涂患处，每日1次。有清凉解毒、祛风除湿之功效。适用于头癣伴有湿热症状者。

▶ 五倍子30克，米醋120毫升。五倍子水煎取浓汁，加米醋调和，外搽患处，每日数次，连搽3日。有杀菌治癣之功效。适用于头癣。

▶ 芝麻60克，花椒6克，樟脑3克。共研细末，外敷患处，每日1剂，每日2次。有杀菌治癣之功效。可治头癣。

▶ 芦荟 30 克，炙甘草 15 克。芦荟晒干，与炙甘草共研细末，敷于患处，连涂数次。有泻热导积、杀虫消炎之功效。适用于头癣伴有炎症或积热者。

▶ 香油 15 毫升，紫草 9 克。香油烧热，将紫草炸焦后，冷却后将油搽于患处，连搽数次。有凉血解毒之功效。适用于头癣伴有血热症状者。

▶ 花椒、花生油各适量。用花生油煎花椒，去渣，冷却后，用油外搽患处，每日 1～2 次。有杀虫治癣之功效。适用于头癣。

▶ 藤黄、枯矾、黄精各 4 克，败酱草、明矾、地肤子、川椒、百部、黄芩、黄柏各 10 克，蛇床子 5 克，白芷 1 克，猪苦胆 1 个。前 12 味药加水煎取浓汁，调入苦胆汁，外搽患处，每日数次。有清毒除湿、杀虫止痒之功效。适用于头癣伴有湿毒、瘙痒等症状者。

▶ 川黄连 50 克，花椒 25 克，75% 乙醇（或高度白酒）400 毫升。密封浸泡 7 日。用时，用消毒棉签蘸搽患处，每日 2～3 次。有杀毒止痒之功效。适用于头癣伴有瘙痒症状者。

食疗法

▶ 苦瓜一条，大蒜半个，盐、白糖、味精各适量。将苦瓜洗净，去内膜、切成细丝，用开水焯烫，用冷开水过凉后，挤干水分；大蒜剥去蒜皮，捣成蒜泥；将苦瓜丝、蒜泥拌匀，加适量盐、白糖、味精调味即可。每周 2～3 次，佐餐食用。有清热解毒、抗菌消炎之功效。适用于湿热内蕴、热毒炽盛引起的头癣。

▶ 糙米 50 克，杏仁 10 克（约 10 颗），白糖适量。将糙米淘洗干净，用清水浸泡 2 小时。将杏仁去壳去皮，用清水浸泡片刻后捞出。将糙米和杏仁一起放入锅中，加入适量的清水，煮至糙米熟透，加入少许白糖调味即可。每周 2～3 次，作为早餐或晚餐的替代品。有抑菌、抗氧化、增强免疫力之功效。适用于头癣伴有头皮干燥、瘙痒、脱屑者。

▶ 大米 100 克，黑芝麻 30 克。将黑芝麻洗净，放入锅中用小火炒熟，炒至散发出香味且颜色微黄，晾凉后放入研磨机中（如果没有研磨机，也可以用擀面杖将黑芝麻擀碎），研磨成细末。大米淘洗干净，浸泡 30 分钟至 1 小时，加入适量的水煮至黏稠时，加入研磨好的黑芝麻细末，继续煮 2～3 分钟，搅拌均匀。每周食用 2～3 次，作为早餐或晚餐的一部分。有补血益气、乌发养发之功效。适用于须发早白、脱发等，对促进头癣恢复也有一定的作用。

手癣

手癣是发生于手指、手掌的皮肤浅部真菌感染。致病真菌多为红色毛癣菌、须毛癣菌及絮状表皮癣菌等。中医学认为，本病多由外感湿热之毒，蕴结皮肤；或由相互接触，毒邪相染而成。因病久湿热化燥伤血，皮肤失于濡养，以致皮厚燥裂，形如鹅掌，故又称为“鹅掌风”。

中药内服

▶何首乌、生地黄、川芎、红花各15克，当归、昆布各9克，甘草3克。水煎代茶饮，2日1剂，每日1次。有祛风除湿、清血解毒之功效。治手癣效果较佳。

▶苦参、白鲜皮、薏苡仁、生石膏各30克，牛膝、防风、苍术、蝉蜕各10克，火麻仁6克。水煎服，每日1剂，分2次服。有消风除湿、散郁解表之功效。适用于风湿热郁型手癣。

▶白鲜皮、薏苡仁各30克，生地黄、白蒺藜各20克，制何首乌15克，当归12克，红花、白芍、苍术各10克，川芎6克。水煎服，每日1剂，分2次服。有养血祛风之功效。对血虚风燥引起的手癣，疗效甚佳。

▶防风15克，白鲜皮、蛇床子、苍耳子、夏枯草、百部、当归、秦皮、蒲公英各10克，甘草6克。水煎取浓汁，每日1剂，早、晚温服。有祛风止痒、清热解毒、利湿之功效。适用于风湿热毒型手癣。

中药外治

▶苦参、土茯苓、防风、地肤子、荆芥各30克，雄黄、黄连各10克，冰片6克。前7味药水煎30分钟，停沸后加入冰片，去渣待温，浸泡患处20分钟，每剂用3日，每日4次。有清热解毒、祛风止痒之功效。适用于各型手癣。

▶蛇床子、苦参、白鲜皮、黄柏、生百部各20克，当归15克，雄黄、硫黄各10克。水煎取汁外洗患处，每日1次，每次30分钟。有清热燥湿、止痒之功效。适用于各型手癣。

▶ 白矾、五倍子、地肤子、蛇床子、苦参、大风子、川椒、黄柏各等量，食醋适量。前 8 味共研细末，用食醋浸泡 1 周备用。用时，取药液浸泡患处，每日 2 次，通常每剂可用 1 周。有收敛止痒、祛毒之功效。适用于各型手癣。

▶ 生地黄、大黄、蛇床子、荨麻、百部、大风子、海桐皮、木鳖子、紫草、杏仁、牡丹皮、当归各 12 克，花椒、甘草、香油、蜂蜡各适量。上述药物（除蜂蜡外）用香油浸泡 2 日后，水煎至药色微黄为止，滤渣取汁，加入蜂蜡，搅匀成膏，备用。每晚睡前，洗净拭干患处，用药涂搽患处。有养血润燥、祛风止痒之功效。适用于手癣表皮干燥、脱皮、皲裂或水疱、奇痒等症。

▶ 黄柏 50 克，乳香、没药各 20 克，冰片 5 克，蜂蜜适量。前 4 味共研细末，加入适量蜂蜜，调成糊状后外敷于患处，每日敷 3 次。有清热解毒、活血止痛之功效。适用于手癣伴有疼痛、肿胀者。

▶ 白及、紫草各 20 克，凡士林适量。前 2 味共研细末，加入凡士林，调成膏状，外敷于手部患处，每日敷 3 次。有杀菌祛毒之功效。适用于手癣伴有皮肤破损、糜烂者。

▶ 甘草 30 克，大黄 15 克，香油 250 毫升。前 2 味加水适量，以文火将药液煎至焦黄色，去渣取汁，加入香油，凉后涂抹患处，每日数次。有清热解毒、润肤止痒之功效。适用于各型手癣。

▶ 大黄 50 克，白蔹 30 克，白及 15 克，蜂蜜适量。前 3 味炒焙后（色变黄），共研为细末，加蜂蜜，调成糊状，外敷患处，每日敷 3 次。有清热解毒、收敛生肌之功效。适用于手癣伴有皮肤破损、渗出者。

▶ 当归、白芷、黄柏、明矾各 20 克。水煎取浓汁，外洗手癣处，每日 1 次。有清热解毒、祛风止痒之功效。适用各类手癣。

▶ 苦参、白鲜皮、马齿苋、车前草各 30 克，苍术、黄柏各 15 克。加水适量，水煎取浓汁，外洗患处，每日 1～2 次。有清热解毒、利湿止痒之功效。对水疱型手癣有良好效果。

▶ 香油 50 毫升，蜂蜡 20 克，头发 15 克，干辣椒 10 克，小鲫鱼 1 条。将头发、干辣椒和小鲫鱼放入香油中炸枯，去渣后加入蜂蜡，调成膏状，涂搽患处，每日 1 次。有润肤生肌肉、止痒之功效。对顽固性手癣有明显疗效。

▶ 蒲公英、艾叶、青盐各 30 克，明矾、花椒各 20 克，陈醋 500 毫升。加水适量，熬 20 分钟后趁热熏洗患处，每日 1 次，每次 20～30 分钟。有清热解毒、止痒之功效。对手、足顽癣有效。

▶ 醋 1000 毫升，花椒 250 克。加水适量，煎水趁热浸泡患手，每日 2 小时，连浸 1 周。有杀虫止痒之功效。适用于各型手癣。

▶ 鲜鱼腥草30克，葱白1根。共捣烂，两手频搓，每日1次。有清热解毒、祛风止痒之功效。适用于各型手癣。

▶ 皂角刺30克，食醋250毫升。加水适量，浸泡1日后，用液体浸泡患手，每日1次，每次30分钟，连用1周。有解毒、祛风止痒之功效。适用于各型手癣。

▶ 艾叶、侧柏叶各适量。煎水熏洗患手，每日3次。有清热解毒、祛风止痒之功效。适用于手癣症状较轻者。

▶ 透骨草15克，花椒、白芷各10克，豆浆500毫升。混合煎熬，熏洗患手，每日1剂，每日2次。有祛风除湿、止痒润肤之功效。适用于各型手癣。

▶ 五加皮、地骨皮各12克，蛇蜕1条，皂角3个。加水2000毫升，煎至1000毫升，待温度降至适宜时，烫洗患手，每次20分钟，早、晚各1次。有祛风除湿、杀虫止痒之功效。适用于各型手癣。

食疗法

▶ 海带丝120克，白肥猪肉100克。将海带丝和白肥猪肉洗净，放入锅中，加入适量清水。用大火煮沸后，转小火煮熟。不需加任何调料，连汤及海带、白肥猪肉同食。每周2～3次。有软坚化结、补充营养之功效。对手癣、足癣有一定作用。

▶ 黄瓜1根，盐、醋各适量。黄瓜洗净，切片或条，加盐、醋凉拌。每日1次。有清热解毒、生津止渴之功效。适用于各型手癣。

▶ 猪肾2只，大米100克，葱白、盐、豆豉各适量。将猪肾纵向切开，除去筋膜，先用冷水反复冲洗，再用开水泡一下，除去血水及臊味，切碎。将大米淘洗干净。将猪肾和大米放入锅中，加入适量清水。用大火煮沸后，转小火熬煮成粥。粥成时加入葱白和适量的盐、豆豉调味。每周1次，或根据个人情况调整。有补充营养、增强免疫力之功效。对手癣、足癣有一定作用。

足癣

足癣是指发生于足跖部及趾间的皮肤癣菌感染，俗称“香港脚”或

“脚气”。中医学认为，本病多因脾胃湿热，外受风毒，内为血燥，循经下注于足，郁结于表或湿热生虫、疫行相染所致。

中药内服

▶乌梢蛇、地龙、僵蚕、威灵仙、当归、川芎、红花、赤芍、丹参、白芥子各10克，昆布20克，生甘草6克。水煎服，每日1剂，早、晚分服。有杀虫、祛风、去毒之功效。适用于湿热毒邪所致的皮肤病，如足癣、湿疹、疥疮等。

▶丹参30克，白鲜皮、当归、乌梢蛇、生地黄、海藻、昆布、蒺藜子各15克，威灵仙、荆芥、千里光、防风各10克，全蝎、甘草各6克，生大黄8克。煎水内服，久煎，每日1剂，分2～3次服。有养血活血、祛风止痒、清热解毒之功效。适用于血虚风燥、湿热毒邪所致的皮肤病，如足癣、慢性湿疹、银屑病等。

▶连翘15克，牛膝12克，苦参、土茯苓、黄柏、木通、车前子、龙胆、泽泻、牡丹皮、生地黄、土荆皮、白鲜皮各10克。水煎取汁300毫升，每日1剂，每日服2次，每次150毫升。有清热解毒、利湿止痒之功效。适用于湿热毒邪所致的皮肤病，如足癣、湿疹、疥疮等。

▶萆薢、泽泻各15克，龙胆、车前子、黄柏各12克，栀子、木通各9克，金银花、生薏苡仁、鱼腥草各30克，生甘草6克。水煎服，每日1剂。有清热利湿、解毒止痒之功效。适用于湿热毒邪所致的皮肤病，如足癣、湿疹、丹毒等。大便秘结者，加生大黄12～15克（后下）；湿毒较重者，加土茯苓30克。

中药外治

▶猪油95克，苦参20克，土荆皮、苦楝根皮各15克，冰片5克（后下）。苦参、土荆皮、苦楝根皮，与猪油一同放入锅内煮半小时，去渣加冰片，拌匀，装瓶备用。外搽患处，每日2～3次。有杀虫止痒、润燥愈裂之功效。适用于足趾间瘙痒、脱皮、经久不愈，皮肤皲裂的干性足癣。

▶牡荆200克，明矾20克，苦楝皮30克。加水煎煮，每次1小时，共煎2次。煎取溶液1～1.5升，凉后，浸洗患足15分钟后晾干，每日早、晚各1次。有去毒、除湿之功效。适用于湿性足癣。

▶ 枯矾、石榴皮、白鲜皮各65克，苦参30克。加水浓煎成1500毫升，温药水浸泡双足，每日2次，每次20分钟，每天1剂。有清热燥湿、杀虫止痒之功效。主治湿性足癣。

▶ 藿香30克，黄精、大黄、皂矾各12克，米醋1000毫升。药捣碎，加米醋密封浸泡7日，去渣备用。用时取药液浸泡患足，每日2～3次，每次20～30分钟，连续5～7日。有清热利湿、杀虫止痒之功效。适用于湿性足癣。

▶ 苦参、大黄、明矾、地肤子各30克，黄柏、地榆各20克，丁香15克。加水适量，煎取浓汁，温洗患足，每次10～15分钟，每日2～3次，每日1剂。有祛风去毒、杀菌止痒之功效。适用于湿性足癣。

▶ 大黄、黄柏、苦参、黄精、乌梅、丁香、甘草各20克。加水适量，水煎取汁，浸泡患足，每日1次，每次20分钟。有清热燥湿、杀虫止痒之功效。适用于湿性足癣。

▶ 葛根15克，枯矾20克，白酒15毫升。葛根研成细末，加白酒、枯矾、水适量，煎后取药汁温洗患脚，每日1次。有除臭止痒之功效。可除去足癣引起的脚臭。

▶ 滑石、煅海螵蛸、制炉甘石各40克，赤石脂20克，硼砂15克，白矾、制乳香、制没药各10克，轻粉、铅丹、冰片各4克。共研成细末，过筛和匀，将患处洗净擦干，然后将药粉均匀地撒在趾缝间糜烂瘙痒处，每日2次。有收湿止痒、杀菌消毒之功效。适用于浸渍型足癣。

▶ 密陀僧30克，龙骨20克，炉甘石50克，轻粉3克，冰片3克，凡士林100克。将前5味药研成极细末，然后加入凡士林调成膏剂，外涂患处，每日3次。有燥湿止痒、收敛皮肤之功效。适用于鳞屑型和增厚型足癣。

▶ 每日用绿茶煮水，浸泡患足30分钟左右。绿茶含有鞣酸，具有抑菌作用，对治疗足癣有特效。

▶ 白藤皮、苦参、生白术、地肤子、枯矾、蛇床子、黄柏、丁香、甘松各20克。水煎外洗，每晚1次。有杀菌去毒之功效。可缓解足癣引起的瘙痒、糜烂等症状。

▶ 木瓜、甘草各30克。水煎取汁，浸泡患足5～10分钟，每日1剂，每日2次，连续5～10日。有清热利湿之功效。适用于湿性足癣。

▶ 葛根、白矾、千里光各等量。烘干研成末，密封包装，每袋约重40克。每次取粉剂1袋倒入盆中，加温水1000～2000毫升，混匀足浴，每次20分钟。有清热利湿、杀虫止痒之功效。适用于湿性足癣。

▶ 蛇床子、地肤子、黄精、藿香各50克，白鲜皮40克，苦参、黄柏、苍术各30克，防风20克，荆芥穗、枯矾各10克，葱白4枚。加水约3000毫升煮沸，待温时将双脚浸泡10～15分钟，每日2次。有清热利湿、解毒杀虫之功效。尤适用于顽固性足癣。

▶ 生姜、食醋各适量。生姜择净，切细，加清水适量煮沸，再加入食醋调匀。将患足浸于姜醋水中，每次15分钟，每日2～3次。可解毒杀虫。适用于足癣。

▶ 明矾30克，干姜10克。干姜加清水适量煮沸，加入明矾调匀。将患足浸入熏洗，每次15分钟，每日2～3次。可解毒杀虫。适用于足癣。

▶ 土荆皮、木贼草各15克，百部、苦参、半枫荷、半边莲各10克，75%乙醇（或高浓度白酒）100毫升。上述药物烘焙后，加入75%乙醇，浸泡7日后备用。用时，取药液擦拭患部，每日3～4次。有杀菌消毒之功效，且不易复发。可缓解足癣引起的足部瘙痒、糜烂、脱屑等症状。

▶ 丁香10克，黄精、蛇床子、刺蒺藜各20克。水煎取汁，浸泡患足30分钟左右，每日1次。有清热燥湿、杀虫止痒之功效。若为水疱型足癣，加皂矾、大黄；浸渍糜烂型足癣，加苍术、藿香、白藤皮；鳞屑角化型足癣，则去丁香，加白及、五灵脂、葛根。

▶ 萆薢20克，百部、黄芩、黄柏、白鲜皮、防风各15克，枯矾12克，铅丹3克。加水1000毫升，煎至500毫升，每日1剂，早、晚各1次，每次熏洗患处20分钟。有清热燥湿、杀虫止痒之功效。适用于湿性足癣。

▶ 土荆皮、蛇床子、透骨草、徐长卿、黄芩各30克，土茯苓、苦参、枯矾各20克。每日1剂，水煎取汁适量，浸泡患处，每日2次，每次30分钟。有清热燥湿、杀虫止痒之功效。适用于足癣合并感染者。

▶ 蛇床子100克，乌梅肉、苦参、苦楝皮各30克，苍术、黄柏、川椒各20克，白及粉、枯矾各15克。加水适量，文火煎50分钟，待温浸泡患处30～60分钟。每剂药煎洗2次，早、晚各1次。有清热燥湿、杀虫止痒之功效。适用于湿性足癣。

食疗法

▶ 黄豆100克，米皮糠160克。黄豆与米皮糠用水炖熟吃，分2次服完，每周2～3剂。有利水消肿、保护皮肤之功效。对足癣有一定辅助治疗作用。

▶ 陈皮4克，赤小豆70克，花生仁120克，大枣10枚。用水煮熟食用，每日1剂，可分2～3次服完。有消肿利湿之功效。主治脚气肿痛。

▶ 麦芽适量。用水煎服，每日 1 剂，7 日为 1 个疗程。有行气消湿之功效。对足癣有一定的辅助治疗作用。

▶ 大冬瓜 1 个，赤小豆 130 克。大冬瓜切盖去内瓤，装入赤小豆，加水煮至烂熟，分 2～3 次服完，每周可服 2～3 剂。有利湿消肿之功效。适用于湿性足癣。

▶ 黄豆 100 克，陈皮 3 克，羊脚骨 150 克。用水炖烂，加调味品等食用，当日分次服完，每周 2 剂。有燥湿、护肤之功效。对足癣有一定的辅助治疗作用。

▶ 白扁豆适量。研成细末，饭前每次 10 克，用灯心草煎汤调服，每日 1 剂，分 3 次服。有利湿消肿之功效。主治脚气水肿。

▶ 连皮生姜 150 克。择净，切细，榨汁，加冷开水适量调匀饮服，每日 1 剂，分 2 次服。可温中利湿。适用于足癣渗液、瘙痒等。

体癣

体癣是皮肤癣菌引起的除手、足、会阴和股部以外光滑皮肤上的浅部真菌感染。初发时为小的丘疹，逐渐向外扩大，中心有自行愈合的倾向，呈圆形或多环形，在四周有丘疹、水疱、结痂或鳞屑组成的高出于皮面的环状边缘，境界清楚，故中医又称之为“圆癣”“笔管癣”或“金钱癣”。中医学认为，本病是因风湿邪气，客于腠理，或因接触不洁之物而发病。

中药内服

▶ 何首乌、生地黄、川芎、红花各 10 克，当归、昆布各 5 克，甘草 3 克。水煎代茶饮，2 日 1 剂，每日 1 次。有祛风除湿、凉血解毒之功效。适用于湿热毒聚型体癣。

▶ 苦参、白鲜皮、薏苡仁、生石膏各 30 克，牛膝、防风、苍术、蝉蜕各 10 克，火麻仁 6 克。水煎服，每日 1 剂，分 2 次服。有消风除湿、散郁解表之功效。适用于风湿蕴肤型体癣。

▶ 防风 15 克，白鲜皮、蛇床子、苍耳子、夏枯草、百部、当归、秦皮、蒲公英各10克，甘草6克。水煎取浓汁，每日1剂，早、晚温服。有祛风止痒、清热解毒之功效。适用于各型体癣。

▶ 当归、生地黄、防风、蝉蜕、知母、苦参、火麻仁、荆芥、苍术、牛蒡子、生石膏各15克，木通、甘草各10克。水煎服，每日1剂，分2次服。有活血化瘀、祛风散热之功效。适用于湿热毒聚型体癣。

▶ 赤芍、乌梢蛇、大蓟、小蓟各9克，薏苡仁、白术、当归各15克，麻黄5克，甘草3克。水煎服，每日1剂，早、晚分服。有凉血解毒、祛风除湿之功效。适用于湿热毒聚型体癣。

中药外治

▶ 丁香15克，75%乙醇（或高浓度白酒）100毫升。浸泡48小时后去渣，每日搽患处3次。有祛风杀菌之功效。适用于体癣伴有瘙痒、红斑、鳞屑者。

▶ 白术、细辛、樟脑、土荆皮各15克，75%乙醇（或高浓度白酒）250毫升。密封浸泡7日后备用。用时，涂搽患处，每日3～4次。有杀虫止痒、祛风活血之功效。适用于体癣伴有瘙痒、红肿者。

▶ 斑蝥5只，血竭6克，紫荆皮15克，75%乙醇（或高浓度白酒）60毫升。浸泡1周后，取药液擦拭患处，每日2～3次。有杀菌、清毒、除湿、活血之功效。适用于湿热毒聚型体癣。

▶ 川椒（去籽）25克，紫皮大蒜100克。川椒研粉，与大蒜合捣成泥，装瓶。用时用温水洗净擦干患处，涂一薄层药泥，用棉球反复搓揉，使药物渗入皮肤，每日1～2次，10日为1个疗程。皮损基本痊愈后即用羊蹄根煎液（50克加水煎成1000毫升）洗搽患处，每周2～3次，坚持2～3个月，巩固疗效。皮损处如有糜烂，先用黄连煎液（黄连20克加水煎成500毫升）湿敷，待疮面愈合再用上法敷药。有杀菌止痒之功效。主治顽固性体癣。

▶ 西藏紫草、土荆皮、蛇床子、大风子仁、百部、防风、当归、凤仙透骨草、侧柏叶、吴茱萸、蝉蜕、斑蝥各等份，75%乙醇（或高浓度白酒）100毫升。浸泡10日后备用。用时，取药棉蘸药酒擦拭患处，每日2～3次。止痒除湿毒功效显著。主治顽固性体癣。

▶ 乌梅、白及、苦楝皮、苍术、黄柏、苦参、丁香、吴茱萸、乌头、冰片各等量，75%乙醇（或高浓度白酒）200毫升。先水煎乌头、苦楝皮、白及，依次加入乌梅、苍术、黄柏、苦参，煎1小时；再加入丁香、吴茱萸，浓煎取汁；加75%乙醇（或高浓度白酒），加冰片混匀。用时，取药棉蘸药涂搽患脚，每日2次。有杀虫灭菌之功效。适用于体癣伴有瘙痒、红肿、脱屑者。

▶黑豆皮150克，蚕豆皮150克，扁豆皮100克。加水2000毫升，煎30分钟，待温后溻洗体癣患处，2日1剂，每日1～2次。有清热利湿之功效。适用于湿热毒聚型体癣。

▶杏仁15克，米醋25毫升。杏仁捣碎后倒入米醋内，加热煮沸。待温洗搽体癣患处，每日1次。有杀菌止痒之功效。适用于体癣伴有瘙痒、红斑者。

▶鲜荸荠10个，陈醋75毫升。鲜荸荠削皮、切成薄片，浸入陈醋中，放在锅内慢火熬，待陈醋干后，将荸荠捣成糊状备用。用时，外敷患处，盖药棉，以绷带绑好，每日1次。有杀菌止痒、软化皮肤之功效。适用于体癣伴有皮肤瘙痒、硬化者。

▶大蒜适量。捣泥，外敷体癣患处，每日换1次。有杀菌消毒之功效。适用于各型体癣。

▶苦参60克，百部、透骨草、蛇床子各30克，艾叶、白鲜皮、土荆皮、小苏打粉各20克。加水1500毫升，浸泡30分钟后微火煮沸20分钟，取液湿敷及坐浴患处20分钟，每日1次，7日为1个疗程。有杀菌止痒、清热利湿之功效。适用于湿热毒聚型体癣。

▶生草乌、百部、土荆皮、白鲜皮、威灵仙、猪牙皂各10克。加水200毫升，加热至沸，当药液有蒸汽产生时，熏蒸患部；并继续加热20分钟，然后放温溻洗患部，每日1次。有祛风除湿、杀菌止痒之功效。适用于风湿蕴肤型体癣。

▶王不留行、五倍子各60克，醋适量。王不留行、五倍子研成细末，用醋调匀，外涂患处，每日更换3～5次。有收敛止痒之功效。适用于瘙痒剧烈的体癣。

▶川椒、硫黄各15克，密陀僧、海螵蛸各30克，黄柏20克。研为细末，装瓶备用。用生姜1块，蘸取药粉涂搽患处，早、晚各1次。有杀菌止痒、燥湿收敛之功效。适用于体癣有瘙痒、破损、渗液者。

▶硫黄12克，枯矾6克，花椒、大黄、密陀僧各1.5克，醋适量。前5味研为细末，加醋调匀，涂搽患处，每日早、晚各1次。有杀菌止痒、燥湿收敛之功效。适用于体癣伴有瘙痒、皮肤破损者。

▶核桃树皮500克，蒲公英250克。加水适量，水煎取浓汁，溻洗患处，每日1～2次。有清热解毒、杀菌止痒之功效。适用于湿热毒聚型体癣。

▶苍耳子、川椒各15克，大风子9克。加水适量，水煎取浓汁，溻洗患处，每日1～2次。有祛风止痒、杀菌消炎之功效。适用于瘙痒剧烈的体癣。

▶黄连、黄柏、铅丹、荆芥（微炒）各等份，香油适量。前4味研成细末，加香油调匀，外敷患处，每日2～3次。有清热解毒、燥湿止痒之功效。适用于湿热毒聚型体癣。

▶ 土荆皮30克，百部30克，蛇床子18克，苦参30克，大风子10克，白鲜皮12克，硫黄12克，马齿苋12克，虎杖12克，枯矾12克。煎水，泡浴0.5～1小时，每日1～2次。若患者不适合泡浴，可取药液湯洗患处。有杀菌止痒、清热解毒之功效。适用于面积较大的体癣。

▶ 明矾6克，白凤仙花12克，香油适量。前2味研为细末，加香油调匀，涂搽患处，每日2次。有收敛止痒、杀菌之功效。适用于瘙痒剧烈的体癣。

▶ 土荆皮30克，百部30克，蛇床子15克，50%乙醇（或高浓度白酒）240毫升。浸泡3～7日，去渣，外搽患处，每日2～3次。有杀菌止痒、清热解毒之功效。适用于各类型体癣。

▶ 旋覆花、天麻苗、防风各等份，香油适量。前3味共研为细末，加香油调匀，外敷患处，每日换药1次，连敷3日。有祛风止痒、清热解毒之功效。适用于体癣伴有瘙痒、红斑者。

▶ 蜡梅树嫩叶5片。洗净揉碎，涂搽患处，每日2次。有清热解毒、止痒之功效。适用于轻度体癣。

食疗法

▶ 玉米3根，白果50克，猪肚1个，盐、生姜各适量。玉米洗净，连衣、须切段状。白果去壳、去衣、洗净。猪肚冲洗后翻转，用刀刮去脏杂，再用生粉反复洗净，并以清水冲净。将所有食材一起与生姜放进瓦煲内，加入适量清水，武火煲沸后改文火煲2～3小时，调入适量盐便可。每周1～2次。有健脾祛湿、清热益气之功效。对体癣有一定的辅助治疗作用。

▶ 空心菜500克，玉米粒350克，生姜2～3片，盐适量。空心菜洗净，切碎。把玉米粒和生姜放进瓦煲内，加水适量。武火煲沸后改中火煲10分钟。放入空心菜焯熟，调入适量盐即可。每周2～3次。有清热祛湿之功效。适用于湿热毒聚型体癣。

▶ 茄子500克，香菇（鲜）50克，盐、食用油、料酒、味精各适量。茄子洗净，去皮，切滚刀块。香菇洗净切片。取一大碗，碗底码上香菇片，上面铺放茄块，均匀撒上盐和味精，加入烧热的食用油、料酒，加盖，用旺火蒸半小时即可。每周2～3次。有清热、消肿、止痛之功效。对体癣有一定的辅助治疗作用。

股癣

股癣是指股内侧、会阴、臀部感染真菌后引起的皮肤病，主要发生在男性阴囊和腹沟部位，故又有“阴股癣”“骑马癣”之名。中医学认为，该病是由风热侵入毛窍，郁久血燥；或被风湿所侵，留于腠理；或汗衣湿溻，淹淅肌肤，复受日晒，暑湿浸渍毛窍，而成本病。

中药内服

▶ 黄柏、苍术、牛膝、薏苡仁各 15 克。研为细末，水煎服，每日 1 剂，早、晚 2 次分服。有清热燥湿、止痒之功效。适用于湿热下注型股癣。

▶ 黄柏 20 克，栀子、生地黄、车前子、牡丹皮、地肤子、白鲜皮、刺蒺藜、野菊花各 15 克，龙胆草、川牛膝各 9 克。水煎服，每日 1 剂，每剂水煎 2 次，取汁 600 毫升，分早、中、晚 3 次温服，每次 200 毫升。有清热利湿、杀虫止痒之功效。适用于湿热下注型股癣。

▶ 菖蒲根 40 克（鲜者宜用 120 克），白酒 500 毫升。菖蒲根研为细末，以白酒少许拌匀蒸之，使味出，晒 1 日再入瓶，加入白酒 500 毫升，澄清即得。每服约 30 毫升，每日 1～2 次。有祛风除湿、收敛止痒之功效。常饮，对股癣有预防与治疗的作用。

中药外治

▶ 蛇床子、地肤子、白鲜皮各 30 克，生百部、黄柏、土茯苓、苦参、芒硝各 20 克（另包）。每日 1 剂，每剂水煎 1 次，取汁 1000 毫升。将芒硝放入药汁内烊化，兑入白醋少许洗浴，4 周为 1 个疗程。有清热燥湿、杀虫止痒之功效。配合中药内服汤剂，治疗股癣效果更佳。

▶ 苦参、百部、紫草各 20 克，明矾、丁香、地肤子各 10 克。水煎取浓汁，每日 1 剂，每剂洗 2 次，每次洗 10～15 分钟。有清热解毒、杀虫止痒之功效。治疗股癣功效极佳。

▶ 生大蒜 1 瓣，白醋、香油各适量。生大蒜剥去外皮，切成两半，将生大蒜蘸白醋搓搽患处，每次不得少于 5 分钟；搽毕再用香油涂搽患处，每日 2～3

次，连用3～5日。有止痒杀菌、杀虫、清热、解毒、润肤之功效。适用于各种类型的股癣，尤其是瘙痒严重者。

▶ 蛇床子30克，黄精、五倍子、藿香、土荆皮、苍术、黄柏各15克，苦参12克，肉桂、明矾各6克。每日1剂，水煎，熏洗患处，早、晚各1次，5剂为1个疗程。有清热凉血、解毒消肿、杀虫止痒之功效。适用于湿热下注型股癣。

▶ 老榆树皮100克，苦参50克，冰片10克。上述药物加入75%乙醇500毫升，浸泡7日，用纱布过滤，装瓶备用。用时，取棉签蘸药液涂搽患处，每日3～5次。有凉血、祛湿、杀菌之功效。对股癣效果明显。

▶ 木荆皮、蛇床子、透骨草、徐长卿、黄芩各30克，土茯苓、苦参、枯矾各20克。每日1剂，水煎取汁适量，浸泡患处，每日2次，每次30分钟。有清热凉血、解毒消肿、杀虫止痒之功效。适用于湿热下注型股癣。

▶ 苦参、地榆、胡黄连、地肤子各200克。将上述药物切碎后放入75%乙醇1000毫升中浸泡1周，过滤后，外搽患处，每日3次。有祛风杀虫、通络止痛之功效。适用于股癣瘙痒、疼痛者。

▶ 白鲜皮、苦参各9克，斑蝥7个，生大黄、红花各6克，轻粉3克。共研成细末，混匀，用凡士林调成软膏，直接搽抹患处，每日3次。有清热解毒、杀虫消肿之功效。适用于湿热下注型股癣。

▶ 百部、大风子、当归各15克，木鳖子、狼毒各9克，黄柏12克，雄黄5克。共研为细末，用香油调成糊状，涂搽患处，每日3次。有杀虫止痒、活血通络之功效。适用于股癣瘙痒、脱屑、皮肤增厚者。

▶ 川椒15克，硫黄10克，密陀僧、海螵蛸各30克。共研为细末，装瓶备用。用生姜1块，蘸取药粉揉搽患处，早、晚各1次。有解毒消肿、杀虫止痒之功效。适用于股癣瘙痒、皮肤红肿者。

▶ 生半夏或生天南星1枚。加醋少许，磨汁，外涂患处，每日2～3次。可杀虫灭菌、收敛止痒。适用于股癣剧烈瘙痒、有渗出者。

▶ 皂角刺、醋各适量。煎熬成膏，涂敷患处，每日3次。有消肿排毒、杀虫止痒、抗菌消炎之功效。对股癣有明显效果。

▶ 桑树汁适量。在桑树上用小刀划一深痕，待有白汁流出，取汁均匀地涂在患处（亦可接在小瓶子中备用，以新鲜者效果为佳），每日1～2次，10日为1个疗程，连用2个疗程。用药后切勿用水冲洗。有抗菌消炎、消肿解毒之功效。可治疗顽固性股癣。

▶ 新鲜榆钱100克，苦参50克。加入75%乙醇（或高浓度白酒）500毫升中，密封浸渍3昼夜，取棕黄色的药液。清洁患处后，用医用消毒棉蘸药液涂搽患部，每日涂搽3～5次，连用2～3周。有清热解毒、杀虫止痒之功效。

适用于湿热下注型股癣。

▶鲜土荆芥100克。加水适量，煎煮取浓汁，等药汁温后，坐浴或洗浴，每日2次，连用1周。有祛风杀虫、通络止痛之功效。适用于股癣瘙痒、疼痛者。

▶枯矾、黄柏、五倍子、海螵蛸各等份。共研为细末，将药粉外扑患处，每日3次。有杀菌灭虫之功效。适用于股癣有明显感染者。

▶麝香、虎杖、大黄、苦参、蛇床子、百部、黄精、枯矾、侧柏叶、羊蹄根各适量。煎水外洗患处，每日2次，每次10～15分钟。有清热、祛风湿、杀虫止痒、收敛之功效。适用于股癣有皮肤红肿、糜烂者。

食疗法

▶新鲜黄鱼数条，取鱼肝备用。将鱼肝洗净，放入锅内，再加适量酱油、葱、生姜、糖和少量水，煮沸后即改文火再煮半小时，待水煮干后即可食用，每周服用2剂。此方有清热凉血之功效。经常食用，对股癣等顽固性癣病有较好的辅助治疗效果。

▶用猪肚1只，纳入皂角，煮食。或用鸽，去肠杂，纳入皂角，同煮食，食用时弃去皂角，只吃猪肚或鸽肉，每周1～2剂。有通经活络、祛风解毒之功效。对股癣有一定的辅助治疗作用。

甲癣

甲癣，是由皮肤真菌侵犯指（趾）甲而引起的皮肤类传染性疾病，俗称“灰指甲”“油灰指甲”。多表现为甲变色、增厚、污秽物堆积或甲板破坏、缺失。中医学认为，本病是由于湿热之邪蕴结肌肤，毒邪日久侵及爪甲，湿毒内蕴，伤及营血，阴液被耗，爪甲失于濡养所致。

中药内服

▶当归、川芎、白芍、熟地黄、菟丝子、羌活、天麻、木瓜、生何首乌各

120 克，大黄 60 克，酸枣仁 50 克。诸药烘干，研成细粉，加蜂蜜 1250 毫升，制成丸，每丸重 10 克，每次 1 丸，1 日 3 次。此丸对血虚风燥引起的甲癣有较好的治疗效果。适用于甲板色泽不荣、增厚或翘起，或蚀成蜂窝状的甲癣。

▶ 车前子、瞿麦、萹蓄、滑石、栀子仁、炙甘草、木通、大黄各 6 克。水煎服，每日 1 剂，每日 1 次温服。有清热泻火、利水通淋之功效。对湿热蕴结引起的甲癣有较好的作用。适用于甲板色红、甲沟红肿，或有脓疱，瘙痒刺痛型顽固性甲癣。

中药外治

▶ 荆芥、防风、红花、地骨皮、明矾各 18 克，皂角刺、大风子各 30 克。加入 150 毫升米醋，浸泡 1 周后备用。用时，取药醋溶液浸泡患甲 30 分钟，持续 2～4 周。有去毒杀虫、除湿之功效。可有效治疗甲癣。

▶ 鸦胆子适量，去核备用。患甲在温热盐水中浸泡至发软，将患甲泡软的增厚坏死部分削去，后将鸦胆子挤压出油涂于患甲上。每甲需要鸦胆子 2 粒，每日 1 次，连续用 2 个月。有清热解毒、杀真菌的作用。对甲癣疗效较佳。

▶ 白芷 90 克，醋 500 毫升。锅中小火煎熬成浓汁，凉后，将患甲浸泡 30 分钟，早、晚各 1 次，连用 10 日。有解毒杀虫的作用。适用于甲癣初期。

▶ 大风子、地肤子、蛇床子、白鲜皮、苦参、白矾、川椒、蝉蜕各 30 克。加入 3000 毫升水，煎熬成浓汁，加入食醋 100 毫升混合，温洗患甲，每日 1 次。有清热燥湿、祛风止痒的作用。适用于甲癣伴有明显瘙痒和指甲变色者。

▶ 生姜 250 克。捣成碎末，加入 75% 乙醇（或高浓度白酒）500 毫升，密封浸泡 2 日后，备用。用时，用刀刮除病甲表面，使其变薄后，再取药棉蘸取生姜酒，涂抹患处数次，每次 2 分钟，间隔 6～12 小时后再重复一次；也可将患甲浸泡在生姜酒中数分钟，每日数次。一般用药 1 周后可见病甲变黑，连续用药 2～3 周。此法可以解毒杀菌。适用于各种类型的甲癣。

▶ 枯矾 50 克，白矾、白及各 25 克，马勃 12 克。共研为细末备用。用时，将药末轻轻撒扑在患甲处，将患甲完全覆盖，每日换药 2 次。有收敛止痒、杀菌之功效。适用于甲癣症状较轻，但瘙痒明显者。

▶ 大蒜 150 克。捣烂成糊状，加入陈醋 200 毫升调匀，浸泡 1 周后备用。用时，取医用消毒棉蘸取药液，涂拭患甲及周围皮肤组织，每日早、晚各搽 1 次，20 分钟后再用温水清洗患部；若症状较重者，可直接将患甲浸泡于药液之中，每次数分钟，每日浸泡 4～6 次。有抑杀真菌的作用。适用于甲癣症状较重、指甲明显增厚或脆弱者。

▶ 新鲜仙人掌45克。除刺后捣为糊状，加入盐2～3克、红花油6～8滴，调匀备用。用时，外敷于患甲，并以纱布包扎，每日1剂，早、晚各换药1次，夏季可加换1次。有清热解毒、活血化瘀、软坚散结、消炎退肿的作用。治疗甲癣效果较佳。

▶ 黄连、大黄各等份。共研为细末，加适量醋调匀，外敷于患处，以纱布固定，每日更换1次。清洗后更换。有杀虫灭菌之功效。适用于甲癣伴有指甲周围炎症或感染者。

▶ 一枝黄花50克。煎取浓汁，浸泡患甲，每次半小时，每日1～2次，7日为1个疗程。有清热止痒、消肿解毒的作用。适用于甲癣伴有瘙痒和疼痛者。

▶ 鲜马鞭草适量。加盐少许，混合捣烂，外敷于患甲并用纱布包扎，每日换药1次。有清热解毒、消肿散瘀、化脓之功效。对多种真菌有抑制作用。适用于甲癣伴有明显炎症和肿胀，甚至化脓者。

▶ 黄柏25克，川椒20克，土荆皮45克，苦参30克，蛇床子30克，大蒜20克。加醋适量，浸泡1周后备用。用时，取药液涂拭患甲及周围。有祛风除湿、杀虫祛腐的作用。适用于甲癣伴有瘙痒、疼痛和指甲增厚脱屑者。

▶ 醋500毫升，鸦胆子20克，百部30克，75%乙醇（或高浓度白酒）500毫升。醋煮热后，加鸦胆子、百部；凉后，加75%乙醇（或高浓度白酒）浸泡3日后备用。用时，取药液浸渍患甲。有杀虫、解毒的作用。适用于甲癣伴有明显瘙痒和炎症者。

▶ 苦参50克，花椒20克，陈醋500毫升。将陈醋放入铁锅内煮沸，加入苦参、花椒，煎浓汁至150毫升；待药液晾凉，再浸泡1周后备用。用时，先将患甲用热水泡软，再用刀片刮削病甲，以不出血、无疼痛感为度，然后用药棉蘸药液浸润病甲5～10分钟，每晚睡前进行一次。一般搽药5～7日可见疗效。有抑杀真菌、消炎之功效。适用于甲癣症状较重者。

▶ 苍耳子100克，加入75%乙醇（或高浓度白酒）500毫升，密封浸泡1周，滤渣取汁备用。用时，取适量药液浸泡病甲，每次10分钟，每日2次。有杀菌、消炎之功效。药液可连用2日，再治则另换新药。1个月为1个疗程，通常3个疗程后，患甲便可恢复正常。

▶ 苦参、徐长卿、白鲜皮、蛇床子各30克，百部、大黄、黄柏各20克，黄连15克，葱白3根，陈醋2000毫升。密封浸泡1周后备用。用时，以药液浸泡患甲，每日3～5次，每次20分钟，1周为1个疗程。用药期间，不要让患甲接触碱性肥皂等碱性清洁用品。有清热燥湿、杀虫止痒之功效。适用于甲癣伴有明显瘙痒和指甲变色者。

▶ 白色凤仙花7～15朵，加少许陈醋，捣烂备用。用时，先以温水浸软患甲，用刀片轻削去表层的斑片异物；取凤仙花液汁适量，外敷在患甲上，再用凤仙花叶片或纱布包住，用细线缠好固定。每日更换2次，约1个月可见效。有清热解毒、杀菌之功效。适用于甲癣症状较重者。

▶ 急性子、人工牛黄、川椒各等份。共研为细末，以75%乙醇（或高浓度白酒）调成糊状，加少许蜂蜜调匀，外涂患处，用纱布固定，每日更换1次，连用数日可见疗效。有杀菌、消炎、止痛之功效。适用于甲癣伴有明显疼痛和炎症者。

▶ 生大蒜、糯米饭各适量。拌和捣烂，涂于患甲上，并用纱布固定，24小时后更换，连续半个月见效。有杀菌、消炎之功效。适用于甲癣伴有指甲周围炎症或感染者。

▶ 小桃花、蜂蜜各150克。调和成膏，敷于患甲，用纱布包好，每日更换2次，10日左右可见成效。有杀菌、润肤之功效。适用于甲癣伴有皮肤干燥和脱屑者。

▶ 川楝子10枚。去皮，加水泡软后，捣成糊状，取医用消毒棉蘸药糊，外敷患甲处，1小时后用温水清洗掉，每日用药1次，连用10日后可见疗效。有杀菌、消炎、止痛之功效。适用于甲癣伴有明显疼痛和炎症者。

▶ 苦参、地肤子、大茴香各等份。以75%乙醇（或高浓度白酒）浸泡1周后备用。用时，取医用消毒棉蘸药液涂搽患处，每日数次。有杀菌、止痒之功效。适用于甲癣伴有明显瘙痒者。

▶ 核桃叶、柳树叶、桃树叶、辣椒叶、花椒叶各10克，硼砂5克，醋45毫升，樟脑1克，麝香0.1克。核桃叶、柳树叶、桃树叶、辣椒叶、花椒叶加水适量，煎取浓汁；硼砂、樟脑、麝香共研为细末，加入药汁和醋，调匀备用。用时，取医用消毒棉蘸药液反复擦拭患处，每日1～2次。可快速杀死致病真菌。适用于甲癣症状较重者。

食疗法

▶ 鲫鱼1条，豆腐300克，姜片3～5片，葱段、盐、食用油、料酒各适量。鲫鱼去鳞、去内脏、去鳃，洗净后抹干水分，用盐和料酒腌制10分钟。豆腐切成块，用开水焯一下去除豆腥味。锅中放食用油加热，将鲫鱼两面煎至金黄。加入姜片、葱段和适量清水，大火烧开后转小火煲30分钟。加入豆腐块，继续煲10分钟。出锅前加盐调味即可。每周2～3次。有利湿消肿、增强免疫力之功效。适用于各种类型的甲癣。

▶鸡肉、蘑菇（鲜）各100克，木耳（水发）25克，盐、味精、食用油、香油、酱油、料酒各适量。鸡肉洗净切成小块，蘑菇洗净切块，木耳撕成小块。锅中放食用油烧热，用酱油炝锅，加入鸡肉块翻炒至变色。加入适量清水，大火烧开后转小火煲20分钟。加入蘑菇块和木耳块，继续煲10分钟。出锅前加盐、味精、料酒调味，淋上香油即可。每周2～3次。有补充营养、增强免疫力之功效。适用于各种类型的甲癣。

▶香菇（鲜）100克，鸡蛋2个，葱、姜、盐各适量。香菇洗净后切成小块，葱切段，姜切片。锅中放水烧开，加入香菇块、葱段和姜片，小火慢煮10分钟。鸡蛋打散成蛋液，慢慢倒入锅中，用筷子搅拌成蛋花。出锅前加盐调味即可。每周2～3次。有增强免疫力、强韧指甲之功效。适用于各种类型的甲癣。

艾灸疗法

先用温水泡洗患甲10～15分钟，再用刀片刮除表层甲屑，然后点燃艾条，在患甲上进行温和灸，每次每个指甲灸2～5分钟，直至所灸部位的皮肤微红为止，以患甲局部皮肤有温热感而无灼痛为最佳。每日2～4次，15日为1个疗程。

每日用艾条灸中指指甲15分钟，15日为1个疗程，停2日再灸。

花斑癣

花斑癣是马拉色菌侵犯皮肤角质层所引起的一种慢性浅表性真菌病。表现为肤色深浅相同的花斑皮损。中医学认为，本病多因湿热内蕴、外受风湿所侵，郁于肌肤腠理，气血运行失调，外不得发散，内不得疏泄所致；或因汗衣着体，复经日晒，暑湿浸滞毛窍而成，故民间又称之为“汗斑”。

中药内服

▶ 连翘 30 克，薄荷、芒硝、沙苑子、玄参、麦冬、党参各 15 克，金银花 12 克，防风、牡丹皮、赤芍、郁金、生地黄各 10 克，苦参、桃仁、红花、荆芥、蝉蜕各 6 克，大黄 5 克。文火水煎 2 次，每次 30 分钟，共取汁 300 毫升，每日 1 剂，分 2 次内服。有疏风散寒、益气养阴的作用。适用于花斑癣初期。

▶ 补骨脂、生地黄、牡丹皮、赤芍、郁金、连翘各 30 克，党参 20 克，薄荷、沙苑子、玄参、麦冬各 15 克，金银花 12 克，防风 10 克，桃仁、红花、荆芥、蝉蜕各 6 克。文火水煎取汁 300 毫升，每日 1 剂，分 2 次内服。有益气养阴、凉血消斑的作用。适用于血热郁滞引起的花斑癣。

▶ 金银花 25 克，茯苓 20 克，生地黄 18 克，玄参 15 克，马齿苋、虎杖各 10 克，赤芍、牡丹皮、白蒺藜、野菊花各 9 克，甘草 6 克。水煎服，每日 1 剂，分 2 次内服。伴有瘙痒者，可加刺蒺藜、地肤子、防风等；若属虚热重者，则去虎杖、马齿苋，加地骨皮、知母。有祛风除湿、消毒散热的作用。对花斑癣有明显的疗效。

▶ 补骨脂、赤茯苓各 30 克，猪苓、陈皮、五加皮各 20 克，白术、草豆蔻、青皮、羌活各 15 克，桂枝、泽泻、广木香各 10 克。水煎服，每日 1 剂，分 3 次内服。通常 6 剂可见疗效。有健脾利湿、祛风除癣之功效。对花斑癣初起时有明显效果。

▶ 荆芥、白芷、防风、羌活、蝉蜕各 6 克，牛蒡子、苍术、苦参、知母、石膏、当归、生地黄、火麻仁各 10 克。热水洗净后捣碎，加清水煮 5～10 分钟或用滚水冲泡，代茶饮，每周喝 2～3 日。有祛在表之风邪、清热燥湿、养血活血之功效。适用于各种类型的花斑癣。

中药外治

▶ 密陀僧、海螵蛸各 30 克，硫黄、雄黄、川椒各 15 克，枯矾 10 克。共研为细末备用。用时，取生姜 1 块，斜行切断，以切口蘸药粉少许搽患处至淡红色，每日早、晚各搽 1 次，每次 5～10 分钟。搽后勿用水洗去。通常用药 1～3 周可愈。有清热除湿、敛疮杀虫之功效。适用于湿热蕴结引起的花斑癣。

▶ 昆仑黄、硫黄各 9 克，密陀僧、蛇床子各 6 克，煅明矾、海浮石各 4.5 克，水银粉 3 克，红砒石 2 克。共研为细末，以香油调匀，分 5～7 次使用。用时，先用热毛巾热敷患处，再用老姜 1 块，削去外皮，在火上烘热，搽患处呈红色，自觉热感时，再用医用消毒棉蘸药膏外涂患处，每日1～2次。有燥湿解毒、杀虫抑菌之功效。对花斑癣疗效明显。

▶苦参、黄柏各30克，地肤子、蛇床子各20克，茵陈、白鲜皮、土荆皮各15克。水煎取浓汁500毫升，溻洗患处，每日1剂，每日洗3次。有祛风邪、除湿毒之功效。适用于风邪侵袭、湿毒蕴结引起的花斑癣。

▶石榴皮、川椒、苦参、百部、蛇床子各40克。水煎取药汁约1000毫升，外洗患处，每日1～2次，每次30分钟，每日1剂，连用数日。有杀虫消毒的作用。适用于花斑癣瘙痒剧烈者。

▶黄芩15克，黄连、黄柏、百部、白鲜皮、半边莲、蛇床子各10克，甘草6克。水煎取浓汁，淋洗患处，每日1剂，每日2次，连续使用3周。有清热燥湿、杀虫止痒之功效。适用于湿热蕴结引起的花斑癣。

▶陈皮15克，土茯苓、茯苓皮、皂角刺、白花蛇舌草、连翘、地肤子各10克，甘草6克。加入75%乙醇（或高浓度白酒）500毫升，浸泡1周后备用。用时，取姜片蘸药液涂搽患处，每日2次，连续使用3周。有祛腐杀虫之功效。适用于花斑癣皮损色暗、瘙痒难忍者。

▶黄芪15克，当归、苍耳子、牡丹皮、鸡血藤、海风藤、艾叶各10克，甘草6克。水煎，水沸后先熏蒸患处，待药液晾温后，再用湿巾蘸药液溻洗患处，每日1剂，每日2次，连续使用3周。有凉血清热、疏经通络、散瘀之功效。对花斑癣有明显疗效。

▶鲜樟柳头根茎50克，土荆皮10克。加陈醋100毫升，浸泡8小时后，用医用消毒棉蘸取药液，反复涂搽患处，每日2次，10日为1个疗程。有祛风止痒、燥湿杀虫之功效。适用于花斑癣皮损瘙痒难忍者。

▶土荆皮、丁香各10克。加75%乙醇（或高浓度白酒）100毫升，浸泡1周后备用。用时，取医用消毒棉蘸药液，反复擦拭患处，每日2～3次，7日为1个疗程。有祛风止痒、杀虫消毒之功效。对花斑癣有极好疗效。

▶鲜山姜20克，土荆皮10克。共捣碎，加醋100毫升，浸泡1日后，蘸取药液涂敷患处，每日1次。通常用药3次以上，即可见明显成效。有祛风止痒、燥湿杀虫之功效。适用于花斑癣瘙痒剧烈者。

▶浙贝母、生硼砂各15克，冰片4克，枯矾3克。共研为细末，加蜂蜜适量，调匀成膏状备用。用时，取药膏涂抹患处，每日涂搽2～3次。通常5～7日可见疗效。有清热燥湿、收敛止痒之功效。适用于湿热蕴结引起的花斑癣。

▶鲜苦瓜1只，砒霜0.6克。鲜苦瓜剖一小口，砒霜粉放入苦瓜内，再用湿草纸包两层，以文火煨熟；取出草纸，用纱布包裹苦瓜，用力外擦患处。通常用药2次，即见疗效。有清暑除邪热、祛腐拔毒之功效。适用于湿热蕴结引起的花斑癣。

▶ 贝母、胆南星各等份。共研为细末。用生姜片蘸药搽患处，每日2～3次。有清热燥湿、祛风止痒之功效。适用于湿热蕴结引起的花斑癣。

▶ 密陀僧、土荆皮各9克，雄黄、硫黄、轻粉、硼砂各6克。共研为极细末，放入100毫升醋中，密封浸泡7日。用时，取药液涂于患处，每日2次。搽后勿用水洗去。有清热燥湿、祛风止痒之功效。对花斑癣疗效明显。

▶ 黄连、龙胆、土荆皮各30克，地肤子、白鲜皮各15克。水煎取汁，熏洗患部，每日2次，每次30分钟。有清热祛风、燥湿止痒之功效。治疗花斑癣有效率达可达95%以上。

▶ 密陀僧、硫黄各40克，轻粉、樟脑各32克，冰片5克。共研为细末，加适量生姜汁，调匀，涂搽患处，每日3次。连续使用1周，可见疗效。有清热燥湿、杀虫止痒之功效。适用于湿热蕴结引起的花斑癣。

▶ 五倍子30克，硫黄20克，枯矾15克，白附子10克。共研为细末，加醋适量，调匀成糊状。每日用生姜片蘸药膏，用力涂搽患处，每日2次。连用10日以后，改为每日涂搽1次，连用2周即可。有祛风除湿、活血止痒之功效。适用于风湿侵袭、血瘀阻络引起的花斑癣。

▶ 密陀僧、樟脑、硫黄、煅硼砂、枯矾、轻粉各15克，冰片3克。共研为极细末，调匀备用。生姜切片蘸药粉，稍加用力涂搽患处，每日1～2次。连用2周以后，改为每隔2日外搽1次，再连用10日即可。有清热燥湿、杀虫止痒、收敛固涩之功效。适用于湿热蕴结引起的花斑癣。

▶ 用艾叶、薄荷、菊花或青蒿等中药熬水洗浴，每周1次。有清热燥湿、祛风止痒之功效。可有效预防、辅助治疗花斑癣。

食疗法

▶ 绿豆100～200克，冰糖适量。将绿豆淘洗干净，放入砂锅中。加入适量清水，大火煮开后转小火慢炖。煮至绿豆开花，加入冰糖继续煮至冰糖融化即可。每日1～2次。夏季可适量增加饮用次数。有清热解毒、消暑安神之功效。适用于湿热内蕴、暑热侵袭所致的花斑癣。

▶ 冬瓜皮30～50克，白糖适量。将冬瓜皮洗净，切成小块或条状。将冬瓜皮放入杯中，加入适量沸水冲泡。盖上盖子，闷泡5～10分钟。加入适量白糖调味即可。每日1～2次，夏季可适量增加饮用次数。有清热解暑、利水消肿、利湿排脓之功效。适用于湿热内蕴、暑热侵袭所致的花斑癣。

第四章 变态反应性疾病

接触性皮炎

接触性皮炎是指皮肤黏膜接触外界某些物质后，主要在接触部位发生的炎症反应性皮肤病。中医学认为，此病主要为七情所伤，多因心火内生、脾经湿热、肺经风毒客于肌肤腠理之间；外感风湿热邪，以致阻滞肌肤；血虚生燥，肌肤失荣所致。

中药内服

▶ 鱼腥草 30 克，生地黄 25 克，金银花 15 克，苦参、牛蒡子、黄芩、知母各 12 克，荆芥、防风、蝉蜕各 9 克，生甘草 5 克。水煎服，每日 1 剂。有疏风清热之功效。主治风热型接触性皮炎。

▶ 鱼腥草、土茯苓各 30 克，生地黄 25 克，龙胆、栀子、黄芩、柴胡、车前子、泽泻各 12 克，木通 9 克，生甘草 5 克。水煎服，每日 1 剂。有清肝胆实火、泻下焦湿热之功效。主治湿热型接触性皮炎。若患者瘙痒明显，可添加白鲜皮 12 克、蝉蜕 9 克。

▶ 水牛角 60 克（先煎），生石膏 30 克（先煎），生地黄、土茯苓各 30 克，金银花、连翘各15克，黄芩、赤芍、栀子、玄参各12克，知母、牡丹皮各9克，黄连、生甘草各6克。水煎服，每日1剂。有清气凉血、泻火解毒之功效。主治因气血两虚导致的接触性皮炎。

▶ 萆薢、苍术各12克，黄柏、龙胆、牡丹皮、地肤子、白鲜皮各9克，蚕沙6克。水煎服，每日1剂，分早、中、晚3次服。有清热解毒、祛湿清热之功效。主治湿热型接触性皮炎。

▶ 白芍、枸杞子、地肤子各12克，黄柏、知母、女贞子、当归各9克，熟地黄、山药、山茱萸、泽泻、牡丹皮、白鲜皮、白蒺藜各6克。水煎服，每日1剂，分早、中、晚3次服。有活血通络、疏风祛湿之功效。适用于湿热型接触性皮炎。

▶ 生薏苡仁、何首乌各30克，茯苓、白鲜皮、刺蒺藜、车前子各15克，白术、泽泻、厚朴、苦参、芡实、当归、川芎、枳壳各10克。水煎服，每日1剂，分早、中、晚3次服。有泻肝火、清湿毒之功效。适用于湿热型接触性皮炎。

▶ 何首乌18克，当归、荆芥各5克，火麻仁、苦参、生地黄各15克，白芍12克。水煎服，每日1剂，分2～3次服，10日为1个疗程。有养血祛风、清热燥湿之功效。适用于湿热型接触性皮炎。

▶ 桂枝、甘草、薏苡仁各19克，葛根、生石膏各18克，当归尾12克，杏仁、白芍、生姜各9克，麻黄6克，大黄3克，大枣7枚。水煎服，每日1剂。有解表散寒、清热利湿、活血通络之功效。适用于风热型接触性皮炎。

▶ 紫草20克，生地黄、重楼各15克，荆芥、防风、三棱、莪术、生甘草各10克，蝉蜕5克，蜂房3克。水煎服，每日1剂，日服2次，1个月1个疗程。有杀虫消炎、消毒灭菌之功效。适用于湿热型接触性皮炎。对于有严重瘙痒或皮肤糜烂渗液的患者，可加乌梢蛇、地肤子各10克。

中药外治

▶ 新鲜鸡蛋3个，陈醋500毫升。将鸡蛋置瓶内，加陈醋浸泡1周后取出，去蛋壳，将鸡蛋与陈醋搅匀备用。每日用药棉蘸药液涂搽患处2～3次。有消炎杀毒的作用。适用于轻度至中度的接触性皮炎。

▶ 樟脑、冰片各等份。共研为细粉，以75%乙醇（或高浓度白酒）溶解，用棉球蘸药反复涂搽患部，干后再涂1次；完全干燥后用伤湿止痛膏贴于患处，隔3日换药1次。有消炎、止痒、杀毒的作用。适用于湿热、毒素或过敏引起的接触性皮炎。

▶ 鲜核桃皮适量。搽患处，每日 2～3 次。有消炎、止痒之功效。适用于轻度的接触性皮炎。

▶ 楮桃叶或苦参。煎水沐浴，每日 1 次。有清热解毒、消炎止痒之功效。适用于大面积的接触性皮炎。

▶ 苦参 200 克，陈醋 500 毫升。将药浸泡 4 小时后用纱布过滤。取药汁涂抹患处，每日 3～4 次。一般 2 周可见效。有消炎杀毒之功效。适用于湿热型接触性皮炎。

▶ 食醋 500 毫升。慢火加热浓缩至 30 毫升，涂于患处，每日 2～3 次。有消炎、止痒之功效。适用于轻度的接触性皮炎。

▶ 五倍子 250 克，明矾 90 克，75% 乙醇（或高浓度白酒）1000 毫升。浸泡 48 小时后即可使用。每日涂搽患处 3～4 次。一般 5～10 日即可见效。有消炎杀毒、清热止痒的作用。适用于湿热、毒素或过敏引起的接触性皮炎。

▶ 土荆皮、百部各 20 克，苦参 15 克。水煎取汁，溻洗患处，每日 1～2 次。有消炎杀毒、祛风止痒的作用。适用于风邪、湿热或过敏引起的接触性皮炎。

食疗法

▶ 带衣花生仁 90 克，赤小豆、大枣各 60 克，大蒜 30 克。加水共熬汤，每日 1 剂，早、晚分服。有清热祛湿、活血通络、杀菌消毒的作用。对预防与治疗接触性皮炎有辅助作用。

▶ 蚌肉 30 克，金针菇 15 克，丝瓜络 10 克。加水煎汤，加盐调味。饮汤吃肉，每日 1 剂，连用 10 日。有清热解毒之功效。适用于热毒内盛引起的接触性皮炎。

▶ 绿豆 30 克，海带 20 克，鱼腥草 15 克。加水煎汤，捞除鱼腥草，加白糖适量调味。喝汤吃绿豆和海带，每日 1 剂，连服 7 日。有解毒、祛湿之功效。适用于湿热内蕴、毒素积聚引起的接触性皮炎。

▶ 鲜百合 100 克，薏苡仁 50 克，绿豆 25 克。将百合掰成瓣，去内膜；绿豆、薏苡仁加水煮至五成熟后加入百合，用文火熬粥，加白糖调味。每日 1 剂，可分 2 次服用。有清心润肺、解毒祛湿之功效。适用于湿热内蕴引起的接触性皮炎。

▶ 马齿苋、生空心菜各 30 克。加水煎煮，取汁，饮服，每日 1 剂。有清热祛湿之功效。适用于湿热内蕴引起的接触性皮炎。

▶ 大枣、土茯苓各 30 克。加水煎汤。饮汤，每日 1 剂，可分 2 次服用。有活血、杀菌之功效。适用于血瘀、细菌感染引起的接触性皮炎。

▶ 粳米 200 克，鲜荷叶 20 克。将荷叶先煮 20 分钟，去渣后放入粳米煮粥。每日 1 剂，早、晚随量服食。有清热、祛湿之功效。适用于湿热内蕴引起的接触性皮炎。

▶ 藕节 30 克。加水煎煮取汁。饮汁，每日 1 剂，分 2 次服用，可连用 7～10 日。有清热、败心火之功效。适用于心火旺盛引起的接触性皮炎。

▶ 芹菜 20 克，豆腐 30 克。芹菜洗净切碎，与豆腐共同煮熟，加盐调味服食，每日 1 剂。常食，有清心火、消炎灭菌之功效。适用于心火旺盛、细菌感染引起的接触性皮炎。

药物烟熏疗法

大风子、白鲜皮各 30 克，五倍子 15 克，松香、鹤虱草各 12 克，苦参、黄柏、苍术、防风各 9 克。共研为粗末，用草纸卷药末成纸卷，燃烟熏患处，每日熏 1 ～ 2 次，每次 30 分钟。温度以患者能耐受为度。

特应性皮炎

特应性皮炎是一种常见的慢性、瘙痒性、复发性、炎症性皮肤病，又称“异位性皮炎”“异位性湿疹”“遗传过敏性皮炎”。中医学认为，本病因胎中蕴毒，先天不足，禀性不耐；或饮食失调，脾失健运，内蕴湿热，外受风湿热邪而致，故中医又称之为“胎敛疮”“四弯风”“湿疮”等。

中药内服

▶ 制何首乌、地肤子各 21 克，当归、白芍、生地黄、川芎、黄芪、白术、泽泻、茯苓各 15 克，荆芥、防风、刺蒺藜、蝉蜕、僵蚕各 9 克。水煎取汁 500

毫升，每日1剂，早、晚2次分服。有祛湿邪、除瘟毒之功效。适用于特应性皮炎、湿疹等。

▶ 柴胡24克，玄参20克，金银花、连翘各15克，荆芥、黄芩、炒牛蒡子、生地黄、牡丹皮、赤芍、紫草、大青叶、桔梗各10克，甘草、薄荷、青黛各6克。水煎服，每日1剂，早、晚2次分服，连服3剂。有清热解毒、疏风散邪之功效。适用于风热型特应性皮炎、荨麻疹等。

▶ 玄参、芦根各30克，牡丹皮、大青叶、竹叶、连翘、金银花、僵蚕、荆芥各10克，蝉蜕、牛蒡子、桔梗、甘草各6克。水煎服，每日1剂，分2次服，连服5剂。有退热消疹的作用。适用于热毒型特应性皮炎、湿疹等。

▶ 薏苡仁、土茯苓、滑石、鱼腥草各30克，白蒺藜、萆薢各15克，牡丹皮、泽泻、通草、防风、龙胆、栀子、黄柏各12克，浮萍9克，蝉蜕6克。水煎服，每日1剂。有清热利湿、祛风除邪之功效。主治湿热型特应性皮炎。

▶ 鱼腥草、生石膏（先煎）各30克，生地黄25克，金银花、白蒺藜各15克，荆芥、防风、牛蒡子、苦参各12克，浮萍、蝉蜕各9克，生甘草6克。水煎服，每日1剂。有疏风清热、利湿止痒之功效。主治风热型特应性皮炎。

▶ 珍珠母、生牡蛎（先煎）各30克，生地黄25克，白芍、何首乌、丹参、白蒺藜、首乌藤、酸枣仁各15克，当归、防风各12克，川芎、荆芥各9克，生甘草6克。水煎服，可复渣再煎服，每日1剂，日服2次。有养血祛风、杀毒止痒之功效。主治血虚风燥型特应性皮炎。

▶ 千斤拔30克，何首乌15克，黑豆衣12克，当归、蝉蜕、苦参、白鲜皮各9克。水煎服，可复渣再煎服，每日1剂。有养血祛风、清热解毒之功效。适用于血虚风燥或兼有热毒引起的特应性皮炎、湿疹等。

中药外治

▶ 青黛、黄柏、石膏、滑石各15克，冰片9克。共研细末，调匀外敷，每日3次。有祛风湿、清热毒之功效。主治急性期特应性皮炎。

▶ 赤石脂、寒水石、石膏、冰片、炉甘石各10克。共研细末，调匀外敷，每日1～2次。有退肿除湿、消疹去热之功效。主治慢性期特应性皮炎。

▶ 豆薯子100克，75%乙醇（或高浓度白酒）500毫升。豆薯子炒黄、研成末，于75%乙醇（或高浓度白酒）中浸泡48小时，湿敷患处，每日2次，每次20分钟。有祛湿消毒之功效。适用于湿邪引起的特应性皮炎、湿疹等。

▶ 土豆100克。洗净，去皮，研成泥状，贴敷患处0.5厘米厚，用纱布包扎，每日换3次。敷药7日，可见成效。有杀毒清热之功效。适用于热毒引起的特应性皮炎、荨麻疹等。

▶ 白鲜皮、儿茶、乌梅、五倍子、苦楝皮各50克，紫草、黄柏、苦参各10克，枯矾6克。水煎取汁，溻洗患处，每日1剂，分2次服。有清热燥湿、解毒止痒之功效。适用于湿热引起的特应性皮炎、湿疹等。

▶ 青黛20克，黄连10克。共研成极细末，取茶油调成糊状，外敷患处，每日3～4次。有清热解毒、燥湿止痒之功效。对治疗特应性皮炎有显著疗效。

▶ 白鲜皮30克，桃仁、防风、金银花、地肤子各20克，苦参、首乌藤各15克。水煎取汁，外洗患处，每日1剂，每日2次。有清热燥湿、祛风止痒之功效。主治顽固性特应性皮炎。

▶ 苦参、黄柏各30克，野菊花、白芷、甘草各15克。水煎滤液，冷湿敷患处，每日2次，每次20～30分钟。有清热燥湿、解毒止痒之功效。对治疗特应性皮炎有明显疗效。

▶ 黄柏、甘草各30克，黄连、薄荷各15克。水煎取汁，溻洗患处，每日3次。有清热润燥、止痒之功效。适用于干燥型特应性皮炎。

▶ 蒲黄。研成末，直接撒在患处，外用纱布包扎，每日1次。有杀毒清热之功效。适用于热毒或湿热引起的特应性皮炎、湿疹等。

▶ 蛇床子、大黄、苦参各30克，路路通15克，黄柏12克。水煎，外洗患处，每日3次，每次30分钟。有清热燥湿、解毒止痒、祛风通络之功效。适用于湿热或风邪引起的特应性皮炎、湿疹等。

▶ 松香、枯矾、雄黄、铅丹各等份。共研成细末，用香油调匀，外敷于患处，每日2次。有杀毒清热之功效。主治顽固性特应性皮炎。

食疗法

▶ 杏仁（研碎）10克，菊花5克，苍耳子5克。加水适量，小火煮3～5分钟，待温凉后服用，每日1剂，不可常用。有清热、止痒、杀毒之功效。适用于热毒或风热引起的特应性皮炎、荨麻疹等。

▶ 干姜5克，桂枝、白芍各10克，泥鳅30克，大枣（去核）10枚，冰糖适量。加水同煮，待温凉后服用，每日1剂。有温中散寒、调和营卫之功效。适用于寒湿或气血不和引起的特应性皮炎。

▶ 薏苡仁30克，赤小豆15克。加水同煮至豆烂，酌加白糖，每日1剂，早、晚分服。有清热利湿之功效。适用于湿热引起的特应性皮炎、湿疹等。

▶ 鲜马齿苋30～60克。水煎，每日1剂，分数次服用，并可配合外洗。有清热杀毒之功效。适用于热毒引起的特应性皮炎、荨麻疹等。

▶ 带皮冬瓜250克。切块，煮汤食用，每日1剂，分数次服完。有祛湿利尿之功效。常食可辅助治疗特应性皮炎。

▶ 黄瓜皮30克。加水煎煮沸3分钟，加糖适量，每日1剂，分3次服。有清热利湿、解毒之功效。适用于湿热或热毒引起的特应性皮炎。

▶ 绿豆30克，水发海带50克，红糖、糯米各适量。水煮绿豆、糯米成粥，调入切碎的海带末，再煮3分钟加入红糖，每日1剂，10日为1个疗程。有清热解毒、祛湿之功效。适用于湿热引起的特应性皮炎、湿疹等。脾胃虚寒者忌用。

▶ 芹菜250克。煎汤，吃菜饮汤，每日1剂，分次服完，可连续服用。有清热利湿、解毒之功效。适用于湿热或热毒引起的特应性皮炎。

▶ 苍耳子60克，防风60克，红糖25克。苍耳子、防风加水浓煎熬膏，加红糖，每次2汤匙，以开水冲服，服完1剂后应停服5日以上再服第2剂，不可连续服用。有清热杀毒之功效。适用于热盛型特应性皮炎。

▶ 白菜根200克，金银花20克，紫背浮萍20克，土茯苓20克。水煎，加适量红糖调服，每日1剂，可分2次服。有清热杀毒之功效。适用于热毒引起的特应性皮炎、荨麻疹等。

▶ 新鲜白菜100克，胡萝卜100克，蜂蜜20毫升。白菜、胡萝卜洗净切碎，按2碗菜1碗水的比例，水煮开后加入菜，煮5分钟即可食用。饮汤时加入蜂蜜，每日1剂，可分2次服。有清热利湿、解毒养颜之功效。适用于湿热或热毒引起的特应性皮炎。

湿疹

湿疹是一种常见的由多种内、外因素引起的表皮及真皮浅层的炎症性皮肤病，通常被认为与变态反应有一定关系。中医学认为，湿疹主要与湿邪有关，是由内、外因素作用致使风、湿、热蕴结于皮肤而致，故又称之为“浸淫疮”“旋耳疮”“绣球风”等。

中药内服

▶ 土茯苓 60 克，莪术 10 克，川芎 10 克，甘草 6 克。水煎服，每日 1 剂，日服 2 次。有清热解毒、活血化瘀、利湿止痒之功效。适用于慢性湿疹。

▶ 生何首乌 15 克，徐长卿 6 克，蝉蜕 6 克，金银花 6 克，野菊花 6 克，苦参 6 克，生甘草 5 克，地肤子 6 克，白鲜皮 6 克，生薏苡仁 6 克，茯苓皮 6 克，苍术 3 克，茵陈 6 克，黄芩 6 克。水煎服，每日 1 剂。有清热解毒、凉血祛风、利湿止痒之功效。适用于血热型湿疹。

▶ 鲜生地黄 30 克，牡丹皮 10 克，赤芍 10 克，白茅根 30 克，黄连 6 克，栀子 10 克，地肤子 10 克，茜草 15 克，苦参 10 克，海桐皮 15 克，生甘草 10 克，车前草 10 克。水煎服，每日 1 剂，分 2 次服。有清热解毒、凉血止血、利湿退黄之功效。适用于血热型湿疹。

▶ 生地黄 30 克，白芍 15 克，当归 10 克，丹参 20 克，鸡血藤 15 克，白鲜皮 10 克，地肤子 10 克，萆薢 10 克，茯苓皮 30 克，蛇床子 10 克，生甘草 10 克。水煎服，每日 1 剂，分 2 次服。有养血润燥、祛风止痒之功效。适用于血燥型湿疹。

▶ 鲜生地黄 30 克，京赤芍 15 克，粉牡丹皮 9 克，四季青 30 克，金银花 9 克，连翘 9 克，制大黄 9 克，紫花地丁 30 克，半枝莲 15 克，车前子 9 克。水煎服，每日 1 剂，日服 2 次。有清热解毒、凉血消肿、利湿排毒之功效。适用于湿热型湿疹。

中药外治

▶ 大黄 9 克，清油适量。将大黄研成细末，用清油调擦患处，每日 2 次。有清热解毒、燥湿止痒之功效。适用于湿疹水疱期。

▶ 蛇床子、金银花、野菊花各 10 克，甘草 6 克。用 1000 毫升水煎成药液后，待药温适宜时用纱布包好外洗患处，每日加温后洗 2～3 次，每次 5～10 分钟。有清热、燥湿、止痒之功效。适用于湿热型或急性湿疹。

▶ 苦参、白矾各 15 克，黄柏 9 克。加 500～1000 毫升水，煎沸，温洗患部，每日 3～4 次。有清热解毒、燥湿止痒之功效。适用于急性湿疹。

▶ 木荆皮、马齿苋、白鲜皮各适量。煎汤洗患处，每日 2～3 次。有清热解毒、祛风止痒之功效。适用于湿疹有瘙痒者。

▶ 枯矾、煅石膏各 20 克，雄黄 7 克，冰片 1 克。研成末，加凡士林 200 克，调匀外涂，每日2～3次。涂时注意只涂患处，避开周围皮肤。有燥湿止痒、收敛疮口之功效。适用于慢性湿疹。

▶蜈蚣3条，猪胆汁少许。将蜈蚣烘干，碾成粉末，用猪胆汁调均，敷患处，每日换药1次。有解毒消肿、止痒止痛之功效。适用于湿疹有肿胀、瘙痒、疼痛者。

▶鲜鱼腥草100克（干草减半）。先将500毫升水烧开，再放入鱼腥草，水煎3～5分钟。冷却后，用纱布蘸药液洗患处，每日1～2次，7日为1个疗程。有清热解毒、利湿止痒之功效。适用于湿热型湿疹。

▶粟米内衣5份、花茶1份、川椒1份（剧痒再加1份）、丁香1份。上述药物混合均匀，装入一节鲜竹筒内，用木炭引燃，在竹筒中煅制。取碗在竹筒两端接取油汁，用油汁搽抹患处，每日2次。有祛风止痒、润燥之功效。适用于湿疹有皮肤干燥、瘙痒者。

▶25毫升白酒加12粒樟脑球（卫生球），放入耐高温的容器内，用文火加温，至樟脑球溶解，凉后倒入另一干净容器内备用。用药棉蘸药搽患处，每日3～4次，3～5日为1个疗程。有清凉止痒、消炎之功效。适用于湿疹有瘙痒、红肿者。

▶大蒜瓣适量。将大蒜瓣捣为泥，用纱布蘸蒜汁擦抹患处，每日2～3次。擦抹4～5次就能止痒。有杀菌止痒之功效。适用于湿疹有瘙痒、红肿者。

▶金银花10克，野菊花10克，蛇床子10克，生甘草6克。煎汤洗患处。有清热解毒、燥湿止痒之功效。适用于湿疹有瘙痒、红肿者。干性湿疹可洗患处，每日2～3次；湿性湿疹外洗后再涂黄柏软膏（黄柏粉3克、煅石膏粉9克、枯矾4.5克、青黛3克，加菜油适量调和），每日3～4次。

▶鸡蛋7个，香油50～100毫升。鸡蛋煮熟取蛋黄。锅内放香油，用文火将蛋黄内的油熬出，待蛋黄呈焦煳状即可。取油频涂患处，每日2～3次。有润燥止痒之功效。适用于湿疹有皮肤干燥、瘙痒者。

▶海螵蛸适量。研成细粉，散敷湿疹处，每日数次。有收敛止痒、燥湿之功效。适用于湿疹有渗出者。

▶文蛤100克，川椒50克，轻粉3克。将文蛤打成细块，炒至金黄，入川椒同炒至黑色，以起烟为度，入密封罐内封存；第2日加入轻粉，共研成细末，用香油调和后敷于患处，每日换药1次。有燥湿止痒、解毒之功效。适用于湿疹有渗出、瘙痒、红肿者。

▶松香末60克，硫黄末30克。共研匀，用香油拌成糊状，摊于纱布上卷成如指头粗的条，用线扎紧，再入香油中泡1日，取出；用火点一头，下用碗接着；将布灰陆续剪去，取所滴药油，浸冷水中1夜，外搽，每日1～2次。有解毒杀虫、燥湿止痒之功效。尤适合湿疹有局部感染者。

▶ 荆芥、防风、透骨草各 30 克。水煎后加醋 250 毫升泡洗，每日 2 次。有祛风止痒、活血通络之功效。主治手部湿疹。

食疗法

▶ 马齿苋（鲜品）250 克，豆腐干 3 块，香油、调味品适量。马齿苋洗净，用沸水泡 5 分钟，挤干，用刀切成细末；豆腐干切成小粒，与马齿苋拌匀，加适量香油、调味品即成，每日 1 剂，7～10 日为 1 个疗程。有清热解毒之功效。适用于急性湿疹。

▶ 大枣 10 枚，扁豆 30 克，红糖适量。将前 2 味加水煮至烂熟，加入红糖，服食，每日 1 剂，可经常服用。有健脾利湿之功效。适用于治疗慢性湿疹。

▶ 鲜芦根 100 克，鱼腥草 15 克，糖适量。鲜芦根洗净切段，与鱼腥草同煮取汁 250 毫升，加适量糖，每日 1 剂，分 2 次服完。也可将煮汁直接蘸洗患处，每日 2 次。有清热解毒、利湿排脓之功效。适用于湿疹感染患者。

▶ 薏苡仁、粳米各 30 克，冰糖少量。将薏苡仁、粳米共煮成粥，再放入少量冰糖，每日 1 剂。有健脾利湿、清热除烦之功效。适用于脾虚型湿疹。

▶ 豆腐 100 克，野菊花 10 克，蒲公英 15 克，调味品、水淀粉适量。野菊花、蒲公英煎煮取汁约 200 毫升，加入豆腐、调味品同煮沸，用适量水淀粉勾芡，搅匀即成，每日 1 剂，坚持服用，疗效明显。有清热解毒、利湿止痒之功效。适用于湿疹有皮肤瘙痒、红肿、渗出者。

▶ 乌梢蛇 1 条，猪脂、盐、姜适量。乌梢蛇切片煮汤，加猪脂、盐、姜少许调味，饮汤吃肉，每周服用 1 剂。有祛风、除湿、解毒之功效。适用于湿疹及风湿痹痛病。

刮痧、拔罐和艾灸疗法

背部用刮痧油搓热，用刮痧板自上而下刮患者督脉（脊柱），以及膀胱经（脊柱两侧一指半），至出痧为止，然后在大椎、大杼（双侧）、肺俞（双侧）、心俞（双侧）、肝俞（双侧）、胃俞（双侧）、肾俞（双侧）穴位上拔罐 10 ～ 15 分钟。痧重者可用温灸棒将整个背部灸 10 ～ 15 分钟。3 ～ 5 日 1 次。

幼儿湿疹

幼儿湿疹是一种婴幼儿时期常见的，由内、外因素引起的一种过敏性皮肤炎症。多发生在幼儿喝奶时期，且有些幼儿一喝奶则湿疹加重，所以俗称“奶癣”。但此“奶癣”不是“癣”，如果用治“癣”药来治疗会加重病情。中医学认为，该病主要是因风湿热毒蕴结于幼儿皮肤而引发。

中药内服

▶ 生何首乌 15 克，徐长卿、蝉蜕、金银花、野菊花、苦参、地肤子、白鲜皮、生薏苡仁、茯苓皮、茵陈、黄芩各 6 克，生甘草 5 克，苍术 3 克。水煎服，每日 1 剂，分 3～4 次服。母乳喂养的婴儿由母亲服用。有清热解毒、利湿止痒之功效。适用于湿热型幼儿湿疹。

▶ 桑椹 30 克，百合 30 克，大枣 10 枚，青果 9 克。水煎服，每日 1 剂，半个月为 1 个疗程。有养血润燥、祛风止痒之功效。适用于血虚风燥型幼儿湿疹。

中药外治

▶ 苍耳子 30 克，蛇床子 15 克，白鲜皮 15 克，苍术 15 克，苦参 15 克，生大黄 15 克，黄柏 15 克，地肤子 15 克。水煎取滤液，待温凉后洗患处，每日 1 剂，早、中、晚各洗 1 次。此为 2～3 岁患儿用量，1 岁以下患儿减量 1/3。有清热解毒、燥湿止痒之功效。可消疹退斑。

▶ 白芷、枯矾、白及、硫黄、黄柏各 25 克。共研为细末，混合均匀，将药末用香油调为糊状，涂擦患处；有收敛止痒、燥湿敛疮之功效。适用于湿热型幼儿湿疹。如已渗出溃烂时，可单用药末直接均匀撒于患处，每日换药 1～2 次。换药时先用 2% 硼酸溶液或温开水清洗患处。对糜烂渗出范围不大者，换药后可用纱布包扎；如范围大者，涂药后不必包扎。禁用肥皂水清洗患处。

▶ 樟脑、硼砂、冰片各 5 克。共研为细末，加入适量蜂蜜调擦患部，每日 2 次，5 日为 1 个疗程。有清热解毒、止痒止痛之功效。适用于各种类型幼儿湿疹，尤其是瘙痒明显者。

▶ 夏枯草 200 克。加 3000 毫升水煮沸 15 分钟，去渣，倒入盆中，待水温冷却至 38～41℃，擦拭患处 15 分钟，不需冲洗，用毛巾擦干即可，每日 1 次。有清热解毒、利湿退黄之功效。尤适用于幼儿头部湿疹。

▶ 蒲公英、野菊花、白鲜皮各 30 克，百部 20 克。以上中药加水 2000 毫升，浸泡 15 分钟，然后煮沸 15 分钟。等药液放凉时，取一块干净的纱布（四五层厚）放在药液内浸透，然后敷在患处 15 分钟左右，每日 2 次。有清热解毒、利湿止痒之功效。适用于湿热型幼儿湿疹。

▶ 蛇床子、金银花、野菊花各 9 克，生甘草 6 克。煎水外洗或湿敷局部，每日 2～3 次，每次约 10 分钟。有清热解毒、燥湿止痒之功效。适用于湿热型幼儿湿疹。

▶ 新鲜的豆腐适量。豆腐碾成渣，等到完全凉了以后再敷幼儿患处，只要薄薄一层即可，每日 2～3 次，每次 15～20 分钟。有清凉止痒之功效。适用于轻度幼儿湿疹。

▶ 鲜马齿苋 300 克。加水煮沸 3 分钟，去渣，用药水将毛巾浸透，湿敷患处，每日 3 次，每次 40 分钟。有清热解毒、利湿止痒之功效。适用于湿热型幼儿湿疹。

▶ 用食用醋熬猪皮胶（酌加水），待温后摊在一块干净的布上，贴在患处，1 次即愈。有润燥止痒之功效。适用于幼儿湿疹有瘙痒、脱屑等症状者。

▶ 用洁净纱布包一团刚蒸熟的白米饭（网球大小）揉小儿湿疹患处（以不烫伤小儿为度），每日 1 次，每次不超过 20 分钟。有温和止痒之功效。适用于轻度幼儿湿疹。

▶ 菠萝 1 个。菠萝削皮，将菠萝皮用水冲洗干净，放入锅中，加水煮开后，再煮 10～20 分钟，放凉后可用来搽洗小儿湿疹患处，每日 1 次。有清热解毒、止痒之功效。适用于湿热型幼儿湿疹。

▶ 黑豆 50 克。加水煮烂，慢火熬成黑色黏稠状，凉后直接抹于小儿湿疹患处，半小时后轻轻抹去，每日 1 次。剩余的可收存再用。有润燥止痒、清热解毒之功效。适用于湿热型幼儿湿疹。

▶ 金银花适量。将金银花放在水里煮，到洗澡时，倒入浴缸，每日 1 次，每次 15 分钟。有清热解毒、利湿止痒之功效。适用于湿热型幼儿湿疹。

▶ 绿豆 150 克。炒焦研成粉，用醋调匀涂小儿湿疹患处，每日 2 次，连涂 1 周。有清热解毒、燥湿止痒之功效。适用于湿热型幼儿湿疹。

▶ 将黑鱼鱼头放在瓦片上烤焦，碾成粉末，然后用香油拌匀涂在患处，每日 1 次。有燥湿止痒之功效。适用于幼儿湿疹有渗出或瘙痒明显者。

▶ 黑豆油 30 毫升，黄蜡 15 克。共融化为膏，涂患处，每日 2 次，5 日为 1 个疗程。有润燥止痒、收敛疮口之功效。适用于幼儿湿疹有瘙痒、糜烂渗出者。

▶ 先以茶油涂患处，以去黄痂，再以野菊花 100 克加盐少许煎水外洗，每日 1 次，稍干即以云南白药渗之。有清热解毒、燥湿敛疮、止血止痛之功效。可治疗顽固性婴儿湿疹。

▶ 茶叶末适量。煎水，趁热洗婴儿皮肤红肿溃烂处（以不烫伤为度），再将茶叶末直接敷于患处，半小时后轻轻抹去，每日 1 次。有清热解毒、止痒收敛之功效。适用于幼儿湿疹有红肿、溃烂、瘙痒者。

▶ 鱼腥草适量。水煎，洗患处，每日 2 次。有清热解毒、利湿止痒之功效。适用于湿热型幼儿湿疹。

▶ 花椒、艾草、盐各适量。放水中熬半小时，过滤后取汁液兑水洗澡，每周 1～2 次。有温经散寒、燥湿止痒之功效。适用于幼儿湿疹有皮肤瘙痒、红肿、湿疹痂皮者。

食疗法

▶ 胡萝卜 1 根。胡萝卜不削皮，切成薄片，加水煮开（可加冰糖），用小火保持沸腾 6～10 分钟，分 2～3 次服，每日 1 次。有清热解毒、利湿退黄之功效。适用于各种类型的幼儿湿疹，湿疹消失后，连续喝半个月。

▶ 白菜或卷心菜适量，细玉米面 20～30 克，冰糖适量。菜叶切碎，倒入沸水中煮 15 分钟制成菜泥，加细玉米面、适量冰糖，煮成菜粥，分数次喂养婴儿。有清热解毒、润肠通便之功效。适用于湿疹伴有消化不良、便秘等症状者。

▶ 冬瓜皮 30 克，薏苡仁 30 克，车前草 15 克。3 味同煎后，喝汤吃薏苡仁，每日 1 剂，10 日为 1 个疗程。有清热利湿、消肿解毒之功效。适用于湿热型幼儿湿疹。

▶ 绿豆 30 克，海带 20 克，鱼腥草 15 克，白糖适量。将海带、鱼腥草洗净，同绿豆煮熟，加白糖调味即可。喝汤，吃海带与绿豆，每日 1 剂，7 日为 1 个疗程。有清热解毒、利湿排脓之功效。适用于湿热型幼儿湿疹。

▶ 薏苡仁 30 克，赤小豆 15 克，玉米须 15 克。3 味一同煮熟，喝汤，食薏苡仁、赤小豆，每日 1 剂，7 日为 1 个疗程。有清热利湿、健脾消肿之功效。适用于湿热型幼儿湿疹。

▶ 粳米30克，荷叶1张。常法煮粥，待粥熟时，取鲜荷叶，洗净，覆盖粥上，再微煮少顷，揭去荷叶，粥成淡绿色，调匀即可，可加食糖少许食用，每日1剂，5日为1个疗程。有清热解暑、利湿消肿之功效。主治婴儿湿疹。

▶ 冬瓜30克，粳米30克。将冬瓜切成小块，与粳米同煮粥，粥熟即可食用，每日1剂，7日为1个疗程。有清热利湿、健脾消肿之功效。适用于湿热型幼儿湿疹。

特别提醒：如果已经发现某种食物会导致幼儿湿疹，则应避免再次进食这些食物。对牛奶过敏者，可用豆浆、羊奶、大米、燕麦等代替；如可疑蛋白过敏者，可单吃蛋黄。喂奶的母亲可暂停吃鸡蛋，少食盐分，以免体内积液太多而发湿疹。

按摩疗法

患儿仰卧，家长以两手拇指自眉头向眉梢作分推法50下，然后揉太阳30下。

患儿俯卧，家长用全掌推擦两个风门之间的部位，以透热为度；用两拇指分别在两旁肩胛骨内缝从上向下作八字式推动100下；按揉肺俞、大椎各1分钟。

出疹前期，加推尾闾、夹脊、玉枕300下，揉外劳宫100下，按揉风池、合谷各10下，拿肩井5下。

出疹期，加清肺经、清胃经各300下，清肝经200下，按揉掌小横纹200下，清天河水100下，推涌泉300下，推脊100下。

疹回期，加补脾经、补肺经、补肾经各300下，按揉足三里、脾俞、胃俞各10下，摩中脘5分钟，捏脊5～7遍。

阴囊湿疹

阴囊湿疹是一种过敏性皮肤病，是男子常见的生殖器官皮肤病，俗称“绣球风”“胞漏疮”等。中医学认为，阴囊湿疹的病机为湿热下注肝经，聚于阴囊；或为血虚风燥、肌肤失滋所致。故其治疗则以疏风祛湿、清热解毒、养血润燥、活血化瘀等为基本原则，以达到祛邪扶正止痒之功效。

中药内服

▶ 当归、丹参各12克，赤芍、红花、荆芥、威灵仙、白蒺藜、苦参各9克。水煎服，每日1剂，日服2次。有疏风祛湿、清热解毒之功效。适用于湿热蕴结型阴囊湿疹。

▶ 猪苓、泽泻、赤茯苓、土炒白术各9克，防风、苍术各6克，肉桂、羌活各3克。加生姜为引，水煎服，每日1剂，日服2次。有疏风利湿之功效。适用于脾虚湿困型阴囊湿疹。

▶ 乌梢蛇、独活、藁本、黄柏、白鲜皮、金银花各9克，白芷、甘草各6克。水煎服，每日1剂，日服2次。有祛风除湿、清热止痒之功效。适用于湿热蕴结型阴囊湿疹。

▶ 车前草30克，白鲜皮、赤茯苓、地肤子各12克，龙胆、栀子各10克，柴胡6克。水煎服，每日1剂。有清热利湿、解毒止痒之功效。主治肝经湿热下注导致的阴囊湿疹。

▶ 忍冬藤9克，制僵蚕、白鲜皮各6克，炒白术、藿香各5克，炒黄芩、蝉蜕、炒枳壳、陈皮各2克。水煎2次，每日1剂，分2次服用。有疏风祛湿、清热解毒之功效。适用于湿热蕴结型阴囊湿疹。

▶ 白鲜皮、荷叶、地肤子、生地黄各15克，紫草、连翘、薏苡仁各10克。水煎服，每日1剂。有祛风除湿、清热止痒之功效。适用于湿热蕴结型阴囊湿疹。

▶ 土茯苓15克，生地黄12克，白术、薏苡仁、贯众、赤芍、白蒺藜各10克，当归6克。水煎服，每日1剂。有祛风除湿、清热止痒之功效。适用于慢性阴囊湿疹。

▶ 鲜生地黄、紫花地丁、四季青各30克，京赤芍、半枝莲各15克，牡丹皮、金银花、连翘、制大黄、车前子各9克。水煎服，每日1剂，日服2次。有疏风祛湿、清热解毒之功效。适用于湿热蕴结型阴囊湿疹。

▶ 金银花120克，玄参60克，当归尾、柴胡、炒栀子、黄柏、贝母各9克，大黄6克。水煎服，每日1剂，日服2次。有祛风除湿、清热止痒之功效。适用于湿热蕴结型阴囊湿疹。

中药外治

▶ 马齿苋60克，黄柏20克，地榆15克，苦参10克，苍术15克。加水

1200毫升，水煎取浓汁，湿敷患处，每日2次，每次15分钟。有清热祛湿之功效。适用于急性阴囊湿疹。

► 两面针100克，蛇床子、土荆皮、十大功劳各30克。加清水适量，煎沸，以汁备用。用时，趁温外洗患处，再坐浴浸泡患处，每日2次。有清热祛湿、祛风止痒之功效。适用于慢性、糜烂型阴囊湿疹。

► 蛇床子、当归尾、威灵仙、苦参各15克。加清水适量，煎沸后，将药汁倒入盆内，趁热先熏后洗患部，每日1次。有清热活血、燥湿止痒之功效。适用于湿热蕴结型阴囊湿疹。

► 滑石60克，嫩苦参、生大黄、紫背浮萍、薄荷叶各30克，川花椒、煅枯矾各9克。先将嫩苦参、生大黄、紫背浮萍、川花椒加清水2500毫升，煎沸取汁，再将薄荷叶、煅枯矾、滑石共研成末为散，贮瓶备用。用时，先将药液倒入盆内趁热熏洗患处，然后取本散扑于患处，每日早、午、晚各1次。通常连续熏洗、散扑3～5日可愈。有清热利湿、杀虫止痒之功效。适用于湿热蕴结型阴囊湿疹。

► 地肤子、蛇床子、苍耳子、五倍子、黄药子各30克。加清水1500毫升，煎沸，去渣取液备用。用时，将煮沸药液倒入盆内，趁热熏蒸患部，待温后外洗阴囊，每日早、晚各1次，每次洗15～20分钟。有清热燥湿、祛风止痒之功效。适用于湿热蕴结型阴囊湿疹。

► 芫花、大戟各15克，艾叶、苍术、黄柏、川椒、金银花、槟榔、甘草各30克，明矾90克。加水适量，煎沸，将药液倒入盆内，稍温洗患处，每日洗2～3次。有清热解毒、燥湿止痒功效。适用于湿热蕴结型阴囊湿疹。

► 蛇床子、苦参、白矾、川椒、青盐、艾叶各9克，蝉蜕60克。加水适量，煎沸，将药液倒入盆内，趁热先熏后洗患部，每日2次，每次熏洗15～20分钟。有祛风燥湿、杀虫止痒之功效。适用于阴囊湿疹剧痒者。

► 白矾20克，赤白芍、白鲜皮、苦参根各15克，苍术、黄柏、蛇床子、地肤子、川椒、苍耳子各12克。水煎煮20分钟后，趁热熏洗患部，待温后坐浴，每日2次。有清热燥湿、祛风止痒的功效。适用于湿热蕴结型阴囊湿疹。

► 苦参30克，地肤子、花椒各10克，蛇床子12克。加水2000毫升，水煎取汁1000毫升，熏洗患处，每日早、晚各1次，每次15～20分钟，每剂可连用2天。有祛风除湿、清热止痒之功效。适用于阴囊湿疹剧痒者。

► 野菊花、苦参各30克，明矾10克。煎液，待凉后湿敷，每日2次，每次20分钟。有清热解毒、燥湿止痒之功效。适用于急性阴囊湿疹。

► 绿豆粉、香油各适量。将绿豆粉炒成黄色，晾凉，用香油调匀敷患处，每日1次。有收敛止湿之功效。适用于阴囊湿疹流水。

▶苦参、玄参各30克，白鲜皮25克，茵陈20克。共研成粗末，放入沸水中浸泡10分钟，熏洗患处，每日2次，每次20分钟。有祛风除湿、清热止痒之功效。适用于湿热蕴结型阴囊湿疹。

▶蛇床子、苦参根各30克，百部、黄柏各20克，荆芥穗15克，明矾10克。加水3000毫升，煮沸15分钟后加明矾拌溶，用纱布浸透，温敷患处，每日2次。有清热燥湿、杀虫止痒之功效。适用于湿热蕴结型阴囊湿疹。

▶紫草9克。用适量香油炸焦，待油成紫色时捞出紫草即可。用油涂患处，每日数次。有凉血解毒、止痒之功效。适用于阴囊湿疹伴有瘙痒、红肿等症状。

▶大黄100克，荆芥15克，防风12克，薄荷10克，甘草9克，芒硝50克，硼砂30克。前5味加水1000毫升煎煮至沸后，去渣取汁，加芒硝、硼砂，待完全溶化、冷却后备用。用时，蘸取药液，冷敷于阴囊部位，每次30分钟，每日3～4次，每日1剂。有祛风除湿、清热止痒之功效。适用于阴囊湿疹剧痒者。

▶苦参、蛇床子各85克。混合后分成5等份，每晚用1份煎汤，煎好后，先采取坐姿用热气熏患部（防止水烫伤），待水不烫时，再洗或泡10～20分钟，5日为1个疗程。有清热燥湿、祛风止痒之功效。适用于阴囊湿疹伴有瘙痒、红肿等症状。

▶紫甘蔗皮、香油各适量。紫甘蔗皮烘干，研成细末，加香油调匀，涂于患处，每日1次。有收敛止痒之功效。适用于治疗阴囊湿疹引起的瘙痒湿烂。

▶花椒粉末适量。以热开水调成糊状，趁热以药糊涂敷阴囊患处（以不烫伤为度），每日数次，3日为1个疗程。有祛风除湿、清热止痒之功效。适用于阴囊湿疹有瘙痒者。

▶鲜五色花、大飞扬、大叶桉叶60克，大青叶20克，乌桕叶10克。共煎水，反复外洗患处，注意不要烫伤皮肤，每日1剂，早、晚各洗1次，7日为1个疗程。有清热解毒、燥湿止痒的功效。适用于湿热蕴结型阴囊湿疹。

▶苦参60克，鱼腥草30克，枯矾5克。加水2000毫升，煎至1500毫升，待稍凉后，用纱布蘸药液洗阴囊患处，每日1剂，分早、晚各洗1次，7日为1个疗程。有祛风除湿、清热止痒之功效。适用于湿热蕴结型阴囊湿疹。

食疗法

▶薏苡仁、粳米各30克，冰糖少量。将薏苡仁、粳米共煮成粥，再放入少量冰糖，每日 1 剂。有健脾利湿之功效。适用于脾虚湿困型阴囊湿疹。

▶ 竹节菜 50 克（干品 30 克），粳米 100 克。竹节菜加水煎汤，去渣后放入粳米，再加水煮粥，每日 1 剂，分早、晚 2 次服用，温热顿服。有清热解毒、利湿之功效。适用于湿热蕴结型阴囊湿疹。

▶ 大枣 10 枚，扁豆 30 克，红糖适量。将前 2 味加水煮至烂熟，加入红糖，服食，每日 1 剂。有健脾化湿之功效。适用于治疗慢性阴囊湿疹。

▶ 冬菇 200 克，苋菜 300 克，冬笋 25 克，食用油、盐、清汤各适量。冬菇洗净，上笼蒸 15 分钟；苋菜洗净；冬笋切薄片。炒锅置旺火上，加入食用油烧热，加入冬菇煸炒半分钟，再加入冬笋、苋菜翻炒，加入盐、清汤烧沸，即可食用，每日 1 剂，分 2 次食用。常食用，有祛风利湿之功效。适用于所有类型阴囊湿疹。脾虚便溏者不宜食用。

▶ 香菇 10 只，莼菜 100 克，笋尖 50 克，清汤、盐、料酒各适量。香菇温水泡透，去蒂洗净沥水；莼菜洗净；笋尖切成细丝。汤锅置旺火上，注入清汤 500 毫升烧沸，加入莼菜、香菇、笋丝，待汤将成时加盐、料酒，吃菜饮汤，每日 1 剂，可分次服完。有清热利湿、益气和胃之功效。适用于湿热蕴结型阴囊湿疹。

荨麻疹

荨麻疹是一种由各种因素致皮肤黏膜血管发生暂时性炎性充血与大量液体渗出的常见皮肤病，俗称“风团”“风疹团”“风疙瘩”“风疹块”（与风疹名称相近，但非同一疾病）。中医学认为，该病多因内蕴湿热、风寒郁于肌腠而致，但经久不愈者多为气血亏虚所致；或由风邪袭表、血虚、虫积、肠道积热、食用海鲜等引起。

中药内服

▶ 金银花 50 克，生地黄 30 克，牡丹皮 20 克，蝉蜕、桑叶、地肤子、薄荷叶各 15 克，青蒿 30 克（后下）。水煎服，每日 1 剂，早、晚 2 次分服。有清热解毒、凉血祛风之功效。适用于风热型荨麻疹。

▶ 牛蒡子、制何首乌、当归各20克，荆芥穗、独活、蛇床子、地肤子、苍耳子、生姜各15克。水煎服，早、晚饭后1小时各温服1次。有养血祛风、止痒之功效。适用于血虚型荨麻疹之疹白者。

▶ 黄精30克，炒枳壳25克，生黄芪、当归各20克，酒白芍、荆芥、白鲜皮、蛇床子各15克。水煎服，分2次于早、晚饭后1小时温服。有益气养血、祛风止痒之功效。适用于反复发作、经久不愈的慢性荨麻疹。

▶ 白鲜皮30克，生地黄、槐花各24克，苦参15克，蝉蜕、牡丹皮各12克，赤芍、防风、地龙各9克，甘草6克。水煎服，每日1剂，分3次服。有清热凉血、祛湿止痒之功效。对荨麻疹血热夹湿者有效。

▶ 荆芥穗、防风、僵蚕、紫背浮萍、生甘草各6克，金银花12克，牛蒡子、牡丹皮、干地黄、黄芩各9克，薄荷、蝉蜕各4.5克。水煎服，每日1剂，日服2次。有疏风清热、解毒止痒之功效。主治急性荨麻疹。

▶ 麻黄、干姜皮、浮萍各3克，杏仁4.5克，白鲜皮、丹参各15克，陈皮、牡丹皮、僵蚕各9克。水煎服，每日1剂，分2次服。有疏风散热、活血止痒之功效。适用于风热型荨麻疹。

▶ 黄芪30克，党参20克，当归15克，白术、茯苓各12克，白蒺藜9克，防风、升麻、僵蚕各6克，陈皮3克。水煎服，每日1剂。服药后，若体倦乏力、症状减轻、头晕汗出，则去僵蚕，黄芪量减为20克，白蒺藜量减为6克。有益气健脾、祛风止痒之功效。适用于风热型荨麻疹。

▶ 麻黄、蝉蜕各6克，槐花、黄柏、乌梅、板蓝根、甘草、生大黄各9克。水煎服，每日1剂，分2次服，3日为1个疗程。有清热凉血、解毒通便之功效。适用于胃肠实热型荨麻疹。

▶ 当归尾、赤芍、桃仁、红花、荆芥、白蒺藜各9克，蝉蜕、甘草各6克。水煎服，每日1剂，分2次服。有活血化瘀、祛风止痒之功效。适用于慢性荨麻疹。

▶ 苍术、黄芩、连翘、地肤子、茯苓、蝉蜕各10克，厚朴6～9克，陈皮6克，甘草5克，牡丹皮10～12克。水煎服，每日1剂，分2次服。有清热燥湿、健脾止痒之功效。适用于慢性胃肠型荨麻疹。

▶ 地骨皮、五加皮、大腹皮、牡丹皮、川荆皮各9克，桑白皮、白鲜皮、赤茯苓皮、冬瓜皮、扁豆皮各15克，干姜皮6克。水煎服，每日1剂，日服2次。有清热利湿、祛风止痒之功效。适用于风热型荨麻疹。

▶ 桂枝9克，芍药9克，甘草3克，生姜9克，大枣3枚，大黄9克，全瓜蒌12克，火麻仁12克。水煎服，每日1剂，分2次服。有解表通里、祛风止痒之功效。适用于风寒型荨麻疹。

▶ 炙黄芪20克，防风、炒白术、桂枝、赤芍、白芍各10克，生姜3片，大枣10枚。水煎服，每日1剂，日服2次。有益气固表、祛风止痒之功效。适用于冷激性荨麻疹。

▶ 葛根30克，桑白皮15克，蝉蜕20克，白鲜皮、白芷、栀子、地骨皮、苦参、竹叶各10克，大黄2～3克（随症酌减）。每日1剂，先将药物用冷水浸泡1小时，浸透后煎煮。首煎沸后文火煎40分钟，二煎沸后文火煎20分钟。煎好后两煎药汁混匀，总量以250～300毫升为宜，分2次温服。有清热凉血、祛风止痒之功效。适用于风热型荨麻疹。

▶ 生地黄、熟地黄各15克，当归、何首乌、白芍各9克，紫贝齿、珍珠母各30克，磁石、生龙骨、生牡蛎、赭石各15克。水煎服，每日1剂，日服3次。有滋阴养血、重镇安神、缓解瘙痒之功效。适用于慢性荨麻疹。

中药外治

▶ 苦参30克，地肤子、花椒各10克，蛇床子12克。加水2000毫升，水煎取汁1000毫升，滤取药液，趁热熏洗，每日早、晚各1次，每次熏洗30分钟，每剂可连用2日。有清热解毒、杀虫止痒之功效。适用于风热型荨麻疹。

▶ 麦麸250克，醋500毫升。混合搅匀，入铁锅炒热，装入布袋，搓擦患处，至麦麸变凉为止，每日1次。有温经散寒、止痒之功效。适用于风寒型荨麻疹。

▶ 大蒜（打碎）15克，盐15克，明矾12克。水煎，趁热洗患处，每日1次。有解毒杀虫、止痒之功效。适用于荨麻疹瘙痒严重者。

▶ 百部15克，白酒100毫升。煮后待稍凉时，用纱布蘸取药液擦患处，以痒止为度，每日1次。有杀虫止痒之功效。适用于荨麻疹瘙痒严重者。

▶ 食醋20～30毫升。加水5000毫升，洗澡，每周1～2次。有收敛止痒之功效。适用于慢性荨麻疹。

▶ 川椒40克。研成粗末，加水2000毫升充分浸泡后，煮沸取滤液，稍凉后蘸洗、浸患处，每日早、晚各1次，每次30分钟。有温经散寒、止痒之功效。适用于风寒型荨麻疹。

▶ 五倍子、苦参、防风、黄柏、苍术、赤芍各15克，蒲公英、朴硝、地榆各30克，川椒10克，土荆皮、金银花各20克。加水1500毫升，浸泡60分钟，水煎至沸再煎20分钟，去渣留用。先熏，待温后用纱布搽洗患处30分钟，早、晚各1次，5日为1个疗程。有清热解毒、燥湿止痒、凉血祛风之功效。适用于风热型荨麻疹。

▶百部、黄柏各20克，蛇床子、苦参根各30克，荆芥穗15克，明矾10克。将上述药物加水2500～3000毫升，煮沸15～30分钟后加入明矾拌溶，熏蒸，用纱布浸透，温敷患处，每日2次。有清热解毒、燥湿止痒、祛风之功效。适用于风热型荨麻疹。

食疗法

▶生姜20克，防风10克，桂枝10克，葱白2根。水煎服，每日1剂。有温经散寒、祛风止痒之功效。主治风寒型荨麻疹。

▶韭菜150克，大葱50克，白酒30毫升。水煎，每日1剂，分2次服。有温阳散寒、行气止痒之功效。适用于风寒型荨麻疹。

▶米醋100毫升，木瓜60克，生姜9克。放入砂锅中一起煎煮至米醋干时，取出木瓜、生姜，分早、晚2次吃完，每日1剂，连服7～10剂。有酸敛收涩、温经散寒、和胃止痒之功效。主治风寒型荨麻疹。

▶蜂糖30克，黄酒60毫升。混匀炖温，空腹服，每日1剂，以治愈为度。有润燥祛风、温经散寒之功效。适用于风寒型荨麻疹。

按摩疗法

取穴标准：风热型荨麻疹取双侧足三里、外关、三阴交；风寒型荨麻疹取双侧足三里、曲池、三阴交；血虚受风型荨麻疹取双侧血海、曲池、三阴交。慢性荨麻疹以大肠俞为主穴。

用拇指点按穴位，用力要缓而均匀，不可过猛，每个穴位点按3分钟左右。

耳穴疗法

使用王不留行籽、赤小豆等贴于胶布上，然后贴敷于选定的耳穴（风溪、肺、内分泌、肾上腺、神门等）上。其中风溪位于耳轮结节前方，指区与腕区之间，即耳舟1、2区交界处。具有活血祛风、通络止痛、脱敏止痒的功效，是治疗荨麻疹的特效穴。肺、内分泌、肾上腺、神门等分布在耳郭的不同区域，与荨麻疹的发病机制密切相关，通过刺激这些穴位，可以调节免疫系统，缓解过敏症状。适用于慢性荨麻疹、过敏性荨麻疹。

操作时可自行按压，每日按压 3 ～ 5 次，每次每穴按压 30 秒至 1 分钟。一般 5 天为 1 个疗程，可根据病情调整治疗时间。注意耳郭皮肤有破损、炎症或感染者以及凝血功能异常者禁用此法。孕妇及哺乳期妇女应在医生指导下使用此法。

丘疹性荨麻疹

丘疹性荨麻疹也叫虫咬皮炎，是一种主要发生在儿童的鲜红色风团性丘疹性皮肤病，俗称“水疥”“七风疮”。中医学认为，本病是由于饮食不当、脾胃不和、血热内盛、气血瘀滞，或外感湿热、虫毒所致。

中药内服

▶ 蒲公英、金银花各 15 克，荆芥、连翘、牛蒡子、赤芍各 10 克，蝉蜕、生甘草各 6 克。水煎服，每日 1 剂。有清热解毒、疏风止痒之功效。适用于小儿丘疹性荨麻疹风热毒盛证。

▶ 带皮茯苓 20 克，生白术 15 克，防风、荆芥、桑叶、野菊花、羌活、独活、徐长卿、地肤子、蛇床子各 10 克。水煎服，每日 1 剂，7 剂为 1 个疗程。有祛风除湿、解毒止痒之功效。适用于风湿毒邪郁于肺脾型丘疹性荨麻疹。

▶ 山药、炒白术、炒枳壳、炒扁豆各 12 克，金银花、荆芥、防风各 10 克，蝉蜕、赤小豆、砂仁各 6 克。水煎服，每日 1 剂，分 3～4 次服。小儿减半。有健脾祛湿、清热止痒之功效。适用于脾虚风湿热邪外袭型丘疹性荨麻疹。

▶ 炒白术、炒枳壳、蝉蜕、赤芍、防风各 6 克，茯苓皮、赤小豆、冬瓜皮各 12 克，荆芥 3 克。水煎服，每日 1 剂。有清热利湿、祛风止痒之功效。适用于湿热内蕴型丘疹性荨麻疹。

▶ 生地黄 12 克，地肤子、金银花、蒲公英、牡丹皮各 10 克，荆芥、防风各 6 克，薄荷 3 克。水煎服，每日 1 剂，分 2 次服。有清热凉血、疏风止痒之功效。适用于风热型丘疹性荨麻疹。

▶ 焦三仙（焦山楂、焦麦芽、焦神曲）各30克，白鲜皮、黄芩各10克，栀子、赤芍各6克，香槟榔5克，防风、荆芥穗各3克。水煎服，每日1剂，分2次服。有消食导滞、清热止痒之功效。适用于食滞型丘疹性荨麻疹。

▶ 赤小豆15克，茯苓、鸡内金各10克，防风、白鲜皮、金银花各6克，甘草3克。水煎服，每日1剂，文火水煎2次，每次煎沸后再煎20分钟。按年龄大小取汁50～200毫升：3岁以下50毫升，3～5岁100毫升，5～8岁150毫升，8岁以上200毫升。分数次服。有清热利湿、解毒止痒之功效。适用于小儿丘疹性荨麻疹之湿热证。

▶ 连翘、牡丹皮、桑叶、菊花、桔梗、白蒺藜各10克，薄荷、蝉蜕、金银花、荆芥各6克。水煎服，每日1剂，分2次服。有清热解毒、疏风止痒之功效。适用于风热型丘疹性荨麻疹。

▶ 连翘、山楂、莱菔子、神曲、厚朴各10克，橘皮、木香、蝉蜕各6克。水煎服，每日1剂，分2次服。有消食导滞、疏风止痒之功效。适用于食滞型丘疹性荨麻疹。

▶ 薏苡仁、赤小豆各50克，大枣15枚，红糖30克。水煎服，每日1剂。有健脾利湿、养血止痒之功效。适用于脾虚风湿热邪外袭型丘疹性荨麻疹。

▶ 白术、蝉蜕、野菊花、赤小豆、茯苓、鸡内金各10克，白鲜皮、荆芥、防风、金银花各6克，甘草3克。水煎服，每日1剂。有健脾利湿、清热解毒、疏风止痒之功效。适用于脾虚风湿热邪外袭型丘疹性荨麻疹。

▶ 一枝黄花6～15克，重楼3～12克，石蟾蜍4.5～10克，半边莲10～30克，半枝莲12～30克，大枣3～5个，生甘草6克。水煎服，按年龄大小调整药量，4日为1个疗程。此方性偏寒，少数患者食后有肠胃反应，可加入健脾药，如白术、陈皮等。有清热解毒、凉血止痒之功效。适用于风热型丘疹性荨麻疹。

▶ 黄芪30克，党参20克，当归15克，白术、茯苓各12克，白蒺藜9克，升麻、防风、僵蚕各6克，陈皮3克。水煎服，每日1剂，7剂为1个疗程。有益气健脾、疏风止痒之功效。适用于脾虚湿困型丘疹性荨麻疹。

▶ 黄芩、栀子、六一散、赤芍各10克，野菊花、黄连各6克。水煎服，每日1剂，分2次服。有清热利湿、解毒止痒之功效。适用于湿热型丘疹性荨麻疹。

中药外治

▶ 炉甘石45克，黄柏、枯矾、滑石粉各35克，冰片10克，樟脑20克。

共研为细末，混匀，贮瓶密封备用。用时，将药末直接撒在皮肤患处，适当揉擦，每日2～3次。有清热燥湿、收敛止痒之功效。适用于一般性丘疹性荨麻疹，特别是伴有瘙痒者。

▶ 药用滑石粉、地肤子粉、白鲜皮粉各100克，薄荷脑、冰片（研末）各10克。加蒸馏水1000毫升，用时摇匀，用毛刷蘸搽患处，每日3～5次，或感痒即搽。有清热利湿、凉血止痒之功效。适用于湿热型或伴有瘙痒的丘疹性荨麻疹。

▶ 苍耳子、防风、地肤子、威灵仙、白矾各10克。共研为细末，加入南通蛇药片（市售成药）4片研匀。用时视皮疹多少，取药末加适量白酒或75%乙醇调成稀糊状，涂于患处，每日3～4次，直至痊愈。有祛风除湿、解毒止痒之功效。适用于风湿毒邪所致的丘疹性荨麻疹。

▶ 活蟾蜍3～4克。除去内脏，洗净后置罐内煮至极烂，用纱布滤去渣，用汤淋洗患处，直接擦干，不需水洗，每日3～4次。有清热解毒、消肿止痒之功效。适用于小儿丘疹性荨麻疹。

▶ 蛇床子、地肤子、苦参、当归各15克，防风、荆芥、赤芍、蝉蜕各9克。共煎汤，外洗患处，每日1～2次。有清热利湿、祛风止痒之功效。适用于小儿丘疹性荨麻疹。

▶ 雄黄、明矾各适量。用开水调敷，每日3次。有解毒燥湿、止痒之功效。适用于丘疹性荨麻疹，表现为皮肤瘙痒、红疹等。

▶ 路路通30克，苍术、百部各15克。水煎去渣，外洗患处，每日2次。有祛风除湿、止痒之功效。适用于风湿型丘疹性荨麻疹。

▶ 川椒10克，野菊花、苦参各15克。水煎去渣，外洗患处，每日2次。有清热燥湿、止痒之功效。适用于湿热型丘疹性荨麻疹。

▶ 鲜红萝卜全株。加水6000毫升，浓煎取液，熏洗上身，以出汗为度，洗后避风，每日洗1次。有清热解毒、利湿止痒之功效。适用于丘疹性荨麻疹，表现为皮肤瘙痒、红疹、湿热症状等。

▶ 薄荷、苦参、樟脑粉、白酒各适量。将薄荷、苦参浸白酒内7日后，去渣滤酒，加入樟脑粉混匀，用棉签蘸药涂擦患处，每日3次。有清热燥湿、凉血止痒之功效。适用于湿热型或伴有瘙痒的丘疹性荨麻疹。

▶ 蛇床子、丁香、白芷各20克，细辛、苍术、艾叶、香附、雄黄、硫黄各10克，冰片5克。共研为细末，加入冰片混合。25克为1袋。一袋放于患者贴身衣袋内，另一袋放于患者床铺一侧床单下或枕下，每2个月换香袋1次。有祛风除湿、解毒止痒之功效。适用于湿热型或伴有瘙痒的丘疹性荨麻疹。剧痒者加地肤子6克、苍耳子3克；合并感染者加金银花12克、绿豆衣12克。

▶石韦150克。煎水外洗患处，每日1次。有清热利湿、止痒之功效。适用于湿热型丘疹性荨麻疹。

食疗法

▶柴胡30克，丝瓜一条，薏苡仁50克。将柴胡放进锅里，煎煮后滤渣取汁，丝瓜去皮切段。薏苡仁用柴胡汁煮烂后，再放进丝瓜煮5分钟左右即可。每日1次。有凉血解毒之功效。适用于丘疹性荨麻疹伴有发热、皮肤瘙痒等症状者。

▶薏苡仁、赤小豆各50克，大枣15枚，红糖30克。将薏苡仁、赤小豆洗净后加水煮沸。转小火煮30分钟左右，加入大枣和红糖继续煮10分钟即可。每日1次。有清热利湿、养血安神之功效。适用于丘疹性荨麻疹有皮肤瘙痒、红肿、血虚症状者。

药疹

药疹是指药物通过各种途径（如注射、口服、吸入、外用等）进入人体后引起的皮肤黏膜急性炎症性反应，又称药物性皮炎，属于药物过敏引起的皮肤病。中医统称之为“药毒”，是由于机体禀性不能耐受所致。主要分为风热型、湿热型、血热型、火毒型、气阴两虚型等。

中药内服

▶桑叶、菊花、牛蒡子、黄芩、蒲公英、白鲜皮、连翘、地肤子各10克，栀子9克，荆芥、防风、甘草各6克，蝉蜕5克。水煎服，每日1剂，分早、中、晚3次服。有散风清热、凉血散瘀之功效。主治风热型药疹。

▶茯苓皮、金银花各30克，牡丹皮、丹参各15克，紫草、苦参、生槐花各12克，甘草10克。若患者有高热现象，方中加石膏30克；若患者有水疱滋水、水肿现象，方中加土茯苓 30 克。水煎服，每日 1 剂，分早、晚 2 次服。有清热解毒、行水消肿之功效。适用于药物过敏引起的发热、水肿、水疱等症状。通常用药 3～5 日可基本消除药物过敏症状。

▶ 滑石、土茯苓、薏苡仁各 30 克，萆薢、苍术、白术、车前子、泽泻各 10 克，黄柏 9 克，甘草 6 克。每日 1 剂，水煎分 3 次服。有清热除湿、利尿去毒之功效。主治湿热型药疹。

▶ 水牛角、生地黄、土茯苓各 30 克，蒲公英 15 克，赤芍、牡丹皮、紫草、金银花、大黄、车前草、槐花各 10 克，甘草 6 克。每日 1 剂，水煎分 3 次服。有凉血、清热、利湿之功效。主治血热型药疹。

▶ 水牛角 50 克，生地黄、生石膏各 30 克，玄参 12 克，赤芍、牡丹皮、黄 93 芩、栀子、金银花、紫草各 10 克，黄连、竹叶、甘草各 6 克。每日 1 剂，水煎分 3 次服。有清火解毒、养阴泻热之功效。主治火毒型药疹。

▶ 麦芽 30 克，谷芽 20 克，生地黄 15 克，玄参、淮山药各 12 克，沙参、天冬、麦冬、玉竹、金银花各 10 克，黄芩、白术各 9 克，炙甘草 6 克，陈皮 3 克。每日 1 剂，水煎分 3 次服。有益气、养阴、清热、健脾、和胃之功效。主治气阴两虚型药疹。

▶ 龙胆、黄芩、柴胡、木通、泽泻、生地黄、赤芍各 10 克，生甘草 6 克。水煎服，每日 1 剂，分早、晚 2 次服。有清热、利湿、解毒、凉血消斑的作用。主治湿热下注型固定药疹，效果显著。

▶ 重楼、水牛角粉（先煎）各 30 克，金银花、生地黄各 20 克，连翘 15 克，牡丹皮、赤芍、麦冬、玄参、竹叶、天花粉、大青叶、知母各 10 克。水煎服，每日 1 剂，分 3 次服。有凉血清营、解毒养阴的作用。主治毒入营血型固定药疹。

中药外治

▶ 紫柄冬青 15 克，土大黄、紫草、冰片各 9 克，金银花 6 克。共研为细末，加蜂蜜适量，调匀外敷患处，用药纱布固定，每日 1 换。有清热解毒、生肌敛疮之功效。对药疹引起的皮肤糜烂、渗液有较好的疗效。

▶ 地榆、蒲公英、马齿苋、白鲜皮各适量。加水煎汤，取浓汁湿敷患处，每次 10～20 分钟，每日 1 次。有清热解毒、生肌祛腐之功效。对药疹有明显疗效。

▶ 马齿苋、乌梅各 50 克，土茯苓、白芷、丹参、萆薢、白鲜皮、五味子各 25 克，紫草、蒲公英各 20 克，青黛、贯众、山楂、建曲各 15 克。水煎取浓汁，湿敷患处，每日数次。有清热解毒、化瘀消斑、祛风止痒之功效。对于药疹等的治疗有明显作用。

▶ 地榆、苦参各 30 克，地肤子 20 克，龙胆 15 克，大黄 12 克，全蝎、蝉蜕、防风、蛇床子、枯矾各 10 克。加水 4000 毫升，煮沸 30 分钟，待温后，外洗患处，每日 2 次，7 日为 1 个疗程。洗后在室内避风休息 30 分钟。有杀虫、消毒、凉血、消斑的作用。主治剥脱性皮炎型药疹。

▶ 新鲜鬼箭羽 1 把，新鲜忍冬花藤 1 把。洗净，加水煮沸，去渣取汁，先熏患处，待水温后，再湿敷患处 30 分钟；水凉后，加兑适量温水，洗浴患处。每日 1 剂。有清热解毒之功效。适用于消除荨麻疹状的药疹。通常连用 2 剂，即可消除荨麻疹状的药疹。

食疗法

▶ 柠檬 1 个，冰糖适量。将柠檬清洗干净，放入榨汁机中榨成汁。在柠檬汁中加入适量糖，搅拌均匀即可。每日适量饮用。有清热解毒、增强免疫力、促进皮肤恢复之功效。适用于多种类型的药疹，特别是风热型和湿热型药疹。

▶ 鲜嫩黄瓜 300 克，大米 100 克，盐、生姜各适量。将黄瓜洗净，去皮去心切成薄片。大米淘洗干净，生姜洗净拍碎。锅内加适量水，下入大米、生姜，大火烧开后，改用文火慢慢煮至米烂时下入黄瓜片。再煮至汤稠，加入少许盐调味即可。每日 2 次温服。有清热解毒、利湿、健脾和胃、促进消化之功效。适用于湿热型药疹。

▶ 猪瘦肉 60 克，当归、黄芪各 20 克，防风 10 克。将当归、黄芪、防风用干净纱布包裹，与猪瘦肉一起炖熟。饮汤食猪瘦肉。每日适量食用。有祛风解表、胜湿止痛、补气养血、增强免疫力之功效。适用于多种类型的药疹，特别是风热型和湿热型药疹。

▶ 排骨 250 克，薏苡仁 50 克，生姜、盐各适量。薏苡仁提前泡 2～3 小时。把排骨用开水焯一下，去掉血沫。重新接一锅冷水，放入排骨和姜片，中火煮开。放入薏苡仁，再次开锅后，转小火慢慢炖煮。煮至薏苡仁熟烂，加盐调味即可。每日适量食用。有健脾利湿、清热排脓之功效。适用于湿热型药疹。

按摩和艾灸疗法

取穴：曲池、膈俞、肺俞、脾俞、内关、血海、委中、阴陵泉、三阴交。每日按摩 1 次，每次 30 分钟左右，然后点燃艾灸条灸 10 ～ 15 分钟。

第五章 结缔组织皮肤病

红斑狼疮

红斑狼疮是一种全身性、慢性、进行性、反复发作和缓解的典型自身免疫性结缔组织病。中医学认为，此病是由于个体先天禀赋不足，再加上后天七情内伤，或日光照射，或饮食不节，而致阴阳气血失调、化热成毒、血热损络、蕴热肌肤、伤及五脏六腑而诱发并加重。因红斑狼疮病因及临床表现较为复杂，故中医上又有“红蝴蝶疮”“马缨丹”“茱萸丹”“鬼脸疮”“日晒疮”“悬饮”“水臌”等称谓。

中药内服

► 干地黄12克，当归、茯苓、炒白芍、玫瑰花、白术、川楝子各10克，柴胡、厚朴花、陈皮各6克，薄荷3克。水煎服，每日1剂。有疏肝健脾、调和肝脾之功效。适用于红斑狼疮所致的肝脾不和证。

► 茯苓15克，黄芪、党参、干地黄、麦冬各12克，白术、酸枣仁、当归各10克，远志、炙甘草、广木香、五味子各6克。水煎服，每日1剂。有养心健脾、益气安神之功效。适用于红斑狼疮导致的心脾两伤患者。

▶ 玄参、大生地黄、生何首乌、紫草、麦冬各 15 克，女贞子、知母、牡丹皮、赤芍、生甘草各 10 克。水煎服，每日 1 剂。有滋阴清热、凉血解毒之功效。适用于红斑狼疮伴有阴虚内热、皮肤红斑等症状者。

▶ 生石膏、绿豆衣、金银花炭各 30 克，生地黄炭 15 克，玄参、炒白芍各 12 克，炒知母、炒牡丹皮、连翘、桑寄生、甘草各 10 克，琥珀、竹叶各 6 克。水煎服，每日 1 剂。有清热解毒、凉血化瘀之功效。适用于红斑狼疮热毒炽盛，皮肤红斑明显，伴有发热、烦躁等症状者。

▶ 连翘、玄参、石膏、金银花各 30 克，白鲜皮、枸杞子、仙鹤草、生地黄、洋火叶各 20 克，女贞子、菟丝子、知母、黄连、黄芪、龟甲、白术、赤芍各 15 克，威灵仙、苍术、凌霄花、大黄炭、青蒿、紫草、西洋参、当归、水蛭、土鳖虫各 8 克，羚羊角 5 克，玫瑰花 4.5 克，蜈蚣 2 条，冬虫夏草 1 克。水煎服，每日 1 剂，分早、中、晚 3 次服。有扶正祛邪、调理阴阳、调理脏腑之功效。对系统性红斑狼疮有治疗作用。

▶ 生地黄、当归、黑芝麻各 12 克，白鲜皮、荆芥穗、防风、何首乌各 9 克，熟地黄、川芎、白芍、桑叶、蝉蜕各 6 克，荆芥 3 克。水煎服，每日 1 剂。有清热凉血、益气养阴、解毒化斑之功效。适用于红斑狼疮伴有血热、皮肤红斑、瘙痒等症状者。

▶ 黄芪 30 克，决明子 24 克，薏苡仁 20 克，山楂 18 克，生地黄、茯苓各 15 克，丹参、川芎各 12 克，广地龙、川楝子、柴胡各 10 克，水蛭 3 克。水煎取汁，分早、中、晚 3 次服，每日 1 剂。有益气通络、活血降脂、滋阴降火之功效。适用于红斑狼疮伴有血瘀、血脂异常、阴虚火旺等症状者。

中药外治

▶ 丹参 30 克，白芷、黄柏、苦参、地肤子各 15 克。将上述药材研磨成粉末，加入适量清水调制成糊状。每日涂抹患处 2～3 次。有活血化瘀、祛风解表、清热燥湿、利尿止痒之功效。适用于气滞血瘀型红斑狼疮，对改善皮肤瘙痒、红肿等症状有一定帮助。

▶ 黄柏 30 克，白芷 15 克，甘草 10 克。将上述药材加水煎煮 30 分钟，取汁放凉。用棉签蘸取药汁，轻轻涂抹于患处。每日涂抹患处 2 次。有清热燥湿、祛风止痒、解毒消肿之功效。适用于热毒炽盛型红斑狼疮，对缓解皮肤炎症、红肿等症状有一定效果。

▶ 鲜生地黄、鲜芦根、大青叶各 30 克，金银花、白鲜皮各 15 克，连翘 12

克，板蓝根、桑叶、赤芍、黄芩、滑石各9克，生栀仁6克，甘草3克。将上述药材加水煎煮30分钟，取汁放凉。用棉签蘸取药汁，轻轻涂抹于患处。每日涂抹患处2～3次。有清热凉血、解毒利湿、疏风止痒之功效。适用于湿热结毒型红斑狼疮，对改善皮肤红斑、瘙痒、渗出等症状有一定帮助。

食疗法

► 熟地黄20克，山茱萸15克，鸭肉80克。鸭肉洗净切块，同熟地黄、山茱萸一起，加水适量，放入炖盅内，隔水炖3小时，食用，每周1～2剂。有滋阴养血、养胃之功效。适用于肝肾阴虚型盘状红斑狼疮，狼疮肾炎急性复发型，久病阴虚或激素用药过久合并脾大、肝功能及肾功能损害者。

► 红参10克，北黄芪30克，乳鸽1只（50克），调料适量。乳鸽宰杀去毛、内脏，切块；北黄芪加水煮沸后约10分钟后，与红参、乳鸽共放入炖盅内，隔水炖3小时，调味后吃肉饮汤，每周2剂。有补气升阳、止汗利尿之功效。对脾肾阳虚型红斑狼疮或狼疮肾炎患者有效。

► 鹌鹑1只，女贞子30克，西洋参10克。鹌鹑宰杀去毛、内脏，与女贞子、西洋参一起加水适量放入炖盅，隔水炖3小时，吃肉饮汤，每周2剂。有养阴补肾之功效。对有狼疮肾炎患者有效。

► 水发海带、扁豆各50克，鲜荷叶3张。将海带和鲜荷叶切碎备用；扁豆洗净加水煮至八成熟后，加入海带和荷叶，煮成粥食用。每周2～3剂。有清热利水、解暑健脾、祛风化湿之功效。适用于热毒炽盛型系统性红斑狼疮早期患者。

► 薏苡仁50克，柴胡30克，嫩丝瓜1条。柴胡加水适量，煎煮取汁；嫩丝瓜去皮，切段；薏苡仁用柴胡汁煮烂，加丝瓜煮5分钟即成。每日1剂，早、晚各服1次，3剂为1个疗程。有清热凉血、疏肝理气的作用。适用于系统性红斑狼疮早期有发热或感冒者。

► 莲藕、鲜茅根、粳米各适量。鲜茅根切碎，加水适量，煎煮约10分钟取汁；莲藕切丁，与粳米放入鲜茅根汁中煮烂。每日1剂，可分2次服，连服7～10日。有清热生津、凉血止血、健脾和胃、清热解毒、利尿止血之功效。适用于各类热毒炽盛型红斑狼疮急性发作，伴有发热、红斑、尿少者。

► 冬瓜500克（去皮、瓤），西瓜500克（去皮、籽）。冬瓜加水适量，煎煮取汁，晾凉备用；西瓜榨汁，与冬瓜汁混匀，冷饮。每日1剂，连服1周。

有除湿利尿、清热除斑之功效。适用于狼疮性皮肤病变。

▶鸭梨、白萝卜各1000克，生姜、炼乳、蜂蜜各250克。鸭梨去核，白萝卜、生姜洗净切碎，分别榨汁；鸭梨汁、白萝卜汁共置锅中，先武火后文火煎煮，浓缩至膏状时，加入生姜汁、炼乳、蜂蜜，急搅令匀，加热至沸，停火待冷却后装瓶。服用时以开水冲化，每次服1匙，每日服2匙，连服7～10日。有养阴清热、止咳化痰的作用。适用于红斑狼疮并发肺部病变者。

▶陈仓米粉、糯米粉、白砂糖、莲子各750克，芡实120克，淮山药120克，茯苓12克。加水适量，煮熟，温后团捏成饼状，每块饼约20克，晾凉后备用。每日吃3～4块。有健脾益肾、益气养血的作用。适用于红斑狼疮胃肠道损害及血液系统损害、血细胞减少等。

▶薏苡仁62克，赤小豆（去皮）20克，鲜金银花10克，冰糖少许。薏苡仁、赤小豆煮粥，待半熟时加入冬瓜60克，煮熟后加鲜金银花和冰糖即成，每日1剂，连服5～7日。有清热除湿、健脾消肿、凉血除斑的作用。适用于狼疮皮肤病变者。

▶新鲜白茅根60克，竹叶30克，新鲜车前草叶15克，生薏苡仁100克。白茅根、车前草叶、竹叶加水适量，水煎煮半小时左右，取汁去渣，放入生薏苡仁煮熟即可，每日1剂，连用7～10日。有清热利湿之功效。适用于狼疮并发肾炎所致水肿。

按摩、艾灸疗法

热毒炽盛型红斑狼疮取穴大椎、委中、陷谷、大陵、阳陵泉；阴血亏虚型红斑狼疮取穴曲池、合谷、迎香、风池、劳宫、涌泉；阳气虚衰型红斑狼疮取穴百会、曲池、合谷、足三里、命门、商丘；气滞血瘀型红斑狼疮取穴膻中、气海、合谷、太冲、章门、内关、印堂。按摩穴位10～15分钟后，点燃艾条对准穴位灸20～30分钟，每日1次。

耳穴疗法

耳部取穴，主穴取面颊、外鼻、肺、肾、阳性点（在与病变对应的耳区寻找，可为敏感点，亦可局部形态或色泽变化）。根据不同的症状选取不同配穴，睡眠差，则配神门、心；昏沉、神志不清，则配脾、胃；女性月经不调，配内分泌。每次取主穴3～4穴，用王不留行籽贴住，用胶布固定，3～5日更换1次。主治盘状红斑狼疮。

硬皮病

硬皮病是一种以局限性或弥漫性的皮肤增厚、纤维化为特征，可累及心、肺、肾、消化道等多个器官和系统的自身免疫性弥漫性结缔组织疾病，也称为系统性硬化症。以手、足皮肤硬化最常见，严重时可以出现全身皮肤僵硬。中医学认为，此病是肾阳不足，卫外不固，风寒湿邪乘虚外袭，阻于皮肤肌肉之间，致营卫不和、气血凝滞，成为“皮痹”（局限性硬皮病）；久之寒邪由络深入，内侵脏腑而成“风痹”（系统性硬皮病）。

中药内服

▶黄芪30克，白术、龙眼肉各15克，党参10克，全当归、川芎、茯神、远志、桂枝各9克。水煎取汁，每日1剂，分2次服。有补肾养血、益气健脾、温经通络之功效。适用于局限性硬皮病。

▶生地黄30克，乌梢蛇、当归、赤芍各15克，麻黄、川芎、陈皮各10克，甘草6克。水煎取汁，每日1剂，分2次服。可疏风祛湿、清热化瘀、软坚通滞。适用于全身系统性硬皮病。

▶黄芪、威灵仙、伸筋草各20克，当归、党参、女贞子、甘草各15克，桃仁、红花各10克，川芎、桂枝各5克。水煎取汁，每日1剂，分3次服。有补气养血、活血化瘀通络之功效。适用于各型硬皮病。

▶独活、羌活、桑寄生、秦艽、川芎、当归、杭白芍、桂枝、制附片、丝瓜络各10克，细辛3克。水煎取汁，每日1剂，分2次服。有祛风散寒、除湿通络的作用。适用于硬皮病寒湿痹阻证。

▶黄柏、苍术、牛膝、薏苡仁、苦参、连翘、知母、蚕沙、滑石、甘草各10克。水煎取汁，每日1剂，分2次服。发热者，加柴胡10克、黄芩10克；肢体疼痛者，加忍冬藤15克；口渴者，加天花粉15克；舌体暗红者，加川芎

10克、丹参15克。有清热、利湿、通络之功效。适用于硬皮病湿热痹阻证。

▶ 鸡血藤、黄芪各15克，桂枝、芍药、当归、川芎、生姜各10克，大枣5枚。水煎取汁，每日1剂，分3次服。头晕目眩者，加柴胡6克、升麻6克；肌肤麻木者，加丝瓜络10克；肌肉消瘦明显者，加山药15克；纳少者，加炒山楂15克、炒麦芽15克；不寐者，加炒酸枣仁10克、首乌藤15克。有益气养血通络之功效。适用于硬皮病气血亏虚证。

▶ 党参、白术、枸杞子、熟地黄、山茱萸、山药、制附片、巴戟天、淫羊藿各10克，肉桂、干姜、鹿角霜各6克。水煎取汁，每日1剂，分2次服。有温补脾肾、温阳散寒的作用。适用于硬皮病脾肾阳虚证。

▶ 黄芪、太子参各20克，生地黄、当归、赤芍各15克，羌活、防风、苍术、川芎、白芷、炒黄芩、桃仁、红花各12克，白术、灵芝各10克，细辛、甘草各6克，淫羊藿、菟丝子各8克。水煎服，每日1剂，15剂为1个疗程。有散寒除湿、清湿热、养血活血、通痹之功效。适用于局限性硬皮病。

▶ 鸡血藤、丹参、黄芪、积雪草、甘草各30克，豨莶草20克，巴戟天、肉苁蓉各15克，当归、白术、瓜蒌皮、茯苓皮各12克，仙茅、淫羊藿、制附子各10克，肉桂4.5克。加水500毫升，文火煎煮至200毫升，去渣取汁；再加水至400毫升，文火煎至150毫升。每日1剂，分早、晚2次饮服。有温阳散寒、活血化瘀、益气养阴、利湿消肿之功效。适用于系统性硬皮病。

中药外治

▶ 祁艾花、伸筋草、生甘草各15克，透骨草12克，石菖蒲、川乌、草乌各9克。水煎取汁，待温，加水适量，洗浴，每日1～2次。有温经散寒、活血通络、祛风除湿之功效。适用于风寒湿痹型局限性硬皮病。

▶ 制草乌、川椒、艾叶、桂枝各20克。水煎取汁，溻洗患处，每日1次，每次20～30分钟。有温阳散寒、活血止痛之功效。主治局限性硬皮病。

▶ 黄药子250克。加水煎熬，趁热熏洗患处，每日2次。有清热解毒、软坚散结之功效。对于硬皮病有一定的辅助治疗作用。

▶ 桑枝、桂枝、松节、赤芍各30克。水煎取汁，热浸患处，每日2次，每次浸泡20分钟。有温经散寒、活血通络之功效。适用于皮肤变硬而病变较轻者。

▶ 苦参、艾叶、蛇床子、地肤子、苍耳子、商陆各等量。水煎取汁，热敷患处，每日2次，每次10分钟。有清热燥湿、祛风止痒、软坚散结之功效。

适用于皮肤变硬而病变较轻者。

▶苍术、桂枝、桑叶、紫苏叶、冰片各等适量。水煎取汁，熏洗或浸泡硬化部位的皮肤，每日2～3次，每次间隔约30分钟。具有改善局部血液循环、调整局部代谢的作用。适用于风寒湿痹型或气血瘀滞型硬皮病。

食疗法

▶大枣20克，冬虫夏草15克，龙眼肉10克，鸡1只，调料适量。鸡宰好，洗净，除内脏，与大枣、冬虫夏草和龙眼肉一起放进瓦锅内，加水适量，文火煮约3小时，调味后食用，分2次吃完，每周1～2剂。有补脾益肾、补心安神、养血等功效。适用于肺脾肾虚之硬皮病者。

▶独活12克，黑豆60克，米酒适量。黑豆泡软，与独活同置瓦锅中，加水约2000毫升，文火煎至500毫升，去渣取汁，兑入米酒，每日1剂，分2次温服。有祛风除湿、活血通络、解毒滋肾、散寒除痹、扶助正气之功效。适用于风寒湿阻型硬皮病者。

按摩、刮痧疗法

取穴：肾俞、命门、血海、风市、阳陵泉、三阴交、内关、曲池、太溪、足三里。每日按摩5～10分钟，每日1次。

若是局限性硬皮病则要取主穴三组：前额皮损者取穴上星、阳白、头维、血海、三阴交；上肢皮损者取穴扶突、大椎、印堂、太阳；腰背和下肢并受损者取穴腰阳关、环跳、秩边、承山、三阴交。每日按摩或用刮痧板刮3～5分钟。

艾灸疗法

取穴位四组：①大椎、肾俞；②命门、脾俞；③气海、血海；④膈俞、肺俞。

制药饼：白附子、乳香、没药、丁香、细辛、小茴香、苍术、川乌、草乌各等量。先研成细末，加蜂蜜、葱水适量，调和捏成药饼。药饼直径2.5厘米，厚0.6厘米，上穿数小孔。

主穴每次取1组，各组轮用。将药饼置于穴位之上，再将纯艾炷安放于药饼上，点燃。灸完1壮，再灸1壮，每穴共灸2壮。每周据病情灸2～4次，

3个月为1个疗程。适用于系统性硬皮病。能有效减轻雷诺现象、减轻关节酸痛、改善微循环障碍。

皮肌炎

皮肌炎是一种以皮肤、肌肉损害为突出表现的自身免疫性结缔组织病。以受累皮肤（面颈部、眼周等部位）淡紫红色水肿性红斑、肌痛、肌无力等为主要临床特征。中医学认为，本病是由于先天不足，后天失养，外感六淫，内伤七情，阴阳失调，胃热脾湿，交蒸蕴结，郁久生毒，毒邪阻络，阴于皮肤与肌肉之间，皮红肌肿而致。

中药内服

▶石膏、茵陈、薏苡仁各20克，水牛角、金银花、板蓝根、白头翁、黄芪各18克，茯苓、白术各15克，连翘12克。水煎服，每日1剂，分早、中、晚3次温服。有清热解毒、利湿消肿之功效。适用于皮肌炎湿热阻络证。

▶地骨皮30克，龟甲、鳖甲各15克，生地黄、黄芪、党参、山药各12克，紫草、南沙参、北沙参、麦冬、白术各9克，牡丹皮6克。水煎服，每日1剂，分3次服。有益气、养阴、凉血之功效。主治气阴两虚、阴虚生热型皮肌炎。

▶生石膏30克（先煎），忍冬藤20克，生地黄15克，沙参、金银花、连翘、天花粉、秦艽、牡丹皮、麦冬各12克，桑叶、杏仁、麻仁、知母各9克，贝母6克。水煎服，每日1剂，分3次服。有清润化痰、清热润燥、养肺生津、凉血化斑之功效。适用于皮肌炎肺热津伤证。

▶鸡血藤、薏苡仁各30克，茯苓、赤芍、泽泻、生地黄各15克，蚕沙、防己、龟甲、牛膝各12克，黄柏、麦冬、木瓜、苍术各10克，藿香、佩兰、桃仁、厚朴各9克、红花、木通各6克。水煎服，每日1剂，分3次服。有养阴清热、芳香化湿、舒筋通络之功效。适用于皮肌炎湿热浸淫证。

▶黄芪、薏苡仁各30克，熟地黄、山药、桑寄生、党参各15克，白术、扁豆、莲子肉、巴戟天、牛膝、茯苓各12克，当归10克，附片9克，陈皮6

克，干姜5克，砂仁3克（后下）。水煎服，每日1剂，分3次服。有健脾益气、养血强筋之功效。适用于皮肌炎脾胃虚弱证。

▶鹿衔草、黄芪各30克，桑寄生、党参、鸡血藤、白芍各15克，牛膝、生地黄、杜仲、知母、熟地黄各12克，鹿角胶（烊化）、龟甲胶（烊化）、当归、黄柏各9克。水煎服，每日1剂，分3次服。若患者久病阴损及阳，症见怕冷、阳痿、小便清长、舌淡、脉沉细者，则方中去生地黄、黄柏、知母、龟甲胶，加鹿角片、补骨脂、巴戟天各12克，以补肾温阳。有滋养肝肾之功效。适用于皮肌炎肝肾阴虚证。

▶黄芪100克，金银花、紫花地丁、苍术、黄柏各50克，玄参25克，当归、马勃、紫草、牡丹皮各20克，甘草15克。水煎服，每日1剂，分3次服，3剂后口干、肌痛略减轻；守前方加鱼腥草50克、生地黄30克，金银花改为100克，6剂后诸症减轻。有清热解毒、利湿通络之功效。适用于皮肌炎湿热阻络证。

▶鸡血藤30克，络石藤、黄芪各20克，党参、生地黄、北沙参各15克，牡丹皮、紫草各12克。水煎服，每日1剂，分3次服。有养阴通络之功效。适用于皮肌炎阴虚血热证。

中药外治

▶盐500克、小茴香子120克。放锅内炒热，用布包敷痛处，每日2～3次。有温经散寒、通络止痛之功效。适用于皮肌炎肌肉及关节疼痛。

▶伸筋草、红花、赤芍、丹参、路路通、羌活、独活、川芎、丝瓜络各适量。水煎取浓汁，先熏蒸患处，水稍温后，取干净毛巾蘸汁溻洗或热敷肿胀疼痛患处，热度以耐受力而定。每日1次，每次30分钟，15日为1个疗程。有活血化瘀、舒筋通络之功效。对皮肌炎有较明显的疗效。

食疗法

▶煮熟猪（或牛）骨髓3份，紫河车粉1份，米粉、白糖各适量。煮熟猪（或牛）骨髓与紫河车粉捣烂拌匀，拌入米粉，上锅蒸熟，加白糖调服。每次2～4克，每日3次。也可用新鲜骨髓加入黄豆适量煮食。有补益肝肾、填精生髓、强筋壮骨之功效。适用于皮肌炎病久腿软无力、肌肉萎缩者。

▶鸽子1只，鲜山药50克，玉竹、麦冬、党参各15克。将鸽子剖好洗净。

将鲜山药、玉竹、麦冬、党参用布包起，诸药加水、调味品与鸽子共煮，文火煮熟。每日1剂，去药包食用。有补气健脾、养心安神之功效。适用于皮肌炎有体虚乏力、胃纳不香、气短、心悸、怔忡等症状者。

▶ 黄牛肉150克，粳米150克，盐、味精、葱花各适量。将黄牛肉洗净，切成细小丁状。将粳米淘洗干净。将牛肉丁和粳米一同放入锅中，加入适量的水，用大火煮沸后转小火慢炖。煮至粥熟烂，撒上葱花，加入少量盐、味精调味即可。建议每日早餐食用，或根据个人情况适量食用。有补气益精、健身强筋骨之功效。适用于皮肌炎有气血两虚、筋骨无力者。

▶ 莲子、百合各100克，猪瘦肉30克，燕窝3克，生粉、冰糖各适量。将燕窝用清水浸泡4小时以上，直至软化，去除杂质，切成小块备用；将莲子洗净，去除莲心；百合洗净备用；将猪瘦肉切成肉丝，用生粉适量勾芡。将莲子、百合放入锅中，加入适量的水，用大火煮沸后转小火慢炖30分钟至莲子变软。将燕窝和肉丝加入锅中，继续炖煮20分钟至燕窝完全溶解。加入冰糖调味，继续炖煮5分钟至冰糖完全融化。用生粉勾芡，使汤汁浓稠，即可关火盛出。建议每日适量食用，或根据个人情况佐餐服用。有养阴生精、补中益气之功效。适用于皮肌炎有体虚乏力、心悸怔忡、失眠多梦、皮肤干燥等症状者。

按摩疗法

首先按摩穴位，每日1次，每次每个穴位3～5分钟。实证取穴期门、支沟、阳陵泉、足三里、太冲；虚证取穴肝俞、肾俞、行间、足三里、三阴交；肺热型下肢出现症状取穴少商、列缺、尺泽、环跳、阳陵泉、足三里、三阴交、肩贞、曲池、阳池；肝肾阴虚型取穴肾俞、肝俞、太溪、三阴交；湿热型取穴解溪、髀关、秩边、手三里、外关、合谷、环跳、阳陵泉、足三里、三阴交。

然后推拿督脉和任脉，从背部大椎开始用木梳推脊柱至尾椎，每日1次，每次10分钟；然后患者仰卧，用拇指从颈部中下方向下推至耻骨上方的气海，每日1次，每次10分钟。

艾灸疗法

艾灸取穴中脘、神阙、关元、命门、足三里、大椎，以提高正气、补气血。点燃灸条，隔姜片灸所选穴位。每日1次，每穴灸5～10分钟，隔日1次，每月不超过10次。艾灸应循序渐进，逐渐延长艾灸的时间，逐渐增加艾灸的热度。可调和阴阳、滋阴肝肾、益气养血、清热解毒、改善气血不足。

瘢痕疙瘩

瘢痕疙瘩，又称为结缔组织增生症，是皮肤伤口愈合过程中或其他不明原因，人体胶原合成代谢功能失常，导致胶原纤维过度增生的结果，民间俗称“疤痕疙瘩”。中医称之为“蟹足肿”或“巨痕症”。中医学认为，本病是气血瘀滞、经络痹阻、痰湿互结所致。

中药内服

▶ 黄芪 45 克，太子参 30 克，白术 15 克，生地黄 15 克，丹参 30 克，水蛭 9 克，桃仁 12 克，川芎 12 克。水煎服，每日 1 剂。有化瘀生肌之功效。适用于气血瘀滞导致的瘢痕疙瘩。

▶ 五灵脂 1500 克，蜂蜜适量。五灵脂研成细末，调入蜂蜜，制成蜜丸，每丸 3 克。每次半丸至一丸半，每日 2 次，温水送服。有活血破瘀、软坚化滞之功效。适用于瘀血阻滞、结块坚硬的瘢痕疙瘩。

▶ 丹参 15 克，乌药 6 克，白僵蚕 9 克，三棱 9 克，莪术 9 克，白芥子 9 克，厚朴 9 克，橘红 9 克，土贝母 9 克，沉香 1.5 克。水煎服，每日 1 剂。有活血化瘀之功效。适用于瘀血内阻、经络不通导致的瘢痕疙瘩。

▶ 桃仁、红花、青皮、当归尾各 6 克，赤芍、党参各 10 克，三棱、莪术、猪蹄甲、枳壳、广木香各 4.5 克。黄芪、皂角刺、茯苓各 12 克，土鳖虫 9 克。水煎服，每日 1 剂，分早、晚服。有活血理气、解毒软坚之功效。适用于气血瘀滞、毒邪内结导致的瘢痕疙瘩。

▶ 连翘、金银花、牡丹皮、赤芍、夏枯草各 10 克，路路通 12 克，当归、山慈菇各 15 克，制香附、猪蹄甲、皂角刺各 6 克。水煎服，每日 1 剂。有解毒通络之功效。适用于毒邪侵袭、经络阻滞导致的瘢痕疙瘩。

▶ 当归 3 克，生地黄 3 克，川芎 3 克，赤芍 3 克，黄芩 3 克，赤茯苓 3 克，陈皮 3 克，红花 3 克，生甘草 3 克，生姜 3 片，五灵脂 6 克（研末）。水煎前

10味，煎好后，加1杯酒，再调入五灵脂末，热服，每日1剂。有清热凉血、活血祛瘀之功效。主治血热瘀阻证。

▶ 天花粉50克，黄芪、丹参、益母草各30克，党参、地龙、猪蹄甲各15克，蝉蜕、当归、赤芍、桃仁、甘草、红花、羌活、秦艽各10克，乳香、没药各5克。水煎服，每日1剂，连服3～4个月。有祛风散毒、软坚化表、活血通络、化腐生肌之功效。尤其适用于烧伤引起的瘢痕疙瘩。

中药外治

▶ 乌梅50克，五倍子30克，蜈蚣5条，苦参30克，生地黄40克，麝香3克。蜈蚣、麝香研成细末，余药加水泡10小时后煎汁500毫升，加入食醋500毫升，浓缩收膏成糊状，再加入蜈蚣、麝香粉搅匀备用。使用时取适量药膏均匀摊于多层消毒桑皮纸上，再消毒患处，盖上药膏，每日1次，15日为1个疗程，一般连用2个疗程，无效则不再用。有活血化瘀、使瘢痕组织变软之功效。适用于气血瘀滞、经络不通导致的瘢痕疙瘩。

▶ 五倍子15克，牡丹皮15克，地肤子15克，蜈蚣1条。共研成细末，调入适量蜂蜜，外敷患处，每日1换。有软坚通络之功效。适用于瘀血阻滞、经络不通导致的瘢痕疙瘩。

▶ 三七粉若干，米醋适量。三七粉中倒入米醋，调成糊状，敷于患处，早、晚各1次。有疏风散表、活血化瘀、止痒之功效。适用于风邪侵袭、气血瘀滞导致的瘢痕疙瘩。

▶ 先配置Ⅰ号药液，方用艾叶15克，老松皮30克，威灵仙15克，红花10克。加水浸泡1小时后，煎煮2次，合并2次滤液约3000毫升。再配置Ⅱ号药液，方用艾叶30克，丁香50克，红花20克，冰片6克。先将艾叶与丁香加水1000毫升，采用蒸馏法提取挥发油300毫升；红花用75%乙醇100毫升浸泡渗滤，加冰片溶解；以上两液混匀即得Ⅱ号药液。使用时先用干净毛巾或医用纱布浸透Ⅰ号药液，湿敷患处，每日2次，每次30～40分钟。不敷时则外搽Ⅱ号药液，每日3～4次。有散瘀清热、止痛止痒之功效。适用于瘀血阻滞、热毒内蕴导致的瘢痕疙瘩。

▶ 衣鱼、鸡屎白、鹰粪白、芍药、白蔹、白蜂各等份。研成细末，以乳汁调和，贮瓶备用。用时取适量涂抹患处，每日3次。有破积、解毒、消疮灭瘢之功效。适用于毒邪侵袭、气血瘀滞导致的瘢痕疙瘩。

▶ 白羊乳1000克，羊胰2具，甘草（研成细末）60克。和匀后，夜间取适量涂抹于患处2遍；第2日，用猪蹄汤汁清洗患处；每晚重复涂抹。有活血润燥之功效。适用于血虚燥结、经络不通导致的瘢痕疙瘩。

▶ 密陀僧60克，羊乳适量。密陀僧研成细末，加羊乳调和，睡前涂抹患处2遍；早上醒后用艾叶水清洁患处，隔日涂抹1次。有软坚散结之功效。适用于瘀血阻滞、结块坚硬的瘢痕疙瘩。

▶ 当归50克，白芷50克，猪脂1000克。三者混合捣烂，用布包好，加高度白酒煎十余沸，去滓，备用。每日涂患处5～10次。有疏风散表、活血化瘀之功效。适用于风邪侵袭、气血瘀滞导致的瘢痕疙瘩。

▶ 蜂房（炒）30克，蜈蚣5条，蜘蛛5只，土鳖虫15克，轻粉、明雄黄各9克，冰片3克，紫草10克，香油500毫升，蜂蜡200克。蜂房、蜈蚣、蜘蛛、土鳖虫、紫草用香油炸至焦枯，捞出残渣，离火待凉；将轻粉、冰片、明雄黄兑入搅拌均匀；再将蜂蜡熔化兑入，油凝固可再置火上化开即可；倾置净瓶或罐中备用。用时将药膏摊在油纸上约3毫米厚，贴患处，用医用纱布固定，1～2日换药1次。有清热解毒、活血祛瘀之功效。适用于热毒内蕴、气血瘀滞导致的瘢痕疙瘩。

▶ 透骨草、北刘寄奴各3克，伸筋草、木通、紫草根各7.5克，茜草、地榆、昆布各6克，松节4.5克，香油360毫升。前9味以香油浸48小时，文火将药炸成焦黄色，去渣。用时微加温，涂抹患处，每日2次。有活血软坚、消肿生肌之功效。适用于瘀血阻滞、经络不通导致的瘢痕疙瘩。

▶ 矾石、安息香、狼毒、乌头、羊踯躅、附子、葛根、白芷、海螵蛸、赤石脂、皂荚、干地黄、天雄、芍药、川芎、大黄、当归、莽草、石膏、地榆、白术、续断、鬼臼、蜀椒、巴豆、细辛各50克。上述药物共捣为末，以猪脂2000克和药，煎沸，入盐15克。用时取适量敷于患处，以医用纱布包扎固定，每2日换药1次。有解毒活血通络之功效。适用于毒邪侵袭、气血瘀滞导致的瘢痕疙瘩。

▶ 生附子、密陀僧、煅牡蛎、川芎、茯苓各15克。共研为细末，加香油适量，调成糊状，敷于患处，每2～3日换药1次。有清热解毒、疏风散表之功效。适用于热毒内蕴、风邪侵袭导致的瘢痕疙瘩。

▶ 苏木30克，红花、木瓜、川牛膝、川芎、蛇床子、木贼、荆芥穗各12克，地龙15克，地肤子21克。将上述药物装入一个干净纱布袋中，扎口，加一小脸盆清水，煮沸30分钟，趁热熏洗患处，最后将药袋压成扁平状敷于患处，每日早、晚各1次，1剂可用2～4次。可不换水，用时将原药水加少量水，再煮沸后，如上述操作。有活血消瘢之功效。适用于术后引起的瘢痕疙瘩者。

▶ 黄连60克，黄芩、黄柏、大黄、生地榆、寒水石各150克。共研成末，加黄蜡120克、香油500毫升熬膏。用时取适量涂抹于患处。每日换药1次。

有活血化瘀、软坚散结之功效。适用于烧烫伤引起的瘢痕疙瘩者。

▶ 白附子末、鹰粪白各30克。共研成细末，加蜂蜜适量调成糊状，敷于患处。每日3～5次。有化瘀、软坚散结之功效。适用于瘀血阻滞、结块坚硬的瘢痕疙瘩。

食疗法

▶ 核桃仁250克，白糖、食用油各适量。炒锅放食用油，烧至四成热时，放入核桃仁炸至漂起时捞出。锅内留少量底油，烧至五成热时放入白糖搅炒。待糖溶化起小泡时倒入核桃仁，颠翻拌匀，使糖匀布核桃仁上即成。每日适量食用，作为零食或甜品。有促进皮肤健康之功效。适用于各种类型的瘢痕疙瘩，尤其是因皮肤营养不良、干燥等引起者。

▶ 黑芝麻10克，黑木耳5克，白糖适量。将黑木耳用温水泡发2小时，去蒂，撕瓣。黑芝麻炒香。将黑木耳、黑芝麻放入铝锅内，加水适量，置中火煎熬1小时，滤出汁液。再加水煎熬，将两次煎液合并，放入白糖拌匀即成。每日适量饮用，可分次饮用。有促进皮肤新陈代谢、淡化瘢痕之功效。适用于各种类型的瘢痕疙瘩，尤其是因皮肤新陈代谢缓慢引起者。

▶ 鲜牛奶200克，黑芝麻120克，粳米60克，淮山药15克，冰糖适量。将粳米洗净，用清水浸泡1小时，捞出沥干。淮山药切成小颗粒，黑芝麻炒香。将以上食材放入盆中，加水和鲜牛奶拌匀，磨碎后滤出细茸待用。锅中加入清水、冰糖，溶化过滤，烧开后将粳米、淮山药、黑芝麻的浆汁慢慢倒入锅内，不断搅拌成糊，熟后起锅即成。每日适量食用，可作为早、晚餐食。有促进皮肤细胞生长和修复之功效。适用于各种类型的瘢痕疙瘩，尤其是因皮肤细胞受损引起者。

▶ 胡萝卜1根，西红柿1个。将胡萝卜和西红柿洗净，切成小块，放入榨汁机中榨取汁液。每日适量饮用，可分次饮用。有抑制黑色素沉着、减少瘢痕增生之功效。适用于瘢痕疙瘩伴有皮肤色素沉着、颜色加深等症状者。

白塞综合征

白塞综合征是一种全身性、慢性、缓解与反复发作交替出现的自身免疫性疾病，属于结缔组织病。中医学认为，此病多因个体先天禀赋不足，加之后天情志失调，或饮食不节，或外感邪毒，导致脏腑功能失和、湿热毒邪内生、痹阻脉络、熏蒸肌肤、侵及多脏腑而发病并加重。因白塞综合征病因及临床表现多样，故中医又有“狐惑病”等称谓，以口腔溃疡、眼部炎症及生殖器溃疡等为主要特征性症状。

中药内服

▶ 黄芪、丹参各 20 克，黄芩、甘草各 15 克，黄柏 12 克，黄连、酒大黄 10 克，茱萸、干姜各 6 克。上药放入砂锅中，加适量水煎服，每日 1 剂，分 3 次温服。有清热解毒、燥湿活血之功效。适用于白塞综合征急性期。

▶ 生甘草、赤小豆、土茯苓各 30 克，党参、当归各 15 克，黄芩、姜半夏、干姜各 10 克，川连 6 克，大枣 5 枚。上药放入砂锅中，加适量水煎服，每日 1 剂。有清热化湿、安中解毒之功效。适用于白塞综合征。伴有皮疹（为带脓头或不带脓头的毛囊炎）者加蒲公英、败酱草各 15 克；伴有外阴溃疡者加黄柏、苍术各 10 克；伴有眼炎者加枸杞子 12 克，菊花 10 克。

▶ 蒲公英 20 克，生地黄、熟地黄、黄芩、当归、麦冬、玄参、天冬、重楼各 15 克，金银花、黄芪、黄柏、黄连各 10 克，赤芍 9 克，西洋参 6 克。上药放入砂锅中，加适量水煎服，分 2 次服用，每日 1 剂。有补脾肾、祛血瘀之功效。主治白塞综合征。伴发热者加石膏 30 克，羚羊角粉（冲服）2 克；关节肿痛者加海桐皮 30 克，肿节风 15 克；结节性红斑者加水牛角 30 克，牡丹皮 10 克；口腔溃疡者加竹叶、连翘各 10 克；外阴溃疡明显者加白鲜皮、土茯苓各 20 克；出现眼部症状者加蝉蜕、密蒙花各 10～15 克。

▶ 益母草、鱼腥草各 20 克，金银花、野菊花各 15 克，赤芍、泽兰、夏枯草、川芎各 12 克，黄柏、甘草各 10 克，大黄（后下）6 克。上药放入砂锅中，加适量水煎服，分 2 次服用，每日 1 剂。有清热解毒、活血散瘀、利尿通淋、消肿止痛之功效。适用于热毒炽盛、瘀血阻滞型白塞综合征。

中药外治

▶ 锡类散少量，涂搽患处，每日数次。有清热解毒、消肿止痛之功效。适用于白塞综合征有口腔溃疡者。

▶ 金银花、野菊花各15克，木蝴蝶、生甘草各10克，薄荷5克。将上述药材洗净，放入砂锅中。加入适量清水，以刚好没过药材为宜。大火煮沸后，转小火继续煎煮20～30分钟。关火后，待药液稍凉，即可取汁含漱。每日数次。病情较重时，可适当增加含漱次数。有清热解毒、利咽生津、抗菌消炎之功效。适用于白塞综合征有口腔溃疡者。

食疗法

▶ 新鲜白萝卜、鲜藕各500克。将萝卜和鲜藕洗净，切块，放入果汁机中打碎，取汁饮用。每日1剂，分次饮用。有养阴生津、益胃止痛之功效。适用于白塞综合征出现口腔溃疡、口干咽燥等症状者。

▶ 干莲子100克，干银耳50克，大枣（去核）、冰糖各适量。将干银耳和干莲子分别用温水泡发。银耳泡发后去除底部的黄蒂，撕成小朵备用；莲子泡发后去除莲心备用。将泡发好的银耳和莲子放入砂锅中，加入适量的清水，大火煮开后转小火慢炖约1小时。加入去核的大枣和适量的冰糖，继续小火慢炖30分钟左右，直至银耳莲子羹变得浓稠即可。每日1剂，分早、晚2次食用。有滋阴润肺、安神助眠之功效。适用于阴虚火旺型白塞综合征。

▶ 鸭头2～3个，冬瓜500克，姜片、盐、鸡精各适量。将鸭头清洗干净，切块备用。冬瓜去皮、去籽，切块备用。锅中加水，放入鸭头，大火煮沸后撇去浮沫。加入姜片，转小火慢炖约30分钟。加入冬瓜块，继续小火炖煮约1小时。加入少量盐和鸡精调味即可。每周2～3次。有清热泻火、利尿消肿之功效。适用于阴虚内热型白塞综合征。

干燥综合征

干燥综合征是一种全身性、慢性、易反复发作和缓解的自身免疫性疾病，属于结缔组织病。中医学认为，此病多因个体先天禀赋不足，加之后天情志不遂，或劳伤过度，或外感燥邪，导致阴津亏损、气血失和、燥热内生、津液不布、润泽失司，造成局部或全身出现以干燥为主要特征的病证，并可伤及多脏腑。对干燥综合征，中医又有“燥痹”“燥证”等称谓，以口干、眼干及皮肤干燥等为主要特征性症状。

中药内服

▶ 沙参、麦冬各9克，玉竹6克，生扁豆、花粉、冬桑叶、生甘草各4克。将药材放入砂锅中，加入适量的清水，用武火煮沸后，转文火继续煎煮约30分钟。煎煮完成后，将药液滤出，即可服用。每日1剂，分2次服用。有清热生津、养胃润肺之功效。适用于肺胃阴虚型干燥综合征。

▶ 白莱菔子、桑叶皮、鲜苇茎（去节）各9克，青竹叶30张，金银花、冬瓜皮、贝母各6克，熟石膏、光杏仁、连翘壳各4克，生甘草2克。将上述药材放入砂锅中，加入适量的清水，用武火煮沸后，转文火继续煎煮约30分钟。将药液滤出，即可服用。每日1剂，分2次服用。有清热生津、润肺止咳、滋阴润燥之功效。适用于肺胃阴虚型干燥综合征。

▶ 枳实（破、水渍、炙干）、柴胡、甘草（炙）、芍药各4克。将药材放入砂锅中，加入适量的清水，用武火煮沸后，转文火继续煎煮20～30分钟。煎煮完成后，将药液滤出，即可服用。每日1剂，分2次服用。有透邪解郁、疏肝理脾之功效。适用于心肝血虚型干燥综合征。

▶ 白芍（炒）6克，人参、当归各4克，川芎2克，生姜3片，大枣3枚。将药材放入砂锅中，加入适量的清水，用武火煮沸后，转文火继续煎煮约30分钟。煎煮完成后，将药液滤出，即可服用。每日1剂，分2次服。有补气养血、柔肝止痛、健脾和胃之功效。适用于心肝血虚型干燥综合征。

▶ 桃仁、柏子仁、茯苓、细辛、防风各6克，大枣24枚，甘草、桂心、山茱萸各3克。将药材放入砂锅中，加入适量的清水，用武火煮沸后，转文火继续煎煮约30分钟。煎煮完成后，将药液滤出，即可服用。每日1剂，分2次服。有活血祛瘀、润肠通便、温中散寒、补益肝肾之功效。适用于心肝血虚型干燥综合征。

中药外治

▶ 生甘草45克，水蛭、地龙各30克，桂枝20克，川牛膝、附子各15克，土鳖虫、桃仁、苏木、红花、血竭、乳香、没药各10克。加适量水煎煮，滤渣取液，倒入木桶内浸洗患处，每日1～2次，每日1剂。有活血通络之功效。

适用于瘀血阻络型干燥综合征。

▶ 透骨草、肉桂、红花、苏木、桃仁各 50 克，川乌、草乌、细辛、三棱各 25 克。将上述药材粉碎成末，加适量水煎汤，待药汤温度适宜时，先熏后洗（注意避免烫伤），每次 20 分钟，每日 1 剂。有温经散寒、活血通络之功效。适用于干燥综合征指端青紫者。

▶ 玄参 20 克，谷精草、菊花、金银花各 15 克，石斛 10 克。将以上中药放入容器中，用清水浸泡半小时后煮沸，文火再煎 20 分钟，滤去药渣，将药汁放入小容器内，以蒸汽熏蒸眼部（注意避免烫伤）。药液温度适宜时，可用消毒纱布蘸药汁热敷眼部。有清热明目、滋养润燥之功效。适用于干燥综合征眼部干燥者。

食疗法

▶ 黑豆 50 克，何首乌 10 克，北沙参 30 克。将何首乌、北沙参煎取药汁，与黑豆同煮至极烂。每日 1 剂，分 2 次服。有滋养肝肾、益气润燥之功效。适用于肝肾阴虚型干燥综合征。

▶ 北沙参 30 克，黄芪 15 克，鸽蛋 10 个。将鸽蛋煮熟去壳备用。北沙参、黄芪加水煮半小时，以此汤煮鸽蛋。每周 2～3 次。有益气养阴、润燥生津之功效。适用于气阴两虚型干燥综合征。

▶ 麦冬 30 克，粳米 100 克。将麦冬加水煎取药汁，与粳米同煮成粥。每日 1 剂，分 2 次服。有养阴生津、润肺清心之功效。适用于肺胃阴虚型干燥综合征。

▶ 梨子 2 个，粳米 100 克。将梨子洗净去皮核，切成小块，与粳米同煮成粥。可作为日常食疗方，每周 2～3 次。有生津润燥、清热化痰之功效。适用于肺燥津伤型干燥综合征。

▶ 鲜桑椹 1000 克，蜂蜜 300 克。将桑椹加水煎煮 3 次，合并煎液，再以小火煎熬浓缩至较黏稠时，加蜂蜜煮沸停火，待冷装瓶。每日 2 次，每次 1 汤匙，以沸水冲化饮用。有滋补肝肾、养血润燥之功效。适用于肝肾阴虚型干燥综合征。

第六章 红斑、鳞屑性皮肤病

多形红斑

多形红斑又称渗出性多形红斑，是一组累及皮肤、黏膜，主要表现为红斑、丘疹和水疱的急性自限性炎症性皮肤病。中医称之为“寒疱”“猫眼疮”“雁候疮”“血风疮”“寒疮”等。中医学认为，本病多由禀性不耐，风寒外袭，营卫不和而致；或因外感风寒、湿热内蕴，郁于皮肤所致；或火毒炽盛，蕴阻肌肤所致。

中药内服

▶黄芪15克，桂枝、白芍、当归、丹参、炙甘草、羌活各10克，干姜6克，细辛3克，大枣5枚。水煎服，每日1剂，分2次服，7剂为1个疗程。有温阳散寒、活血化瘀、养血活血、补气升阳、调和营卫之功效。适用于寒冷型多形红斑。

▶白芍15克，桂枝、白术、防风、当归、炙甘草各10克，麻黄、细辛、干姜各6克。水煎服，每日1剂，分2次服。有疏风散寒、养血和营的作用。适用于多形红斑风寒束表证。

▶ 苦参15克，茯苓、知母、木通、栀子、黄芩、生地黄、荆芥、防风各10克，蝉蜕、甘草各6克。水煎服，每日1剂，分2次温服。有疏风、清热、利湿之功效。适用于多形红斑湿热郁表证。

▶ 白茅根、连翘、板蓝根、金银花、茯苓、生地黄各15克，黄芩、黄连、玄参、牛蒡子、泽泻各10克，生甘草6克。水煎服，每日1剂，分2次服。有清热解毒、凉血利湿之功效。适用于多形红斑火毒上壅证。

▶ 生黄芪、党参各30克，桂枝、白芍、当归、丹参各15克，陈皮、炙甘草各10克，生姜5片，大枣7枚。每日1剂，水煎2次，分3次温服，7剂为1个疗程。有活血散寒、化瘀通络之功效。适用于阴寒型多形红斑。

▶ 白鲜皮、地肤子、板蓝根、生地黄、石膏各30克，白蒺藜15克，赤芍、牡丹皮、当归、荆芥、知母、苦参、生大黄（后下）各10克，蝉蜕、甘草各5克。水煎服，每日1剂。有凉血清热、养血活血、解毒燥湿、疏风生津、透疹止痒之功效。适用于风热型多形红斑。

▶ 白茅根30克，车前草、生地黄各15克，大青叶12克，茜草根、紫草根、牡丹皮、防风、菊花各10克，薄荷3克。水煎服，每日1剂，分3次服。有清热、凉血、散风之功效。适用于多形红斑血热证。

▶ 鸡血藤15克，茯苓、桂枝、白芍、吴茱萸、当归、白术各10克，干姜6克，陈皮5克。水煎服，每日1剂，分2次服。有健脾除湿、温经散寒之功效。适用于多形红斑寒湿证。

▶ 白鲜皮15克，紫草、黄芩、茯苓、生地黄各12克，防风10克，秦艽、白术、牡丹皮各9克。水煎服，每日1剂，分2次服。有健脾祛湿、疏风凉血之功效。适用于多形红斑湿热郁表证。

▶ 地肤子30克，槐花12克，白菊花、款冬花、首乌藤、忍冬藤各9克。水煎服，每日1剂。有清热利湿、解毒的作用。适用于多形红斑湿热郁表证。

▶ 牡丹皮、黄芩、艾叶、甘草、当归、白芍、桂枝各10克，干姜6克。水煎服，每日1剂，分2次服。有调和营卫之功效。适用于多形红斑热入营血证。

▶ 芦根、玄参各30克，牡丹皮、大青叶、竹叶、连翘、金银花、荆芥、僵蚕各10克，蝉蜕、牛蒡子、桔梗、甘草各6克。水煎服，每日1剂，5剂为1个疗程。有清热解毒、疏风解表之功效。适用于多形红斑湿热郁表证。

▶ 水牛角30克，生地黄、蒲公英、金银花各15克，连翘、赤芍各10克，生石膏6克，蝉蜕4克。加水适量，炖服，每日1剂。有清热解毒、凉血和营之功效。适用于多形红斑热入营血证。

中药外治

▶ 大黄、黄柏、黄芩、苦参各适量。水煎取浓汁，熏洗患处，每次 20 分钟，每日 2～3 次。有清热解毒、燥湿收敛之功效。适用于多形红斑症见皮肤糜烂者。

▶ 板蓝根、牛蒡子、薄荷、黄芩、黄连、连翘各适量。水煎取浓汁，熏洗患处，每次 20 分钟，每日 3 次。有清热解毒、疏风散邪之功效。适用于火毒型多形红斑。

▶ 生地黄、生石膏、生槐花、地肤子、首乌藤各 30 克，甘遂、甘草各 10 克。水煎煮沸 10 分钟，先熏后洗患处，每日 1 次，每次 15 分钟。1 周后可见成效。有清热凉血、利湿解毒之功效。适用于多形红斑湿热郁表证。

▶ 蛇床子、地肤子、苦参、黄柏、明矾、川椒各 30 克。加清水 2500 毫升，煎熬，煎沸 30 分钟，过滤去渣取汁，趁热先熏后洗患处，每日熏洗 2～3 次，每次 30 分钟。有清热燥湿、杀虫止痒之功效。适用于多形红斑湿热郁表证。

▶ 黄柏、地榆各适量。水煎取浓汁，以无菌纱布完全浸润后，湿敷患处，2 小时更换 1 次，保持纱布处于湿润状态。有清热燥湿、收敛生肌之功效。适用于多形红斑症见皮肤糜烂者。

▶ 白菊花、金银花各适量。泡水含漱，每日多次。有清热解毒、疏风利咽之功效。适用于多形红斑有口腔黏膜损害者。

▶ 五倍子适量。炒黄后，研成细末。用时，撒于患处，每日 2 次。有收敛止血、燥湿敛疮之功效。适用于多形红斑有皮肤糜烂、渗出者。

食疗法

▶ 黄芪、当归、白芍各 10 克，干姜 3 片。用纱布袋包水煎汁，与米粥搅拌一起食用，每日 2 次。有益气养血、温中散寒之功效。常食用，对多形红斑有很好的辅助治疗及预防作用。

▶ 鲜槐花、玉米面各 100 克，鲜白茅根 30 克，玄参 20 克，白糖适量。先将玄参、鲜白茅根去杂质洗净，加清水适量，煎煮药液，用药液调和玉米面，加入鲜槐花和适量白糖，拌匀后蒸成发糕即可。每日适量食用，可做主食。有清热泻火、凉血消斑之功效。适用于多形红斑火毒上壅证。

▶ 焖饭的锅巴 150 克，山药 120 克，莲子肉 100 克，砂仁 10 克，白糖适量。将锅巴焙干炒黄，莲子肉蒸熟晾干，砂仁、山药蒸熟焙干，共研极细末。用沸水冲调均匀，以白糖调味。每日3汤匙，早、晚服食。有健脾除湿、润肤化斑之功效。适用于多形红斑脾虚湿蕴证。

银屑病

银屑病是指皮肤红斑上反复出现多层银白色干燥鳞屑的慢性复发性皮肤病，俗称“牛皮癣”“蛇皮癣”或“松皮癣”。中医称之为“白疕”“蛇虱”。中医学认为，本病多由风热湿邪外袭，客于皮肤、阻于经脉所致；或因情志不畅，郁而化火，血热毒盛，血虚风燥引起的肌肤失养、干枯脱屑。

中药内服

▶ 生槐花、白茅根、生地黄、鸡血藤各30克，紫草根、茜草根、丹参各15克。水煎服，每日1剂。有清热解毒、凉血活血之功效。适用于血热型银屑病，主治毒热蕴结、郁于血分之证。

▶ 土茯苓30克，蒲公英、紫花地丁各20克，茵陈、金银花、连翘、野菊花、玄参各15克，三棱、莪术、赤芍各10克。水煎服，每日1剂。有祛湿解毒、活血化瘀之功效。适用于血瘀型银屑病，主治湿毒内蕴、血瘀脉络之证。

▶ 熟地黄30克，白芍20克，当归、何首乌、蜂房、天冬、麦冬、白鲜皮各15克。水煎服，每日1剂。有养血润燥之功效。适用于血燥型银屑病，主治血燥血亏、肌肤失养之证。

▶ 金银花、防己、薏苡仁、滑石、威灵仙、连翘各15克，蚕沙、赤小豆皮各10克。水煎服，每日1剂。有清热祛湿、通络止痛之功效。适用于关节型银屑病，主治湿热壅盛、脉络受阻之证。

▶ 金银花、连翘、生地黄各30克，蒲公英、紫花地丁、野菊花、黄芩各15克，黄连、黄柏各10克，甘草6克。水煎服，每日1剂。有清热除湿、凉血解毒之功效。适用于脓毒型银屑病，主治湿热内蕴、毒热炽盛之证。

▶ 金银花60克，生何首乌30克，生地黄28克，甘草24克，白芍、麦冬、阿胶（烊化）、沙参各18克，僵蚕、荆芥穗、防风、木瓜、威灵仙、黄芩、牡丹皮、丹参各9克。水煎服，每日1剂，分2次服。有滋补肺肾、祛风润燥之功效。主治银屑病肺肾阴虚、血虚化燥之证。

▶ 土茯苓、生槐花各 30 克，甘草 9 克。水煎服，每日 1 剂，分 2 次服。亦可泡水代茶饮。有除湿、清热、解毒之功效。主治银屑病湿热之证。

▶ 白鲜皮、茺蔚子、板蓝根、金银花、紫草皮、生地黄、牡丹皮各 15 克，茯苓、炒荆芥、白术各 10 克，甘草 3 克。水煎服，每日 1 剂，分 3 次服。有清热除湿、凉血散风之功效。主治银屑病湿毒内蕴、血热受风之证。

▶ 生石膏、土茯苓、生薏苡仁各 30 克，生地黄、牡丹皮、知母、紫草、金银花各 15 克，蛇蜕 12 克，赤芍 9 克，黄连、荆芥、生甘草各 6 克。水煎服，每日 1 剂，分 2 次服。有凉血、清热、解毒、利湿之功效。主治银屑病热入血分、外发斑疹之证。

▶ 白鲜皮、生地黄、板蓝根、重楼、白花蛇舌草、土茯苓、水牛角粉（先煎）各 30 克，赤芍 20 克，牡丹皮 15 克，僵蚕 12 克，苦参 10 克，全蝎 6 克。水煎服，每日 1 剂，分 2 次服。有凉血化斑、清热解毒之功效。主治银屑病血热毒盛、壅搏肌肤之证。

▶ 白鲜皮、滑石各 20 克，黄柏 12 克，苦参、薏苡仁、赤芍、牛蒡子、地肤子、浮萍各 10 克，生地黄 9 克，甘草 5 克。水煎服，每日 1 剂，分 2 次服。有清热活血、祛风除湿之功效。主治银屑病湿热之证。

▶ 大枣 30 克，甘草 10 克。水煎服，每日 1 剂，分 2 次饮用。有益气调中、扶助正气之功效。适用于风寒外袭、营卫失调之银屑病。

▶ 生地黄、水牛角、连翘、赤芍各 12 克，玄参、麦冬、丹参、白鲜皮各 9 克，牡丹皮、蝉蜕、白蒺藜各 6 克，甘草 3 克。水煎取汁，每日 1 剂，分早、中、晚 3 次服。有清热凉血、解毒散结、祛风止痒之功效。适用于血热型银屑病。

▶ 首乌藤、生薏苡仁各 30 克，茯苓、白鲜皮、刺蒺藜、车前子各 15 克，白术、泽泻、厚朴、苦参、芡实、当归、川芎、枳壳各 10 克。水煎服，分早、中、晚 3 次服，每日 1 剂。有清热利湿、解毒散结、养血祛风之功效。适用于湿热型银屑病。

▶ 土茯苓 30 克，茵陈、金银花、连翘、野菊花、玄参各 15 克，蒲公英、紫花地丁各 20 克，三棱、莪术、赤芍各 10 克。水煎服，每日 1 剂。有清热解毒、凉血化瘀、散结消肿之功效。适用于稳定期银屑病。

中药外治

▶ 猪胆 1 个。猪胆刺破，将胆汁放在小碗内，加入明矾（如黄豆大），待溶化后用胆汁搽患处，每日2次，7日为1个疗程。有一定的消炎、止痒作用。适用于各型银屑病，特别是瘙痒明显者。

▶ 醋1000毫升，花椒100克。文火熬半小时，放凉后将熬的花椒水装入瓶中，用毛笔刷花椒水于患处，每日坚持早、午、晚3次。有温中止痛、杀虫止痒之功效。适用于各型银屑病，特别是皮损有瘙痒、红肿者。

▶ 土茯苓60克，土荆皮、白鲜皮各30克，野菊花20克，川椒、蜂房各10克。水煎取汁，搽洗患处，每周2～3次。有清热解毒、利湿止痒之功效。适用于各期寻常型银屑病。

▶ 石菖蒲、黄柏、黄芩、大黄、白矾、艾叶、射干、薄荷、知母、百部各30克，狼毒20克。水煎取汁，搽洗患处，每日3次，3～5日为1个疗程。有清热燥湿、解毒止痒之功效。适用于静止期皮损或有渗液、皴裂的银屑病。

▶ 细辛3克，马钱子（生用不去毛）、生草乌、硫黄、生白矾、冰片各适量。共研为细末，加入75%乙醇（或高浓度白酒），浸泡1周后备用。用时，取汁外擦患处，每日1～2次。有杀菌、止痒、促进皮肤愈合之功效。适用于各型银屑病，特别是皮损顽固、瘙痒明显者。

▶ 苍耳子、地肤子、威灵仙、艾叶、吴茱萸各15克。水煎取浓汁，搽洗患处，每日1次。有祛风止痒、清热解毒之功效。适用于皮损顽固难退、鳞屑较多者。

▶ 路路通、苍术各60克，百部、枯矾各15克。水煎取浓汁，搽洗患处，每日2次。有利湿、止痒、促进皮肤新陈代谢之功效。适用于皮损肥厚、鳞屑较多者。

▶ 花椒、牛皮、棉籽仁各120克，冰片60克，香油适量。花椒、牛皮、棉籽仁焙黄，共研为细末。用时，取冰片、药末适量，用香油调成糊状，涂敷患处，每日2次，12日为1个疗程。有温中止痛、杀虫止痒之功效。适用于各型银屑病，特别是皮损干燥、瘙痒者。

▶ 生地黄、滑石、蝉蜕、连翘、土茯苓、赤芍、黄芩、甘草、牡丹皮各20克。水煎，去渣取浓汁，加入陈醋1000毫升，浸泡2小时后备用。用时，蘸取药汁，涂抹于患处，每日1次，20日为1个疗程。有清热解毒、凉血止痒之功效。适用于各型银屑病，特别是血热型或皮损红肿明显者。

▶ 雪梨皮30克。捣烂如泥，外敷患处，每日1次。有解毒消肿之功效。适用于银屑病痈疽肿痛者。

▶ 徐长卿、地肤子、千里光各30克，槐花15克，黄柏、蛇床子、狼毒、苍耳子、白鲜皮各10克。水煎取汁，搽洗患处，每日早、晚各1次。有清热解毒、利湿止痒之功效。适用于各型银屑病。

▶ 采几条鲜榆树枝，挤压出汁液抹在患处（汁液只能用1次），每日1次，连抹10日。有消炎止痒之功效。适用于各型银屑病，特别是皮损有渗出或瘙痒者。

▶ 在大蒜中加入盐，捣烂如泥，敷在患处，用纱布盖好并用胶布固定，每日换新蒜泥1次。有杀菌、止痒之功效。适用于各型银屑病，特别是皮损瘙痒明显者。

▶ 鲜茄子。切片，粘在癣上即可，每日2次。有消炎止痒之功效。适用于各型银屑病，特别是皮损较轻者。

▶ 韭菜根30克。晒干研成面，用香油调糊状，涂患处，隔日1次，5次为1个疗程。有杀菌止痒之功效。适用于各型银屑病，特别是皮损干燥、瘙痒者。

▶ 红心藜取汁或煮成浓汁洗患处，每日1次。有消炎止痒之功效。适用于各型银屑病，特别是皮损有渗出或瘙痒者。

食疗法

▶ 生槐花、土茯苓各30克，粳米60克，红砂糖适量。生槐花、土茯苓加水煎沸30分钟，去渣取汁，加入粳米煮成粥，放入适量红砂糖调味食用。每日1剂，10日为1个疗程。具有清热凉血、祛风止痒等作用。适用于血热型银屑病。

▶ 车前子15克，蚕沙9克，薏苡仁30克，白糖适量。车前子、蚕沙加水煎沸30分钟，去渣取汁，加入薏苡仁煮成粥，放入适量白糖调味食用。每日1剂，10日为1个疗程。有清热解毒、祛风利湿之功效。适用于湿热型银屑病。

▶ 桂枝、牛膝各9克，杜仲18克，薏苡仁30克，白糖适量。桂枝、牛膝与杜仲加水煎沸30分钟，去渣取汁，加入薏苡仁煮成粥，放入适量白糖调味食用。每日1剂，10日为1个疗程。有清热解毒、活血通络、祛风利湿之功效。适用于银屑病湿毒内蕴、血热受风之证。

▶ 羊肉60克，仙茅18克，菟丝子15克，当归9克，调料适量。仙茅、菟丝子、当归加水煎沸30分钟，去渣取汁，加入切碎的羊肉煮汤，汤成，加入调料食用。每日1剂，7日为1个疗程。有祛风燥湿之功效。适用于风寒湿痹型银屑病。

单纯糠疹

单纯糠疹又称白色糠疹，是一种以发生于颜面部位的浅表性干燥鳞屑性色素减退为特征的慢性皮肤病，民间俗称“冷饭疤”。中医称其为“桃花癣”“虫斑”“吹花癣”。中医学认为，本病多由春日风热熏于面部，复感风邪，邪正相搏，郁于腠理而发病；或饮食不洁，内有虫积，脾失健运，湿热上熏于面部而致。

中药内服

▶ 金银花、板蓝根各 20 克，浮萍、紫草、荆芥、枳壳、防风、地肤子、白蒺藜各 15 克，甘草 6 克。水煎 2 次各取汁 200 毫升，每日 1 剂，分 2 次服。有清热解表之功效。适用于风热外袭型单纯糠疹。

▶ 黄芩、黄连各 12 克，栀子、连翘、菊花、荆芥各 9 克，大黄 5 克。水煎服，每日 1 剂，分 2 次服。有疏风、清热、泻火之功效。适用于风热外袭型单纯糠疹。

▶ 苦楝根皮 30 克，槟榔 18 克（先浸泡 12 小时），使君子肉、延胡索、鹤虱、生大黄（后下）各 9 克。水煎服，每日 1 剂，分 3 次服，连服 3 剂。有驱虫清毒之功效。主治单纯糠疹伴肠道寄生虫者。

▶ 金银花、生地黄各 15 克，牛蒡子、连翘、当归、荆芥、牡丹皮各 10 克，蝉蜕 6 克。水煎 3 次，每日 1 剂，早、中、晚分服。有疏风散热、解表清毒之功效。适用于单纯糠疹风热证。

▶ 使君子、槟榔、法半夏、白术、茯苓、党参、木香各 10 克，陈皮、炙甘草各 6 克，砂仁 4 克。水煎 3 次，每日 1 剂，早、中、晚分服。有健脾和胃、祛湿除虫之功效。适用于单纯糠疹脾失健运证。

▶ 白鲜皮、生地黄各 60 克，紫草、茜草根、赤茯苓皮各 45 克，牡丹皮、威灵仙、猪苓、栀子仁、黄芩、黄连、连翘、当归尾、泽泻各 30 克。共研成细末，水泛为丸如绿豆大，每次服 3～6 克，日服 2 次，用温开水送下。有清热凉血、除湿利水、祛风止痒之功效。适用于风热外袭型单纯糠疹。

▶ 当归、藕节各 12 克，玄参、黄芩、生地黄、葛根、丹参各 6 克，升麻、羌活、防风、蝉蜕、荆芥炭、紫草各3克，贯众1.5克。水煎服，每日1剂，连服5～7剂。有清热解毒、疏风散邪之功效。适用于风热外袭型单纯糠疹。

▶ 生地黄、当归各15克，牡丹皮、连翘、牛蒡子各12克，柴胡、金银花、荆芥各10克，甘草、蝉蜕各6克。水煎服，每日1剂，分2次服。有疏风止痒、清热解毒之功效。主治单纯糠疹风热证。

▶ 茯苓15克，陈皮、法半夏各12克，槟榔、使君子、木香、乌梅、党参、白术各10克，苦楝根皮、甘草各6克，砂仁4克。水煎3次，合并药液，每日1剂，分早、中、晚3次服。有除湿驱虫、健脾和胃之功效。主治单纯糠疹虫积伤脾之证。

▶ 当归、生地黄、防风、蝉蜕、知母、苦参、胡麻、荆芥、苍术、牛蒡子、生石膏各10克，木通、甘草各5克。水煎服，每日1剂，分早、晚2次服。有疏风止痒、清热除湿、凉血解毒之功效。适用于风热外袭型单纯糠疹。

▶ 党参、白术、茯苓、槟榔、使君子、半夏各10克，炙甘草、陈皮、木香、砂仁各3克。水煎服，每日1剂，分早、晚2次服。有健脾、和胃、驱虫之功效。主治单纯糠疹虫积伤脾之证。

中药外治

▶ 白芷9克，黄连、黄柏、铅丹各6克，茯苓4.5克，轻粉3克。共研为细末，加香油适量，调匀，搽拭患处，每日2次。有清热燥湿、祛风止痒之功效。适用于风热外袭型单纯糠疹。

▶ 黄柏、白鲜皮各30克，苦参、甘草各20克。水煎取浓汁，溻洗患处，每日3次。有清热、疏风、止痒之功效。适用于风热外袭型单纯糠疹。

▶ 生甘草30克，香油100毫升。用香油浸泡生甘草24小时后，文火慢煎至甘草枯焦，去渣取油备用。用时，蘸油搽拭患处，每日1次。有祛风、散热、消斑之功效。尤其适用于小儿单纯糠疹。

▶ 苍耳子50克，75%乙醇（或高浓度白酒）500毫升。密封浸泡1周后备用。用时，蘸取药汁外搽患处，每日2次。有祛风解表、清热止痒之功效。适用于风热外袭型单纯糠疹。

▶ 大蒜若干，陈醋适量。大蒜捣烂如泥，加陈醋调匀。取少量外敷患处，有轻微灼热感，取纱布固定，每日1换。有杀菌止痒之功效。适用于单纯糠疹虫积伤脾之证。

食疗法

▶ 芡实、山药各 30 克，粳米、盐各适量。将山药去皮，洗净，切成小块；芡实洗净备用。粳米淘洗干净，放入锅中，加入适量清水，大火煮沸后转小火。加入山药块和芡实，继续小火慢煮至粥稠米烂。根据个人口味加入少许盐调味即可。每周 2～3 次。有健脾益胃、补肾固精之功效。适用于单纯糠疹虫积伤脾之证。

▶ 薏苡仁、红豆各 30 克，冰糖适量。薏苡仁和红豆分别洗净，提前浸泡 2～3 小时。将浸泡好的薏苡仁和红豆放入锅中，加入适量清水，大火煮沸后转小火。小火慢煮至薏苡仁和红豆熟烂，汤汁浓稠。根据个人口味加入少许冰糖调味即可。每周 3～4 次。有利尿消肿、祛湿解毒之功效。对单纯糠疹有一定的辅助治疗作用。

▶ 银耳 1 朵，莲子、百合各 20 克，冰糖适量。银耳提前泡发，撕成小朵；莲子去心，洗净；百合洗净备用。将银耳、莲子和百合放入锅中，加入适量清水，大火煮沸后转小火。小火慢煮至银耳熟烂，汤汁浓稠。加入适量冰糖调味即可。每周 2～3 次。有滋阴润肺、清心安神、排毒养颜之功效。对单纯糠疹有一定的辅助治疗作用。

▶ 黄瓜 1 根，冰糖适量。黄瓜洗净，去皮，切成小块。将黄瓜块放入锅中，加入适量清水，大火煮沸后转小火。小火煮约 10 分钟，加入适量冰糖调味即可。每周 2～3 次。有清热解毒、生津止渴之功效。适用于风热外袭型单纯糠疹。

玫瑰糠疹

玫瑰糠疹是一种较常见的急性自限性炎症性皮肤病，民间俗称“风热疮”。中医学认为，本病多因血热，复感风邪，致内外合邪、热邪凝滞，郁于肌肤、闭塞腠理；或者是汗出当风，汗衣湿溻肌肤所致。

中药内服

▶ 何首乌 30 克，生地黄、熟地黄各 15 克，芍药、鸡血藤各 12 克，当归 9

克，乌梢蛇、川芎、僵蚕各6克。水煎取汁，每日1剂，分早、中、晚3次服。有清热除湿、祛风解表之功效。适用于风热蕴肤型玫瑰糠疹。

▶ 鲜生地黄、赤芍各15克，苦参12克，生栀子、白鲜皮、豨莶草各9克，菊花、牡丹皮各5克，生甘草、蝉蜕各3克。水煎服，每日1剂，分早、晚2次服，6剂为1个疗程。有清热、凉血、散风之功效。适用于血热风燥型玫瑰糠疹。

▶ 生地黄、玄参、黄芩各30克，金银花25克，栀子15克，牡丹皮、赤芍、白蒺藜、野菊花、生甘草各9克。水煎服，每日1剂，分早、中、晚3次服。有清热凉血、解毒祛风之功效。适用于血热风燥型玫瑰糠疹。

▶ 板蓝根30克，紫草15克。水煎服或冲泡代茶饮，每日1剂，10日为1个疗程。有凉血、疏风、解毒之功效。适用于玫瑰糠疹轻型患者。

▶ 生地黄、生石膏各15克，牡丹皮12克，知母、玄参、栀子、黄芩、牛蒡子、泽泻各9克，蝉蜕6克。水煎服，每日1剂，分早、晚2次服。有凉血、清热、祛风之功效。适用于血热风燥型玫瑰糠疹。

▶ 生地黄15克，金银花、菊花、黄芩各12克，荆芥、防风、苦参、皂角刺各9克，蝉蜕、甘草各6克。水煎服，每日1剂，分早、晚2次服。有疏风清热之功效，可清疏上焦风热。适用于风热蕴肤型玫瑰糠疹。

▶ 生石膏、生地黄各30克，紫草15克，当归、赤芍、荆芥、桃仁、白蒺藜、知母各10克，蝉蜕6克，生甘草3克。水煎服，每日1剂，分2次服。有凉血祛风之功效。主治玫瑰糠疹风热证。

▶ 板蓝根、金银花各30克，连翘12克，大青叶10克，山豆根6克。水煎服，每日1剂，分2次服。有凉血解毒之功效。主治玫瑰糠疹热毒证。

▶ 金银花、生地黄各30克，桑叶15克，白芍、白鲜皮各12克，牡丹皮、紫草各10克。水煎取汁，每日1剂，加水牛角粉（每日3克），分2次冲服。有清热凉血、解毒祛风之功效。主治迁延性玫瑰糠疹。

▶ 紫草15克，金银花、地肤子、白蒺藜各12克，荆芥、防风、赤芍、生地黄、白鲜皮、苦参各10克，浮萍、甘草各6克，板蓝根2克。加水适量，水煎取浓汁150毫升，每日1剂，分早、中、晚3次服。有清热凉血、祛风止痒之功效。适用于血热风燥型玫瑰糠疹。

▶ 芦根15克，荆芥、连翘、金银花、牛蒡子各10克，苦桔梗、淡豆豉、生甘草、鲜竹叶各6克，薄荷3克（后下）。水煎服，每日1剂，2周为1个疗程。有疏风清热之功效。适用于风热蕴肤型玫瑰糠疹。咽痛者加射干10克；便秘者加生大黄6克（后下）；皮肤瘙痒甚者加苦参15克；皮肤干燥者加生地黄、何首乌各15克。

▶ 生地黄20克，金银花15克，赤芍、牡丹皮、紫草、板蓝根、重楼、荆芥、防风各10克，薄荷（后下）5克。水煎服，每日1剂，分2次服，5剂为1个疗程。有凉血消风、清热解毒之功效。主治玫瑰糠疹脾肺热毒证。咽喉痛者加射干、牛蒡子各10克；瘙痒剧烈者加徐长卿10克。

▶ 白鲜皮39克，白茅根30克，刺蒺藜、金银花各15克，赤芍、白芍各12克，当归、茜草根、生枳壳、生甘草各9克，蝉蜕6克，浮萍3克。水煎服，每日1剂，分2次服。有凉血疏风、清热解毒之功效。适用于风热蕴肤型玫瑰糠疹。

▶ 金银花30克，白茅根、紫草各20克，蝉蜕、浮萍各15克，当归、红花、苦参各10克，甘草6克。水煎服，每日1剂，分2次服。有清热、解毒、燥湿、祛风、活血之功效。适用于各型玫瑰糠疹。

▶ 白茅根30克，生地黄、地肤子、白鲜皮、刺蒺藜、防风、紫草根各15克，牡丹皮、蝉蜕、荆芥、苦参各10克，甘草3克。水煎服，每日1剂，小儿减半使用。有清热凉血、祛风止痒之功效。适用于各型玫瑰糠疹。

中药外治

▶ 煅石膏200克，青黛、黄柏各20克。共研为细末，加香油适量，调匀外搽患处，每日2次。有清热燥湿、凉血解毒、止痒之功效。适用于玫瑰糠疹瘙痒剧烈，伴身热、口渴等症状者。

▶ 土荆皮100克，千金子0.5克，斑蝥3只。加入75%乙醇（或高浓度白酒）500毫升，密封浸泡7日后备用。用时，取药液外搽患处，每日1次。有杀虫止痒、祛风燥湿之功效。适用于玫瑰糠疹有瘙痒、皮肤湿烂、渗液等症状者。

▶ 寒水石、炉甘石粉各60克，甘油40克，青黛粉20克，冰片4克。调匀后，加蒸馏水400毫升。取药汁搽拭患处，每日2～3次。有清热收敛、止痒润肤之功效。适用于玫瑰糠疹瘙痒，且皮肤较干燥者。

▶ 地肤子、苦参、蛇床子、浮萍各30克，白芷、野菊花各15克，石菖蒲9克。加水适量，水煎取浓汁，溻洗患处，每日2～3次。有清热燥湿、祛风止痒之功效。适用于玫瑰糠疹有红斑、丘疹、瘙痒等症状者。

▶ 生地黄20克，野菊花12克，苦参、紫花地丁各10克，蛇床子、白芷各9克，地肤子5克。水煎取浓汁，加温水适量，浸洗患处15～30分钟。发疹面积较大甚至蔓延全身的患者，可改用浴桶浸泡全身。2日1剂，每日浸洗1次。有祛疹止痒之功效。适用于玫瑰糠疹有红斑、丘疹、瘙痒，发疹面积较大甚至蔓延全身者。

▶ 生地黄、土茯苓各 30 克，白附子 25 克，冰片 15 克，紫草 12 克，知母、透骨草各 10 克，黄芩 9 克，栀子 8 克，荆芥穗 6 克，马钱子 5 克，蜈蚣 3 条。共研为细末，加入陈醋与白酒比例为 3∶1 的混合液，调匀，搽拭患处，每日 6 次，7 日为 1 个疗程。有清热解毒、疏风祛湿、调节阴阳的作用。适用于玫瑰糠疹有红斑、丘疹、瘙痒剧烈，或伴有皮肤湿烂、渗液等症状者。

食疗法

▶ 苋菜（绿）500 克，冬菇（干）50 克，盐、白糖、葱段、姜片、食用油、清汤各适量。将冬菇用温水泡透，捞出，剪去根茎，挤干水，放入大汤碗内，加白糖、盐和少许食用油拌匀，然后加入少许泡冬菇的原汤，再加入清汤、葱段、姜片，上屉蒸约 90 分钟取出。苋菜取嫩尖洗净，用开水烫一下，然后用手将其轻轻挤干，将苋菜加入到汤碗中。适量食用，具体次数可根据个人喜好和身体状况调整。有清热利湿、凉血止痒之功效。适用于玫瑰糠疹有皮肤瘙痒、红斑等症状者。

▶ 绿豆 50 克，鲜白茅根 30 克，冰糖适量。鲜白茅根切段，与绿豆一起放入锅中，加水适量，大火煮沸后，转小火煮约 30 分钟，直至绿豆开花。加入冰糖调味即可。每日 1 剂，分次饮用。有清热凉血、祛湿解毒之功效。适用于血热风燥型玫瑰糠疹。

▶ 瘦肉 300 克，西红柿 3 个，盐、红薯粉各适量。西红柿洗净切好备用；瘦肉切成细条，加入适量的盐和红薯粉抓匀备用。将切好的西红柿入锅炒软，加入适量的清水。盖上锅盖，煮 5 分钟后转小火多煮一会。一片片滑入裹好红薯粉的瘦肉条，盖上锅盖，煮至肉熟即可。适量食用，具体次数可根据个人喜好和身体状况调整。有清热解毒、滋阴润燥之功效。适用于玫瑰糠疹有皮肤瘙痒、红斑、皮肤干燥、口干舌燥等症状者。

扁平苔藓

扁平苔藓又称扁平红苔藓，是一种可累及皮肤、黏膜、甲和毛发的表浅性、慢性炎症性皮肤病。中医称之为“口蕈”。中医学认为，本病是由于阴血不足，脾失健运，湿蕴不化，外感风热，风湿蕴聚，郁久化毒，发于肌肤而成；或因肝肾不足，阴虚内热，虚火上炎于口而致。

中药内服

▶ 大生地黄 15 克，玄参、当归、桔梗、天冬、麦冬各 9 克，黄芩、牡丹皮、赤芍、青皮、陈皮各 6 克，薄荷 5 克，防风 3 克，甘草 1 克。水煎服，每日 1 剂。有养阴、清热、和营之功效。主治扁平苔藓肝郁气滞之证。

▶ 生石膏、生地黄各 15 克，生薏苡仁、丹参各 12 克，当归、防风、地肤子各 10 克，荆芥、苦参、蝉蜕各 6 克，丝瓜络 4.5 克，苍耳子、乌梢蛇各 3 克。水煎服，每日 1 剂，分早、晚 2 次服。有清热解毒、利湿祛风之功效。主治扁平苔藓风热湿毒证。

▶ 丹参、路路通各 15 克，党参、苦参、白术、白鲜皮各 12 克，防风、羌活、僵蚕、赤芍各 10 克，川芎、附片各 6 克。水煎服，每日 1 剂。有活血通络、祛风除湿之功效。主治扁平苔藓风湿蕴阻证。

▶ 乌梢蛇、羌活、荆芥、防风、黄连、黄芩、金银花、连翘各 9 克，蝉蜕、白芷、生甘草各 6 克。水煎服，每日 1 剂，分 2 次服。有祛风解毒、清热利湿之功效。主治扁平苔藓风盛湿热证。

▶ 首乌藤、茯苓、当归、薏苡仁、生地黄各 10 克，柴胡、苍术、白芍、白术、黄芩、牛膝、丹参各 6 克，栀子、炙甘草、薄荷、龙胆各 3 克。水煎取汁 300 毫升，每日 1 剂，分 2 次温服。有疏肝解郁、健脾祛湿、活血祛瘀、养阴生津、凉血解毒之功效。适用于扁平苔藓肝郁之证。

▶ 生地黄 30 克，当归、赤芍、桃仁各 20 克，熟地黄、石斛、牡丹皮各 15 克，红花、牛膝各 9 克，甘草 6 克。水煎服，每日 1 剂，分 2 次温服。有清热凉血、养阴生津、补精益髓之功效。主治肝肾阴虚型口腔扁平苔藓。

▶ 白花蛇舌草、重楼、蒲公英各 30 克，天名精、茯苓皮、白芍、党参各 15 克，全当归、丹参、玄参、栀子各 10 克，炙甘草 5 克。水煎服，每日 1 剂，分 3 次服，20 日为 1 个疗程。有清热解毒、利湿消肿之功效。主治口腔扁平苔藓。

▶ 蒲公英 30 克，黄芩、甘草各 9 克，黄连 3 克。水煎服，每日 1 次。有清热解毒、燥湿止痛之功效。适用于口腔扁平苔藓急性发作期。

▶ 黄芪、生甘草各30克，何首乌、土茯苓、太子参、金银花各20克，北沙参、知母、玄参各12克，牡丹皮、黄柏、栀子各10克。水煎服，每日1剂，分3～4次口服，15日为1个疗程。有益气养阴、清热解毒之功效。适用于阴虚内热型口腔扁平苔藓。

▶ 鸡血藤30克，丹参15克，赤芍、僵蚕各10克。水煎服，每日1剂，分3次温服。有祛风利湿、活血通络之功效。主治扁平苔藓风湿蕴阻之证。

▶ 沙参30克，玄参15克，麦冬、女贞子各10克。水煎服，每日1剂，分2次服。有补益肝肾、滋阴降火之功效。主治口腔扁平苔藓虚火上炎之证。

▶ 金银花、连翘各30克，升麻15克。水煎2次，每日1剂，含漱及内服各半。有清热止痛的作用。主治口腔扁平苔藓。

▶ 女贞子、生地黄、熟地黄、土茯苓各15克，墨旱莲、白芍、枸杞子、白鲜皮、郁金、当归各12克，黄芩、枳壳、香附各10克。水煎服，每日1剂。有滋阴养血、清热解毒之功效。主治口腔扁平苔藓。

▶ 黄芪、党参、生地黄各30克，黄柏20克，肉桂、甘草、砂仁各10克。水煎服，每日1剂，早、晚各1次。有益气养阴、清热燥湿之功效。主治口腔扁平苔藓。

▶ 赭石20克，金银花18克，连翘、葛根各15克，茯苓、神曲、藿香各12克，木香、佩兰、枳壳、白术、旋覆花（包煎）各10克。水煎服，每日1剂。有清热解毒、化湿和胃之功效。主治口腔扁平苔藓。

▶ 栀子、黄芩、连翘各12克，大黄、黄连、竹叶各10克，甘草、薄荷各8克，芒硝3克。水煎服，每日1剂。有清热泻火、荡涤胃热之功效。主治扁平苔藓脾胃积热之证。

▶ 山药、熟地黄各20克，制附片15克（先煎30分钟），山茱萸、茯苓各12克，泽泻、牡丹皮、苍术各10克，肉桂3克。水煎服，每日1剂。有温补脾肾、引火归原之功效。主治扁平苔藓脾肾阳虚之证。

▶ 藿香、白术、黄芪、党参各15克，当归、陈皮、茯苓各10克，柴胡、升麻、甘草各6克。水煎服，每日1剂。有补中益气、健脾化湿之功效。主治扁平苔藓脾胃虚弱之证。

中药外治

▶ 金银花、玄参、生地黄各15克。水煎取浓汁，漱口，每日数次。有清热解毒、滋阴生津之功效。主治口腔扁平苔藓。

▶ 珍珠、牛黄各等量。共研成细粉，外涂患处。有解毒生肌、收敛止痛之功效。主治口腔扁平苔藓。

▶ 路路通、苍术各 60 克，百部、艾叶、枯矾各 15 克。水煎取汁，每日 1 剂，溻洗局部，每日数次。有祛湿止痒、收敛止痛之功效。适用于扁平苔藓出现皮肤损害。

▶ 硼砂、玄明粉各 4.5 克，黄连 3 克，冰片 1.5 克，犀牛黄 0.3 克。共研成细末，和匀，外涂患处，每次少量，每日数次。有清热解毒、消肿止痛之功效。适用于口腔扁平苔藓，尤其适用于局部红肿、疼痛明显者。

▶ 滑石 620 克，硼砂 90 克，龙骨 20 克，朱砂、川贝母、玄明粉各 18 克。共研成细末备用。用时，每次取 30 克药粉，加入甘油 30 毫升、蒸馏水 1000 毫升，调匀，外搽患处，每日数次。有清热燥湿、收敛止痒之功效。适用于扁平苔藓出现皮肤损害，尤其适用于湿热蕴结、瘙痒明显者。

▶ 玄明粉 15 克，硼砂、白糖各 9 克，冰片、朱砂各 6 克。共研成细末，外涂患处，每日数次。有清热解毒、消肿止痛之功效。适用于口腔扁平苔藓，尤其适用于局部红肿、疼痛明显者。

▶ 百部 300 克，75% 乙醇（或高浓度白酒）500 毫升。百部研成粗末，加 75% 乙醇（或高度白酒）浸泡 1 周备用。用时，蘸取药液外搽患处，每日 1 次。有杀虫止痒、解毒消肿之功效。适用于顽固性扁平苔藓。

▶ 金银花 12 克，五倍子 10 克，黄柏 9 克。水煎 20 分钟，去渣取汁，冷却后含漱口，每日 5～6 次。有清热解毒、收敛止痛之功效。主治口腔扁平苔藓。

食疗法

▶ 胖大海 4 枚，冰糖适量。冲入沸水，取汁服，每日 2 次。有清热、解毒、润肺的作用。适用于口腔扁平苔藓有口腔黏膜糜烂、疼痛、口干、咽燥、咳嗽等症状者。

▶ 绿豆 50 克，鸡蛋 1 个。鸡蛋打散备用；绿豆加水煮沸取汁，冲泡蛋花饮用。每日早、晚各 1 次。有清热解毒、滋阴润燥之功效。主治口腔扁平苔藓。

▶ 干牡蛎肉 50 克，猪瘦肉 100 克。加清水适量，煮汤食用，每日 1 剂，分 2 次服。有滋阴、养血、润燥之功效。适用于扁平苔藓有口腔黏膜或皮肤干燥、脱屑、瘙痒等症状者。

▶ 猪瘦肉 50 克，栀子根 20 克。加清水适量，煮汤食用，每日 1 剂。有清热泻火、活血止痛的作用。适用于扁平苔藓有口腔黏膜或皮肤红肿、疼痛剧烈、口臭、便秘、尿黄等症状者。

▶ 猪瘦肉100克，柳根30克。加清水适量，煮汤食用，每日1剂，分2次服。有祛风清热、滋阴润燥、消肿止痛的作用。适用于扁平苔藓有口腔黏膜或皮肤红斑、肿胀、疼痛、发热、恶风、口干等症状者。

▶ 花生仁100克，大蒜头50克。加水适量，煮熟食用，每日1剂，分2次服，连服2～4剂。有健脾和胃、解毒消肿之功效。适用于扁平苔藓有口腔黏膜或皮肤损害，伴有食欲不振、腹胀、便溏等症状者。

艾灸疗法

用艾炷温和灸患处20分钟（先用梅花针重叩患处至泛红，效果会更好），每日1次。有疏风通络、化瘀解表之功效。适用于顽固性扁平苔藓。

鱼鳞病

鱼鳞病是一种遗传性、慢性角化障碍性皮肤疾病，主要表现为皮肤干燥，伴有鱼鳞状脱屑，民间俗称“鱼鳞癣”，中医称之为“蛇身”或“鱼身”。中医学认为，本病是先天禀赋不足，肾精亏少，精亏血燥，以致皮肤无以荣润，加之后天失养，脾失健运，精血难生，津血失布，精微难达肌表，故瘀血滞留而导致肌肤甲错。

中药内服

▶ 当归26克，白芍15克，川芎10克，丹参30克，鸡血藤25克，红花10克，桃仁10克，白术15克，党参20克，何首乌20克，女贞子15克，甘草15克。水煎服，每日1剂，分3次服。有补气养血、润肤之功效。适用于血虚风燥型鱼鳞病。

▶ 当归10克，丹参15克，鸡血藤15克，红花10克，赤芍10克，白芍

10克，茯苓15克，党参10克，黄芪10克，天冬30克，麦冬30克，生地黄10克，熟地黄10克，陈皮10克。水煎服，每日1剂，分3次服。有养血健脾、活血通络、祛风润燥、理气和胃、养阴润肤之功效。适用于血虚风燥型鱼鳞病。

▶ 鸡血藤30克，当归12克，女贞子20克，桑椹20克，僵蚕10克，刺蒺藜20克，熟地黄15克，黑芝麻20克，白芍18克，牡丹皮10克，北黄芪15克，甘草5克。水煎服，每日1剂，分3次服。有补血养血、祛风润燥之功效。适用于血虚风燥型鱼鳞病。

▶ 沙参30克，麦冬15克，玉竹20克，白及15克，石斛12克，生地黄20克，赤芍12克，牡丹皮10克，淮山药15克，甘草5克。水煎服，每日1剂，分3次服。有滋阴、活血、润燥之功效。适用于阴虚血燥型鱼鳞病。

▶ 当归12克，赤芍10克，生地黄15克，川芎12克，鸡血藤20克，天冬10克，麦冬10克，白及12克，桃仁15克，杏仁15克，甘草10克。水煎服，每日1剂，连用1周。有益气散瘀、活血和营、荣肌润肤、清热解毒之功效。适用于瘀血阻滞型鱼鳞病。

▶ 何首乌20克，白鲜皮15克，淮山药15克，桑椹18克，枸杞子18克，麦冬10克，玉竹18克，石斛12克，生地黄15克，鸡血藤18克，丹参12克，防风12克，荆芥15克，蝉蜕10克。水煎服，每日1剂，分3次服。有补血健脾、滋阴祛风之功效。适用于肝肾阴虚型鱼鳞病。

▶ 天冬15克，生地黄15克，熟地黄15克，当归15克，党参30克，黄芪30克，丹参30克，鸡血藤30克，麦冬12克，白芍12克，茯苓12克，红花10克，陈皮10克。水煎服，每日1剂，分2次服。有益气、活血、和营之功效。适用于血虚风燥型鱼鳞病。

▶ 桃仁30克，红花30克，熟地黄30克，独活30克，防风30克，防己30克，牡丹皮45克，川芎45克，当归45克，羌活60克，生地黄60克，白鲜皮60克。上述药物共研成细末，水泛为丸如绿豆大，每次服3～6克，每日2次。有活血、祛风、益气之功效。适用于瘀血阻滞型鱼鳞病。

▶ 当归30克，赤芍30克，白芍30克，川芎30克，生地黄30克，白蒺藜30克，荆芥穗30克，防风30克，何首乌15克，黄芪15克，甘草15克。水煎服，每日1剂，分3次服。有益气和营、活血散结、清热祛邪之功效。适用于瘀血阻滞型鱼鳞病。

▶ 生地黄20克，熟地黄20克，天冬15克，麦冬15克，当归15克，黄芩15克，天花粉15克，黄芪30克，桃仁10克，红花10克，五味子10克。

水煎服，每日1剂，分2次服。有活血通络、益气散瘀、荣肌润肤之功效。适用于瘀血阻滞型鱼鳞病。

中药外治

▶ 先取杏仁60克，研碎，煎汤外洗患处；然后取胡桃90克，研成末，加羊乳汁10克，调和成膏，外涂于患处，每日2次。有养血润燥、祛风止痒之功效。适用于血虚风燥型鱼鳞病。

▶ 大黄15克，桂枝20克，桃仁30克，水煎，取药汁外洗患处；然后取当归20克，香油50毫升，黄蜡6克，将香油熬开，加当归煎至焦枯，去渣，晾温，再加入黄蜡，调成膏状，涂抹于患处，每日1次。有活血化瘀、通络散结之功效。适用于瘀血阻滞型鱼鳞病。

▶ 大黄15克，透骨草12克，桂枝10克，丹参15克，地骨皮10克，火麻仁10克，郁李仁10克，核桃仁10克。将上述药物研成末，拌匀，调入猪油8份、蜂蜜6份，文火加热后，搅匀冷却，涂抹患处，每日2次，连用14日。有散瘀、清毒、润肌之功效。适用于瘀血阻滞型鱼鳞病。

▶ 黄花50克，败酱草50克，黄柏50克，石韦50克，冬瓜子50克。水煎，晾温后，取药汁搽洗患处，每日数次。有祛风、清热、软甲错之功效。适用于血虚风燥型鱼鳞病。

▶ 桃仁30克，独活30克，红花30克，防风30克，熟地黄30克，防己30克，川芎45克，牡丹皮45克，全当归45克，白鲜皮60克，羌活60克，生地黄60克。上述药物研成细末，每次取3～6克涂抹在患处，每日2次。有清热祛风、和血润燥、软甲错之功效。适用于血虚风燥型鱼鳞病。

▶ 当归10克，生地黄15克，红花10克，桃仁10克，赤芍10克，川芎6克，丹参12克，桔梗10克，枳壳10克，青皮9克。水煎，晾温后，用医用纱布取汁擦洗患处，每日1次。有活血化瘀、清热润燥之功效。适用于婴儿鱼鳞病初起时。

▶ 生地黄30克，熟地黄15克，当归10克，天冬10克，麦冬10克，黄芪12克，白术10克，茯苓12克，陈皮6克，淫羊藿10克，巴戟天10克。水煎汤，取药汁清洗患处，每日1次。有活血、软甲错、清热之功效。适用于婴幼儿鱼鳞病。

▶ 白僵蚕适量。去嘴，研为细末，煎汤，取药液加水适量洗浴，每日1～2次。有祛风清肤毒之功效。适用于婴幼儿鱼鳞病。

▶ 蛇蜕、僵蚕、蝉蜕、凤凰衣各等份。用2层医用纱布包好，入水煎沸，合并两次煎液，倒入浴盆，加水适量浸泡全身30分钟，并用医用纱布浸药擦洗患处。每月浸浴1次，连用1个冬季。有祛风、清热、润燥之功效。主要用于治疗小儿鱼鳞病。

食疗法

▶ 海参、粳米各60克。将海参用温水泡发，洗净切片。将粳米淘洗干净，与海参一同放入锅中，加入适量清水。用大火煮沸后，转小火慢煮，直至粥熟烂。每周2～3次。有补肾益精、养血润燥之功效。适用于肝肾阴虚型及血虚风燥型鱼鳞病。

▶ 大枣10个，桑椹（干）15克，粳米60克，冰糖适量。将桑椹干浸泡片刻，洗净后与大枣、粳米一同放入锅中。加入适量清水，用大火煮沸后，转小火慢煮。粥熟后加入冰糖溶化即可。每日或隔日1次。有补肝滋肾、养血明目之功效。适用于肝肾阴虚型鱼鳞病。

▶ 甲鱼肉30克，龙眼肉20克，糯米50克。将甲鱼肉、龙眼肉、糯米一同放入锅中。加入适量清水，用大火煮沸后，转小火慢煮至粥熟即可。每周2～3次。有滋阴养血、润肤止痒之功效。适用于肝肾阴虚型及血虚风燥型鱼鳞病。

▶ 糯米100克，黑芝麻30克，红糖15克。将糯米与红糖一同放入锅中，加入适量清水。用大火煮沸后，转小火慢煮，直至糯米饭熟烂。将熟烂的糯米饭捣成糕状，撒上黑芝麻即可。每周2～3次。有补肝肾、益精血、润肠燥之功效。适用于肝肾阴虚型及血虚风燥型鱼鳞病。

▶ 猪皮100克，黑木耳（水发）15克，盐、味精、酱油各适量。将猪皮洗净切碎，放入锅中，加入适量清水。用大火煮沸后，转小火慢煮，直至猪皮熬成皮冻状。加入黑木耳和调料，继续煮至黑木耳熟透即可。每周2～3次。有滋阴润燥、美容养颜之功效。适用于肝肾阴虚型及血虚风燥型鱼鳞病。

第七章 疱疹性皮肤病

天疱疮

天疱疮是一种慢性、反复性、以表皮内大疱形成为特点的皮肤黏膜自身免疫性皮肤病。中医称“浸淫疮”。中医学认为，此病系心火脾湿蕴蒸，兼感外界风热暑湿之气，使内外合邪，交织蕴久生毒而造成脾虚湿盛，浸袭肌肤，身体遍生燎疱、糜烂、发热、红斑，最后导致气阴两伤、邪盛正衰。

中药内服

▶滑石、冬瓜皮各30克，苍术12克，厚朴、陈皮、猪苓、泽泻、赤茯苓、白术、防风、木通各10克。水煎服，每日1剂，分早、晚2次服。有健脾益气、清热利湿之功效。主治天疱疮脾虚湿郁之证。

▶生石膏30克，大青叶20克，生地黄、金银花、赤茯苓、白茅根、天花粉、紫花地丁各15克，炒栀子12克，莲子心、生白术、藏青果、生大黄各10克，黄连8克，甘草6克。水煎服，每日1剂，分3次服。有清热解毒、泻心凉血、清脾除湿之功效。适用于天疱疮脾虚湿郁之证。

▶沙参30克，玄参20克，玉竹、生黄芪、蒲公英、丹参、金银花各15克，赤茯苓12克，石斛9克。水煎服，每日1剂，分3次服，连服20日。有泻火、除湿、养阴、解毒之功效。适用于天疱疮热毒炽盛之证。

▶生石膏30克，广角、黄连、生地黄炭、莲子心、金银花、白茅根、紫花地丁、生栀子各10克，甘草7克。水煎服，每日1剂，分3次服。有凉血解毒之功效。主治天疱疮热毒炽盛之证。

▶赤茯苓皮15克，生地黄12克，生白术、甘草、麦冬、淡黄芩、泽泻、枳壳各10克，竹叶、栀子、茵陈各6克，灯心草3克。水煎服，每日1剂，分2次服。有祛湿清火之功效。主治天疱疮心火脾湿之证。

▶南沙参、北沙参、黑玄参、佛手各30克，天冬、麦冬各18克，玉竹、生黄芪、丹参、金银花、蒲公英各15克，耳环石斛6克，西洋参3克（另煎兑服）。水煎服，每日1剂，分3次服，可复煎。有解毒养阴之功效。主治天疱疮气阴两伤之证。

▶蒲公英、金银花、紫花地丁、生槐花、土茯苓各30克，川萆薢15克，重楼、黄连、泽泻、牡丹皮、当归各10克，甘草6克。水煎服，每日1剂。有清热解毒、利湿止痒的作用。适用于天疱疮热毒炽盛之证。

▶党参、薏苡仁、黄芪各30克，金银花、白鲜皮、地肤子各21克，泽泻、白术、茯苓各15克，猪苓12克，甘草9克。水煎服，每日1剂。有健脾、化湿、清热之功效。主治天疱疮脾虚之证。

▶车前草、猪苓、薏苡仁、黄芪各30克，知母、白鲜皮、萆薢、桑白皮、牡丹皮、赤芍、陈皮各15克，天花粉、黄柏、白术各12克。水煎服，每日1剂。有清热燥湿之功效。适用于天疱疮湿毒热盛之证。

▶忍冬藤、太子参、茯苓各30克，淮山药20克，白鲜皮、牡丹皮、赤芍、紫草、玄参、沙参、陈皮各15克，石斛、白术各12克，甘草6克。水煎服，每日1剂。有凉血活血、益气养阴之功效。适用于天疱疮肺脾气虚之证。

▶丹参、茯苓各20克，生地黄、百合、陈皮、党参、淡竹叶各15克，石斛、金银花各12克，白术9克，当归、甘草各6克。水煎服，每日1剂。有凉血解毒、健脾益肺之功效。适用于天疱疮气虚血燥之证。

▶生石膏、白茅根、生地黄炭、金银花炭各30克，天花粉、紫花地丁各15克，莲子心、生栀子、黄连各10克，水牛角粉2克。水煎服，每日1剂。有清营解毒、透热养阴之功效。主治天疱疮热毒炽盛之证。

▶大青叶、生薏苡仁、白茅根各30克，生地黄20克，车前草、滑石、茯苓各15克，麦冬、茵陈、白术各12克，生甘草10克，苍术、黄芩各9克。

水煎服，每日1剂。有清热除湿、凉血解毒之功效。主治天疱疮湿热蕴结之证。

▶ 薏苡仁15克，萆薢、茵陈、金银花、茯苓皮各12克，白术、芡实、黄柏、牡丹皮各10克，枳壳6克。水煎服，每日1剂，30日为1个疗程。有清热利湿之功效。主治天疱疮湿热蕴结之证。

▶ 蒲公英30克，山药、茯苓、车前子（包煎）、猪苓、赤小豆、金银花、生黄芪各15克，人参、白术、苍术、黄连各10克。水煎服，每日1剂。有祛湿解表之功效。主治湿邪外袭，兼有表证的天疱疮。

▶ 茯苓、生地黄各15克，生白术、黄芩、黄连、栀子、泽泻、茵陈、枳壳、淡竹叶、莲子心各10克，灯心草6克。水煎服，每日1剂，4周为1个疗程。有清热利湿、凉心解毒之功效。主治天疱疮心火脾湿之证。

▶ 白蒺藜、白鲜皮、皂角刺、牡蛎、生地黄各15克，牡丹皮、玄参各10克，蝉蜕、姜黄、僵蚕各6克。水煎服，每日1剂，分3次服。有清热养阴息风、渗湿解毒止痒之功效。适用于红斑型天疱疮。

▶ 麦芽30克，生黄芪、茯苓、炒扁豆、升麻、太子参、党参各15克，白芷12克，焦白术10克，陈皮、柴胡、甘草各6克。水煎服，每日1剂，分3次服。有补脾益气、养阴和胃、升阳发表之功效。适用于天疱疮脾虚湿蕴之证。

▶ 土茯苓、生地黄、黄芪各30克，绵茵陈15克，黄芩、栀子、枳壳、白术、大黄、金银花、牡丹皮、赤芍、玄参、泽泻各12克，甘草、淡竹叶各6克。水煎服，每日1剂。有清热解毒、健脾化湿、凉血清心之功效。主治天疱疮心脾积热之证。

▶ 土茯苓30克，生地黄25克，连翘、茵陈各15克，黄芩、栀子、泽泻、枳壳各12克，白术、苍术、淡竹叶各9克，生甘草6克。水煎服，每日1剂。有清热、利湿、解毒之功效。适用于天疱疮心脾湿热之证。

▶ 茯苓、薏苡仁各30克，党参25克，白术、扁豆、山药各15克，苍术12克，陈皮、炙甘草各5克，砂仁6克（后下）。水煎服，每日1剂。有健脾渗湿之功效。适用于天疱疮脾虚湿盛之证。

▶ 生地黄、熟地黄、白芍、玉竹、金银花各15克，黄芩、玄参、麦冬各12克，当归9克，生甘草6克。水煎服，每日1剂。有养阴、生津、润燥之功效。适用于天疱疮阴伤津耗之证。

中药外治

▶ 黄柏、黄芩、苦参、甘草各30克，金银花20克，黄连6克。水煎取汁，晾凉备用。用时，先取药棉蘸药液清洗患处，再以4～6层的无菌纱布浸泡药液后，贴敷于患处，保持敷料湿润平整，每日2次，每次30分钟。具有清热解毒、消炎收敛的作用。有助于加快天疱疮患者的康复。

▶ 地榆、金银花、野菊花各30克，秦皮15克。加水适量，水煎取浓汁，湿敷患处，每日1剂，每日2次，每次30分钟。有清热解毒、燥湿收敛之功效。适用于天疱疮水疱破裂、糜烂渗出、皮损严重患者。

▶ 忍冬藤、地榆、苦参、千里光、黄柏、土茯苓各120克，蒲公英80克，五倍子40克。水煎取汁，全身浸泡或溻洗患处，每日1剂。有清凉解表、杀菌消炎之功效。对天疱疮有较好的辅助治疗效果。

▶ 金银花、地榆各50克，地肤子、黄柏、苦参、荆芥各10克。加水适量，水煎取汁，溻洗患处，每日1剂，每日2次。有清热解毒、燥湿止痒之功效。适用于天疱疮气阴两伤之证患者。

▶ 生百合若干，捣碎，外敷患处；或采新鲜百合花若干，晒干后研为细末，加香油适量，调匀，外搽患处，每日数次。有清热润燥、生肌敛疮之功效。适用于天疱疮。

▶ 野菊花根、枣木各适量。加水煎汤，溻洗患处，每日2次。有清热解毒、消肿止痛之功效。适用于天疱疮疮面肿痛者。

▶ 天花粉、滑石各等份。共研为末，加水适量，调匀，涂搽患处，每日2次。有清热燥湿、收敛止痒之功效。适用于天疱疮疮面湿痒者。

▶ 密陀僧适量。研为细末。清洗患处后，取药末撒敷其上，每日1次。有收敛止痒、杀菌消炎之功效。主治婴儿天疱疮。

食疗法

▶ 牡蛎5～6个，大蒜适量。将牡蛎清洗干净，摆放在盘中，大蒜切蒜蓉。在牡蛎上撒上蒜蓉。蒸锅加水烧开，将牡蛎放入蒸锅中蒸熟即可。每周2～3次。有助于增强机体抵抗力。适用于一般类型的天疱疮，尤其是有皮肤破损、愈合缓慢等症状者。

▶ 西红柿适量（建议3～4个），白糖适量。将西红柿清洗干净，切成块状或片状。根据个人口味加入适量的白糖拌匀即可。每日食用，作为凉菜或水果。有助于促进皮肤组织的修复和再生。适用于天疱疮有皮肤红肿、疼痛、水疱等症状者。

类天疱疮

类天疱疮是一种皮损形态类似天疱疮的慢性自身免疫性皮肤病。民间俗称“面游风”“天疤疮”“溻皮疮”，中医则称之为“火赤疮”。中医学认为，此病主要是心火妄动，脾虚失运，湿浊内停，郁久化热，心火脾湿交蒸，兼以风热、暑湿之邪外袭，侵入肺经，不得疏泄，熏蒸不解，外越肌肤而发。

中药内服

▶ 土茯苓、蒲公英、金银花、紫花地丁、生槐花各 30 克，川萆薢 15 克，重楼、川黄连、泽泻、牡丹皮、当归各 10 克，甘草 6 克。水煎服，每日 1 剂，分 3 次服，7 日为 1 个疗程。有清热解毒、利湿止痒之功效。适用于大疱性类天疱疮。

▶ 野菊花、茯苓各 15 克，荆芥、防风、乌梅、生薏苡仁、苍术、陈皮各 12 克，薄荷、蝉蜕各 10 克。水煎服，每日 1 剂。有祛风除湿、清热解毒、润燥之功效。适用于大疱性类天疱疮。

▶ 土茯苓、白鲜皮、白茅根、生地黄各 30 克，白紫草、车前子各 12 克，赤芍、牡丹皮、黄芩、槐角、生地榆各 9 克，黄连、生甘草各 6 克。水煎服，每日 1 剂，分 2 次服。有清热解毒、利湿止痒、凉血化瘀之功效。适用于类天疱疮早期。

▶ 土茯苓、板蓝根、白鲜皮、蒲公英各 30 克，仙鹤草、党参、徐长卿、淮山药、黄芪各 15 克，白术、金银花、黄芩、苦参、车前子、牡丹皮各 9 克。水煎服，每日 1 剂，分 2 次服。有清热、化瘀、止痒之功效。适用于类天疱疮后期。

▶ 土茯苓 30 克，山药、生黄芪、茵陈、萆薢各 15 克，车前子、六一散各 12 克，党参、白术各 10 克。水煎服，每日 1 剂。有健脾利湿、清热祛风之功效。适用于大疱性类天疱疮脾虚湿热之证。

▶ 茵陈 30 克，黄柏 25 克，滑石 20 克，苍术 15 克，怀牛膝、茯苓、猪苓各 12 克，泽泻、白芷、地肤子、车前子、木通、大腹皮、竹叶各 10 克。水煎服，每日 1 剂。有清热、利湿、凉血之功效。适用于大疱性类天疱疮。

▶ 淮山药、党参各 30 克，薏苡仁、生黄芪各 20 克，白术、土茯苓各 18 克，车前子12克，茵陈、泽泻各10克，甘草6克。水煎服，每日1剂，分3次服。有健脾益气、清热利湿之功效。适用于大疱性类天疱疮脾虚湿热之证。

▶细生地黄15克，白茅根、地榆各12克，槐角、当归尾、天花粉、升麻、赤芍、枳壳、地骨皮、紫草各10克，生甘草6克。水煎服，每日1剂，分2次服。有清热凉血、利湿化瘀的作用。适用于大疱性类天疱疮血热夹湿之证。

▶生薏苡仁30克，猪苓、茯苓皮、连翘、牡丹皮、生地黄各15克，黄连、栀子、竹叶、莲子心各10克。水煎服，每日1剂。有泻心凉血、清脾除湿的作用。适用于类天疱疮心火脾湿之证。

▶车前草30克，猪苓、茵陈、茯苓皮各15克，黄柏、黄芩、泽泻、枳壳各10克。水煎服，每日1剂，分2次服。有清热利湿、行气导滞的作用。适用于类天疱疮湿热熏蒸之证。

▶生薏苡仁30克，猪苓、茯苓皮、冬瓜皮各15克，白术、芡实、扁豆、泽泻各10克，党参6克。水煎服，每日1剂。有健脾除湿、利水渗湿的作用。适用于类天疱疮脾虚湿郁之证。

▶生薏苡仁、生黄芪各30克，沙参、麦冬、车前草、太子参、白术、天花粉、当归各10克，党参5克。水煎服，每日1剂。有益气养阴、祛风除湿的作用。适用于类天疱疮气阴两伤之证。

▶生黄芪30克，生地黄25克，山药20克，党参、玄参、沙参、石斛、金银花、白芍各15克，甘草、天花粉各10克。水煎服，每日1剂。有益气养阴、益胃生津、清热凉血的作用。适用于类天疱疮气阴两伤之证。

▶金银花30克，牡丹皮、石膏、连翘各20克，土茯苓、赤芍、黄芩、黄柏各15克，大青叶、知母、车前子、甘草各10克。水煎服，每日1剂。有清热凉血、活血祛瘀、利湿解毒、止痛等作用。适用于类天疱疮湿热蕴结之证。

▶金银花30克，生地黄、半枝莲、山药各20克，茯苓、白术、薏苡仁各15克，扁豆、枳壳、牡丹皮、甘草各10克。水煎服，每日1剂。有健脾利湿、行气除满、凉血解毒的作用。适用于类天疱疮脾虚湿盛之证。

▶滑石、冬瓜皮各30克，苍术12克，厚朴、陈皮、猪苓、泽泻、赤茯苓、白术、防风、木通各10克。水煎服，每日1剂。有健脾益气、清热利湿的作用。适用于大疱性类天疱疮脾虚湿郁之证。

▶水牛角（先煎）、生石膏（先煎）各30克，生地黄、知母、玄参各12克，牡丹皮、赤芍、黄芩、木通、车前子各10克，黄连5克。水煎服，每日1剂。有清热凉血、解毒利湿的作用。适用于大疱性类天疱疮热毒炽盛之证。

▶滑石20克，茯苓18克，白术、石菖蒲各15克，黄芩、栀子、苍术、厚朴、茵陈、木通各10克，白豆蔻4克（后下）。每日1剂，连服3剂后观察效果，有效则继续服用2剂。有清热解毒、健脾除湿的作用。适用于类天疱疮湿热胶结之证。

▶ 白花蛇舌草30克，何首乌、土茯苓各15克，当归、苍术、黄柏、牛膝、萆薢、防风、牡丹皮各10克，生甘草6克。水煎服，每日1剂。有健脾利湿、活血化瘀之功效。适用于类天疱疮脾虚湿蕴之证。

▶ 金银花、黄柏、白鲜皮各30克，连翘、生地黄、苦参、茯苓、车前子各15克，黄芩、泽泻、当归各10克，甘草6克。水煎服，每日1剂，7日为1个疗程。有健脾利湿的作用。适用于类天疱疮脾虚湿蕴之证。

▶ 水牛角（先煎）、鸭跖草、车前草、土茯苓、生地黄各30克，猪苓、金银花各15克，生槐花12克，黄芩、连翘、地肤子、苦参、紫草各9克，生甘草6克。水煎服，每日1剂，分2次服用。有清热、祛风、除湿、止痒之功效。适用于类天疱疮早期。

▶ 白鲜皮、土茯苓各30克，党参、焦白术、淮山药、白扁豆各15克，车前子12克，泽泻9克，生甘草6克。水煎服，每日1剂，分2次服用。有健脾利湿、益气养阴之功效。适用于类天疱疮脾虚湿蕴之证。

▶ 夏枯草30克，半枝莲、茵陈各15克，黄芩、黄柏、生栀子、海藻、玄参、白芥子、半夏、陈皮各9克，黄连6克，生甘草3克。水煎服，每日1剂，分2次服用。有清热解毒、化痰散结之功效。适用于类天疱疮扩散期。

▶ 重楼、半枝莲、生地黄、紫花地丁各30克，金银花、连翘各15克，生栀子、赤芍、牡丹皮、野菊花、黄芩各9克，生甘草6克。水煎服，每日1剂，分2次服用。有润燥、利湿、清热之功效。适用于湿热燥邪并存的类天疱疮。

▶ 白花蛇舌草、虎杖、白鲜皮各30克，徐长卿15克，葎草10克，玄参、麦冬、天冬、牡丹皮、生栀子各9克，生甘草6克。水煎服，每日1剂。有清毒利湿、退热消斑的作用。适用于类天疱疮红斑之症。

中药外治

▶ 板蓝根30克，茵陈24克，玄参、紫花地丁、蒲公英、金银花、白头翁各18克，黄连5克。水煎取汁，每日1剂，湿敷或外洗患处，每日数次。有清热解毒、利湿退黄、凉血消斑之功效。适用于大疱性类天疱疮。

▶ 金银花、地榆各30克，野菊花、秦皮各15克。水煎取浓汁，溻洗患处，每日2～3次。有清热解毒、凉血止血、收敛燥湿之功效。适用于大疱性类天疱疮。

▶苦参、蒲公英、苍术、黄柏各10克。水煎取汁，湿敷患处，每日3次，每次15～20分钟。有清热燥湿、解毒消肿、收敛止痒之功效。适用于类天疱疮水疱糜烂面小、渗液明显的患者。

▶金银花、甘草各20克。水煎取汁，用于漱口，每日数次。有清热解毒、利咽漱口、促进口腔糜烂愈合之功效。可治疗类天疱疮口腔糜烂。

▶金银花、地榆各50克，地肤子、黄柏、苦参、荆芥各15克。水煎取汁，外洗患处，每日1～2次。有清毒、消斑、收敛的作用。适用于大疱性类天疱疮。

▶生大黄、苦参各30克，地肤子、苍耳子各15克。水煎取汁，湿敷患处，每日3次，每次10～15分钟。有清热燥湿、解毒凉血、收敛止痒之功效。适用于类天疱疮皮损糜烂、瘙痒者。若皮损面积较大，可加水适量，洗浴全身，每日1次。

▶大黄、黄柏、黄芩、苦参各等份。共研成细末，加蜂蜜适量，调匀，蘸取涂搽患处，每日数次。有清热燥湿、收涩止痒之功效。适用于类天疱疮皮损糜烂、瘙痒者。

▶苍耳子64克，苦参、黄柏各54克，蛇床子48克，白矾13克，儿茶8克。水煎取浓汁，湿敷患处，早、晚2次，每次保持湿润5分钟。有清热燥湿、祛风杀虫、收敛止痒之功效。适用于类天疱疮有剧烈瘙痒、湿疹化等症状者。

▶金银花、黄芩、黄柏、连翘各等份。水煎取汁，蘸药液湿敷患处，每日3～5次，每次15分钟。有清热止痒、收敛祛风的作用。适用于类天疱疮皮损糜烂者。

食疗法

▶粳米150克，绿豆30克，淡竹叶10克，通草5克，甘草2克。淡竹叶、通草、甘草切碎装入纱布袋，与绿豆、粳米一起加水放置30分钟，以文火煮制成粥。早、晚分食。有清热泻火、解毒敛疮的作用。对类天疱疮有较好的辅助治疗效果。

▶白糖150克，鲜白荷花10朵，淀粉、精白面粉、桂花各少许，花生油100克。将白糖50克、桂花、淀粉、精白面粉加水适量，调成稀糊；将白荷花稍掰开一点，蘸上稀糊备用；花生油烧热，将蘸上糊的荷花放入花生油中炸熟，待稍呈金黄色捞出摆盘，撒上白糖即成。早、晚分食。有清暑、祛湿、止血的作用。对类天疱疮有较好的辅助治疗效果。

掌跖脓疱病

掌跖脓疱病是一种发生于手掌或足底的慢性、顽固性脓疱疹，又称掌跖脓疱性银屑病。中医学认为，本病主要由于脾虚生湿、湿热内蕴，或外感湿热邪毒，以致邪毒循经外越，蕴于掌跖而发。另有部分金属过敏体质者，亦可发生此病。

中药内服

▶ 冬瓜皮 20 克，龙葵、蒲公英各 15 克，乌梢蛇 10 克。水煎服，每日 1 剂，分 2 次服。有清脾除湿、泻热解毒之功效。主治掌跖脓疱病脾经湿热、蕴毒熏肤之证。

▶ 生地黄、何首乌、玄参、天冬、麦冬、熟地黄各 20 克，黄芩、连翘、金银花、蒲公英各 15 克。水煎服，每日 1 剂。有滋阴润燥、清毒利湿之功效。主治掌跖脓疱病热毒蕴结之证。

▶ 牡丹皮、生地黄、当归、鸡血藤、丹参、首乌藤、玄参各 20 克，赤芍、白芍各 15 克。水煎服，每日 1 剂。有养血、祛风、润燥之功效。主治掌跖脓疱病血虚风燥之证。

▶ 马齿苋、蒲公英各 50 克，土茯苓、白鲜皮各 30 克，生地黄、牡丹皮、黄芩、黄柏、苦参各 20 克，生甘草 10 克。水煎服，每日 1 剂。有清热利湿、凉血解毒之功效。主治掌跖脓疱病湿热内蕴、热重于湿之证。

▶ 生地黄、白茅根、升麻、石膏各 30 克，金银花、牡丹皮各 15 克，白芍 12 克，玄参 10 克，知母、牛蒡子、荆芥、防风各 9 克。水煎服，每日 1 剂。有清热解毒、活血化瘀的作用。主治掌跖脓疱病血热风燥之证。

▶ 蒲公英、马齿苋、苦参各 30 克，土茯苓、槐花各 20 克，白鲜皮、重楼各 10 克，甘草 6 克，白术 1 克。水煎服，每日 1 剂。有清热利湿止痒之功效。

主治掌跖脓疱病湿热蕴结之证。

▶ 板蓝根、金银花各20克，连翘、蒲公英、紫花地丁、野菊花、牡丹皮各15克，大青叶、丹参、黄芩各12克，白鲜皮10克，甘草6克。水煎服，每日1剂，分2次服。有清热解毒的作用。适用于掌跖脓疱病热毒蕴结之证。

▶ 土茯苓、白鲜皮各30克，生白术、泽泻、薏苡仁、苦参、生地黄、黄芩、连翘各20克，陈皮10克。水煎服，每日1剂，分2次服。有健脾、利湿、清热之功效。适用于掌跖脓疱病湿盛于热之证。

▶ 白茅根20克，土茯苓、白花蛇舌草、茯苓、茵陈、重楼各15克，乌梢蛇12克，黄连、黄芩、白术、苦参、厚朴各10克。水煎服，每日1剂，分2次服。有清脾、解毒、止痒之功效。适用于掌跖脓疱病脾经湿热、蕴毒熏肤之证。

▶ 白茅根、野菊花各30克，生地黄、板蓝根、生薏苡仁各15克，栀子、黄芩、蒲公英、金银花、牡丹皮、苦参各10克。水煎服，每日1剂，分2次服。有清热解毒、利湿退黄之功效。适用于掌跖脓疱病脾经湿热、蕴毒熏肤之证。

▶ 蒲公英、苦参、丹参、黄芪各30克，大枣10枚。水煎服，每日1剂，分早、晚2次服。有活血、祛风之功效。适用于掌跖脓疱病血热风燥之证。

▶ 地肤子15克，紫花地丁、金银花、野菊花、蒲公英、茯苓、车前子（包煎）、泽泻、滑石（包煎）、重楼、延胡索、黄柏各10克，甘草6克。水煎服，每日1剂，分2次服用。有清热解表、收敛止痛、止痒之功效。适用于掌跖脓疱病湿热蕴结之证。

▶ 茵陈20克，苍术15克，厚朴、陈皮、生甘草、茯苓、猪苓、泽泻、白术、滑石各10克。水煎服，每日1剂，分2次服，7日为1个疗程。有清热燥湿、理气和中之功效。适用于掌跖脓疱病脾虚湿盛之证。

▶ 薏苡仁30克，生地黄、玄参、萆薢各15克，泽泻12克，黄柏、茯苓、牡丹皮、滑石、通草各10克。水煎服，每日1剂，分早、晚2次服。有收涩止痛、祛风除湿之功效。适用于掌跖脓疱病湿热蕴结之证。

中药外治

▶ 黄柏、土茯苓、苦参、野菊花各30克，马齿苋150克。水煎取汁，每日1剂，湿敷于患处，每日2～3次，每次30分钟。有清热祛风、收涩止痒之功效。适用于掌跖脓疱病有脓疱、瘙痒、红肿等症状者。

▶ 白茅根、野菊花、板蓝根、栀子、黄芩、金银花、牡丹皮、苦参各等份。水煎取汁，每日 1 剂，溻洗患处，每日 2 次，每次 20 分钟，1 个月为 1 个疗程。通常 1～2 个疗程可见显著疗效。有清热解毒、凉血止痒之功效。适用于掌跖脓疱病热毒蕴结之证。

▶ 大风子、皂角刺、地肤子、蛇床子、透骨草、桃仁、红花各 20 克。水煎取汁，每日 1 剂，溻洗患处，每日 2～3 次。有祛风除湿、活血化瘀之功效。适用于掌跖脓疱病有疼痛、瘙痒、局部皮肤僵硬等症状者。

▶ 马齿苋 150 克，土茯苓、白鲜皮各 50 克，苦参、野菊花、黄柏各 30 克。水煎取汁，每日 1 剂，晾凉湿敷于患处，每日 2～3 次，每次 30 分钟。有清热毒、止痒痛的作用。适用于掌跖脓疱病湿热蕴结之证。

▶ 土茯苓 50 克，苦参、黄柏、蛇床子、百部、透骨草、金银花各 30 克。水煎取浓汁，湿敷患处，每日 1 剂，每日 2～3 次。有清热除湿、收涩止痒之功效。适用于掌跖脓疱病热毒蕴结之证。

▶ 苦参、黄柏、蒲公英、白鲜皮、透骨草、地骨皮各 30 克，儿茶 20 克，乌梅 15 克，雄黄 10 克。加水适量，煎约 30 分钟后，取出药液，再加水煎 30 分钟左右；将 2 次煎液混合，温液溻洗患处，早、晚各 1 次，每次 30 分钟。有清热除湿、解毒止痒之功效。适用于掌跖脓疱病湿热内蕴之证。

▶ 苍术 500 克，当归、白蒺藜各 90 克，蜂蜜适量。水煎取浓汁，加蜂蜜，调匀后，涂搽患处，每日 2 次，每次用药量 1 小汤匙。有燥湿祛风、养血止痒之功效。适用于掌跖脓疱病脾虚湿盛之证。

▶ 木鳖子仁 50 克，陈醋 250 毫升。将木鳖子仁放入陈醋中，密封浸泡 10 日后备用。用时，蘸取药液涂搽患处，每日 3～5 次，15～30 日即可见效。有解毒消肿、止痒止痛之功效。适用于掌跖脓疱病有红肿、疼痛、瘙痒等症状者。

▶ 枯矾、白矾、土茯苓各 30 克，苦参、苍术各 20 克，黄柏、白鲜皮、地骨皮各 15 克，五倍子 10 克。水煎取浓汁，先熏洗患处，水温后再湿敷患处，保持湿润，每次 30 分钟，每日 1 次。有清热燥湿、收敛止痒之功效。适用于掌跖脓疱病热毒蕴结之证。

▶ 苦参 30 克，马齿苋、蛇床子、黄柏、生地黄、蒲公英、白花蛇舌草各 20 克。水煎取浓汁，溻洗患处，每日 1 次，每次 30 分钟。有清热、解毒、收涩、止痒、镇痛的作用。适用于掌跖脓疱病热毒蕴结之证。

食疗法

▶ 生槐花、土茯苓各 30 克，糯米 60 克，红糖少量。生槐花、土茯苓水煎取汁，放入红糖、糯米，加水适量，熬煮成粥食用。每日1次，连续7日。有清热利湿、活血通络之功效。适用于掌跖脓疱病脾虚肾亏、湿热蕴结之证。

▶苦瓜300克，猪瘦肉100克，优质鱼露、味精各适量。将苦瓜洗净，切成薄片或段。猪瘦肉洗净，切成薄片或小块。将苦瓜和猪瘦肉放入锅中，加入适量清水，煮汤。煮熟时，加入优质鱼露和味精调味即可。每周2～3次。有清热解毒、利湿排脓之功效。适用于掌跖脓疱病热毒蕴结之证。

▶田鸡1只，淮山药、薏苡仁各20克，粳米50克，冰糖适量。将田鸡剥皮，去除头、脚、内脏，切碎。将淮山药、薏苡仁、粳米洗净，与田鸡碎肉一起放入锅中，加入适量清水，煮粥。煮熟时，加入冰糖调味即可。每周2次。有健脾利湿、益气养阴之功效。适用于掌跖脓疱病脾虚湿盛之证。

▶菠菜100克，胡萝卜、西蓝花各50克，盐适量。将菠菜、胡萝卜、西蓝花洗净，切成适当大小的块或片。将所有蔬菜放入锅中，加入适量清水，煮沸后转小火煮5～10分钟。可根据个人口味加入少许盐调味。每日1次。有补充营养、促进皮肤恢复之功效。对掌跖脓疱病有一定的辅助治疗作用。

汗疱疹

汗疱疹是一种发生于掌跖、指（趾）侧、指（趾）间皮肤的复发性非炎症性水疱病，又称出汗不良性湿疹。中医称之为“蚂蚁窝”。中医学认为，本病是因思虑过度，劳伤心脾，心经有热，脾湿化热，复感暑湿之邪，内外之湿热相合，熏蒸肌肤、流窜掌跖而发病。

中药内服

▶黄芩10克，黄连10克，苍术15克，陈皮10克，茯苓10克，六一散10克（包煎），生薏苡仁30克，牡丹皮10克。水煎服，每日1剂。有清热除湿之功效。适用于湿热内盛型汗疱疹。

▶茯苓12克，白术10克，泽泻10克，白扁豆10克，车前子10克（包煎），炒薏苡仁60克，炒山药30克，冬瓜皮60g。水煎服，每日1剂。有健脾除湿之功效。适用于脾虚湿盛型汗疱疹。

▶ 白术 25 克，茯苓 15 克，苍术 15 克，土茯苓 15 克。水煎服，3 日 1 剂。有健脾消疹、疏风化表之功效。适用于脾虚湿盛型汗疱疹。

▶ 紫花地丁 10 克，金银花 10 克，野菊花 10 克，蒲公英 10 克，茯苓 10 克，车前子（包煎）10 克，泽泻 10 克，滑石 10 克，黄柏 10 克，甘草 6 克。水煎服，每日 1 剂，分早、晚 2 次服。有清热凉血、润燥疏风、止痒祛湿之功效。适用于湿热内盛型汗疱疹。

▶ 苍术 10 克，厚朴 10 克，陈皮 10 克，猪苓 10 克，泽泻 6 克，白术 10 克，滑石 10 克，木通 10 克，黄柏 10 克，苦参 6 克，白鲜皮 10 克，马齿苋 15 克。水煎服，每日 1 剂。有止痒痛、活血散结、收敛之功效。适用于湿热瘀阻型汗疱疹。

▶ 杭白芍 30 克，怀牛膝 30 克，煅龙骨 30 克，煅牡蛎 30 克，生甘草 10 克，五味子 10 克，桂枝 6 克，桑枝 6 克，明矾 3 克。先浸泡，再文火煎 45 分钟，煎 2 次，每日 1 剂，早、晚饭后温服。有敛汗消疹、平肝敛阴、补脾益气之功效。适用于汗疱疹引起的肝、脾、肺三脏阴阳失调。

▶ 乌梢蛇 10 克，蝉蜕 8 克，荆芥 10 克，赤芍 10 克，牡丹皮 10 克，佩兰 10 克，土茯苓 30 克，苦参 10 克，藿香 10 克，薏苡仁 15 克，牡蛎 20 克。有心烦、失眠症状者，加栀子 8 克、竹叶 9 克、茯神 12 克；大便秘结者，加生大黄 3 克、芒硝 6 克；瘙痒明显者，加白鲜皮 7 克、地肤子 9 克。内服结合外洗，每日 1 剂，水煎 2 次约 500 毫升，分 2 次服；第 3 煎浸泡、外洗患处。有祛风止痒、清热凉血、解毒利湿、收敛止汗之功效。适用于湿热内盛型汗疱疹。

▶ 金银花 20 克，连翘 15 克，蒲公英 20 克，紫花地丁 20 克，黄芩 12 克，黄柏 12 克，虎杖 12 克，荆芥 10 克，防风 10 克，蝉蜕 12 克，射干 15 克，栀子 12 克，丹参 30 克，土茯苓 15 克，生甘草 6 克。水煎服，每日 1 剂。有清热解毒、祛湿止痒之功效。主治热毒型汗疱疹。

▶ 萆薢 30 克，龙胆 12 克，茵陈 20 克，苍术 15 克，蛇床子 15 克，白鲜皮 15 克，生薏苡仁 30 克，黄柏 12 克，百部 12 克，防己 12 克，泽泻 12 克，赤芍 12 克，苦参 15 克，黄芩 12 克，茯苓 12 克，生甘草 6 克。水煎服，每日 1 剂。有清热利湿、祛风解毒之功效。主治湿热型汗疱疹。

▶ 生地黄 20 克，牡丹皮 12 克，玄参 12 克，当归 20 克，赤芍 12 克，白芍 12 克，川芎 12 克，防风 12 克，苦参 15 克，泽泻 12 克，黄芩 12 克，黄柏 12 克，竹叶 12 克，何首乌 12 克，白鲜皮 12 克，威灵仙 12 克，生甘草 6 克。水煎服，每日 1 剂。有养血祛风、清热化湿之功效。主治血燥型汗疱疹。

▶ 红芪 10 克，黄芪 10 克，桂枝 10 克，白术 10 克，苍术 10 克，炙甘草 6 克，薏苡仁 30 克，羌活 6 克，木香 10 克，葛根 10 克，砂仁 6 克，花椒 6 克，党参 10 克，豆蔻 6 克，高良姜 6 克。水煎服，每日 1 剂，分 2 次服，每次 200 毫升，14 剂为 1 个疗程。有固表止汗、健脾燥湿、行气止痛之功效。适用于脾虚湿盛型汗疱疹。

中药外治

▶ 明矾 30 克，石榴皮 30 克。水煎取汁，泡洗患处，每次 5 分钟，每日 2 次。有收湿敛疱之功效。适用于湿热内盛型汗疱疹。

▶ 土茯苓 60 克，白鲜皮 30 克，地肤子 30 克，黄柏 30 克，薏苡仁 30 克，白矾 30 克，生地榆 30 克。水煎 1500～2000 毫升，晾凉浸泡患处，每次 30 分钟，每日 2 次，隔 2 日用药 1 剂。有利湿清热、除湿止痒、收敛之功效。适用于湿热蕴聚型汗疱疹。

▶ 苦参 30 克，蛇床子 15 克，白鲜皮 15 克，黄柏 10 克，百部 10 克，野菊花 10 克，威灵仙 10 克，川椒 3 克。上述药物加 2500 毫升水煎取汁，浸泡患部，每日 2 次，每次 15～30 分钟，15 日为 1 个疗程。有清热、解毒、祛湿、止痒、杀虫之功效。适用于湿热内盛型汗疱疹。

▶ 麻黄根 30 克，瘪桃干 30 克，糯稻根 30 克，煅牡蛎 30 克，乌梅 1 克。浸泡 30 分钟，头煎加水 1000 毫升，煎至 500 毫升，取汁；二煎加水 500 毫升，煎至 200 毫升，取汁。两煎药液混合，晾至常温，用医用纱布浸药汁后湿敷患处，以局部保持湿润而不使药汁下滴为度，每 3～5 分钟更换 1 次药纱布，每日 1 剂。有清热、凉血、燥湿收敛之功效。适用于湿热内盛型汗疱疹。

▶ 王不留行 30 克，明矾 10 克（后下），白鲜皮 30 克，白及 30 克。将上述药物（除明矾外）加水 2000 毫升，先浸泡 30 分钟，然后煎至水沸后 20 分钟，加入明矾，再煎 10 分钟，用纱布过滤取汁，趁热泡洗患处，每日泡洗 2 次，每次 15～20 分钟。再泡时加温即可。每日 1 剂，3 日为 1 个疗程。有活血通络、祛风清热、燥湿止痒、生肌润肤之功效。适用于湿热内盛型汗疱疹。

▶ 侧柏叶 30 克，地骨皮 20 克，金银花 20 克，透骨草 20 克，艾叶 20 克，甘草 20 克。痒甚者加白鲜皮、防风各 20 克；汗多者加明矾、葛根各 20 克。水煎，熏洗患处，每日 1 剂，5 剂为 1 个疗程。有清热凉血、祛湿止痒之功效。适用于湿热内盛型汗疱疹。

食疗法

▶ 茵陈 30 克，赤小豆 50 克，薏苡仁 50 克，白茯苓粉 20 克，白糖适量。将茵陈水煎去渣取汁，加入赤小豆、薏苡仁，煮至豆烂；加入白茯苓粉，略煮，再加白糖调味。当早餐粥食用。有清热利湿之功效。适用于湿热内盛型汗疱疹。

▶ 生地黄 15 克，地骨皮 15 克，青蒿 15 克。水煎代茶饮，每日 1 剂。有清热凉血之功效。适用于湿热内盛型汗疱疹。

▶ 500 克左右鲤鱼 1 条，北黄芪 30 克，生姜、葱、盐、味精适量。将鲤鱼与北黄芪一起加生姜、葱，清炖，加盐及味精调味。有健脾益气之功效。适用于气弱脾虚型汗疱疹。

第八章 血管性皮肤病

过敏性紫癜

过敏性紫癜是一种小血管炎，是以皮肤紫癜、关节炎、腹痛、血尿为主要表现的皮肤病。中医学认为，本病主要是因为心肾火旺、脾胃虚寒、中气不足、气虚不摄、脾不统血、血不归经、血热血燥、肺经风寒郁火伤血络，因而骤然发病。表现为发无定处、稍隆于皮面、有轻度瘙痒感，均反映风善行而数变和血热壅盛的特点。多发于先天体质较弱、脾肾亏虚、长期较迟睡的患儿。

中药内服

▶ 生甘草40克，生地榆25克，黄芪、熟地黄、党参各20克，茯苓12克，白术、白芍、当归、防风各10克。水煎服，每日1剂，5剂为1个疗程。首剂加服云南白药1瓶（4克），分2次服用；从第2剂开始，每次剂量减半。有益气养血、祛风固表之功效，并有一定的止血作用。适用于气不摄血型过敏性紫癜。

▶ 生地黄、水牛角、赤芍、连翘各12克，玄参、白鲜皮、麦冬、丹参各

9克，蝉蜕、牡丹皮、白蒺藜各6克，甘草3克。水煎取汁，分早、中、晚3次服，每日1剂。有清热凉血、解毒祛风之功效。适用于血热妄行型过敏性紫癜。

▶防风15克，乌梅9克，生甘草9克，大枣15克。水煎服，每日1剂，分2次服。有抗过敏、调和营卫之功效。适用于风热伤络型过敏性紫癜。

▶鲜生地黄、益母草各30克，茜草、玄参各15克，赤芍、川大黄各12克，牡丹皮、甘草各10克，紫草5克。水煎服，每日1剂，5剂为1个疗程。有清热凉血、活血化瘀之功效。适用于血热妄行型过敏性紫癜。

▶生地黄30克，茵陈15克，川大黄、忍冬藤、紫草各12克，赤芍、茜草、牡丹皮各10克，苍术6克，甘草5克。水煎服，每日1剂，5剂为1个疗程。有清热利湿、凉血止血之功效。适用于血热妄行型过敏性紫癜。症状明显减轻后，续：生地黄30克，茵陈15克，紫草、川大黄、丹参、忍冬藤各12克，牡丹皮、地榆、赤芍、茜草各10克，苍术6克，甘草5克，水煎服，每日1剂，5剂为1个疗程。

▶商陆50克。水煎半小时，去渣取液，浓缩至50毫升，首服30毫升，另分2次，每服10毫升；以后每日1剂，分3次，每次10毫升，5日为1个疗程。有利水消肿、解毒之功效。对过敏性紫癜有一定的辅助治疗作用。

▶生石膏20克，水牛角、太子参各15克，紫草、生地黄、败酱草、黄芪各10克，知母8克，麦冬、玄参各7克，牡丹皮6克。水煎服，每日1剂。有清热凉血、益气养阴之功效。适用于阴虚血热型过敏性紫癜。

▶牡丹皮30克，茜草20克，黑芝麻、阿胶、桑叶、白芍、车前子各15克，甘草、乌梅、银柴胡、大枣、防风、五味子、地龙、紫苏叶、浮萍、蝉蜕各10克，升麻5克。水煎服，每日1剂，每剂煎3次，3次煎液混合，分3次服，21日为1个疗程。有滋阴凉血、祛风止痒之功效。适用于阴虚血热型过敏性紫癜。

▶白茅根50克，瓜蒌根25克，干生地黄25克，石斛15克，生槐花25克，板蓝根10克，茜草根15克，玄参15克，牡丹皮15克，紫草10克，地榆10克。水煎服，每日1剂。有清热凉血、解毒止血之功效。适用于血热妄行型过敏性紫癜。

▶青黛3克，紫草9克，白芷6克，乳香6克，小茴香6克。水煎服，每日1剂，分2次服，每次冲服沉香面0.6～1.2克。有清热解毒、活血止痛之功效。适用于过敏性紫癜反复发作者。

▶紫草12克，茜草10克，益母草15克，白花蛇舌草30克，生地黄15

克，炒荆芥穗10克，连翘12克，赤芍9克，生蒲黄5克，大枣10枚。水煎服，每日1剂。有清热凉血、解毒活血之功效。适用于过敏性紫癜属血热者。

▶大枣20个，杭白芍30克，甘草10克。水煎服，每日1剂，分2～3次服用。有缓急止痛、调和营卫之功效。适用于腹型过敏性紫癜伴有腹痛、腹泻者。

▶白茅根25克，地榆根15克，板蓝根20克，茜草根20克，紫草根20克。水煎服，每日1剂，分2次服，连服3～6剂。有清热凉血、止血之功效。过敏性紫癜患儿服用此方，对早期皮下出血和后期瘀斑的吸收卓有成效。

▶党参15克，白术、龙眼肉、当归各10克，熟地黄15克，阿胶、地榆炭各10克，大枣5枚。气虚者加黄芪15克；血虚者加白芍、黄精各10克，或重用熟地黄至30克。水煎服，每日1剂，分2次服。有益气养血、健脾止血之功效。适用于过敏性紫癜患儿气血两亏、脾不摄血者。

▶阿胶（烊化）、党参（或人参）、黄芪、当归各6克，白芍、白术、熟地黄、三七粉（冲服）各3克。水煎服，每日1剂，5～7日为1个疗程。有益气养血、止血之功效。适用于气不摄血型过敏性紫癜。

▶龟甲10克（先煎），生地黄、知母各6克，女贞子、牡丹皮、玄参、墨旱莲、茜草、侧柏炭、甘草各3克，阿胶10克（烊化）。水煎服，每日1剂，3～5日为1个疗程。有滋阴降火、凉血止血之功效。适用于阴虚火旺型过敏性紫癜。

▶生地黄6克，桃仁、红花、当归、白芍、川芎、地榆炭、侧柏炭各3克，三七粉（冲服）1～3克。水煎服，每日1剂，3～5日为1个疗程。有活血化瘀、止血之功效。适用于瘀血阻络型过敏性紫癜。

▶棕榈皮60克，柏树叶80克。炒焦成炭，开水送服，每日2次。有收敛止血之功效。对过敏性紫癜有一定的辅助治疗作用。

▶升麻7.5克，鳖甲50克，玄参25克。先煎鳖甲30分钟，再下其他2味，煎20～30分钟，饮汁，日服1～2次。有滋阴清热、凉血之功效。适用于阴虚血热型过敏性紫癜。

▶金银花10克，牛蒡子10克，薄荷6克，淡豆豉10克，芦根15克，甘草3克，连翘10克，荆芥10克，桔梗10克，蝉蜕6克，白鲜皮10克，徐长卿10克。温水冲服，早、晚各服一半，4日为1个疗程。症状明显好转后，原方去蝉蜕、白鲜皮、徐长卿，加白茅根、大蓟、小蓟各15克，藕节炭10克，14日为1个疗程。有疏风清热、凉血解毒之功效。适用于过敏性紫癜夜间甚痒者。

▶ 丹参、大青叶各15克，紫草、赤芍、干地黄、牡丹皮各10克。上述药物加水煎煮2次，药液对匀，分2次服，每日1剂。有清热凉血、活血化瘀之功效。适用于小儿过敏性紫癜。

▶ 赤小豆、生牡蛎各30克，白茅根15克，茯苓、菊花各10克，紫花地丁、连翘、败酱草各9克，威灵仙、木香、厚朴、侧柏炭、血余炭各6克，牛膝3克。水煎服，每日1剂，6日为1个疗程。有清热利湿、凉血止血、活血化瘀之功效。适用于血热妄行型过敏性紫癜。

▶ 生地黄25克，野菊花30克，赤芍10克，蜂蜜适量。先将药材加水浸泡20分钟，再捞起加水煎取汁，加蜂蜜调味，分2～3次服，每日1剂。有清热凉血、养阴生津、散瘀止痛之功效。适用于阴虚火旺型过敏性紫癜。

中药外治

▶ 紫草、地榆、荆芥、大黄、仙鹤草各30克，赤芍20克。上药加适量清水，先浸泡药材约30分钟。用大火煮沸后，转小火慢煎，保持微沸状态，煎煮20～30分钟。煎好后，用纱布或滤网过滤掉药渣，保留药液。待药液冷却至适宜温度后，即可用于外洗患处，每日1～2次。有凉血止血之功效。适用于血热妄行型过敏性紫癜。

食疗法

▶ 花生衣50克，大枣50克。水煎服，每日1剂，分2次服。有凉血止血之功效。适用于血热妄行型过敏性紫癜，皮肤出现紫斑，伴发热、口渴、便秘，舌质红、苔黄者。

▶ 马兰头全草60克，青壳鸭蛋2个。2味同煮，将蛋煮熟后去壳，再煮蛋至黑色即可。吃蛋饮汤，每日1剂，空腹食。有清热解毒、凉血止血之功效。适用于血热妄行型过敏性紫癜。

▶ 鲜猪皮100克，柿树叶20克。上2味慢火熬成汤，每日1剂，分2次饮用。有滋阴润燥、清热凉血之功效。适用于阴虚火旺型过敏性紫癜，皮肤出现青紫斑块，时作时止，潮热盗汗，可伴有尿血、便血者。

▶ 羊四肢长骨2根，大枣20枚，糯米60克。将羊骨敲碎，与糯米、大枣共煮稀粥。每日1剂，分2次服，可长期食用。有滋阴养血、补中益气之功效。适用于阴虚火旺型过敏性紫癜，皮下出现青紫瘀点或斑块，伴潮热、盗汗、颧红、心烦、口渴、舌红苔少者。

▶ 兔肉 500 克或鸽肉 150 克，大枣 100 克，红糖适量。将肉洗净切成小块，同大枣、红糖共放锅内隔水炖熟，至肉烂即可。每日 1 剂，分 3 次服完。有补气养血、安神之功效。适用于气不摄血型过敏性紫癜，久病不愈，反复出现紫癜、头昏目眩、面色少华、爪甲发白者。

▶ 龙眼肉 20 克，大枣 10 个，党参 30 克。加水煎服，每日 1 剂，分 2 次服食。有补气养血、安神之功效。适用于气不摄血型过敏性紫癜。

▶ 绿豆、大枣各 50 克，红糖适量。将绿豆、大枣洗干净后加水适量，煮至绿豆开花、大枣涨圆时，加红糖适量即成。每日服 3 次。有清热解毒、补中益气、养血活血之功效。适用于过敏性紫癜有热象及气血亏虚症状者。

▶ 大枣 10 枚，生地黄 30 克，紫草 10 克，甘草 10 克。水煎当茶饮用。有清热凉血、养阴生津、解毒消斑之功效。适用于血热妄行型过敏性紫癜。

▶ 仙鹤草 50 克，大枣 30 个。水煎，饮汤食枣，分 1～3 次服食。有止血补虚、养血安神之功效。适用于各型过敏性紫癜，尤其适用于伴有出血症状者。

▶ 猪皮 60 克，猪蹄 1 个，大枣 10 枚。将三者洗净；猪皮切块，猪蹄一剖两半；3 味共煮至烂。每日 1 剂。有滋阴润燥、养血安神之功效。适用于阴虚火旺型过敏性紫癜。

▶ 黑木耳、白木耳各 50 克，紫米 75 克。熬成浓羹，每日早、晚分食。有滋阴润肺、养血益气之功效。适用于阴虚火旺型过敏性紫癜。

▶ 藕节 250 克，大枣 500 克。将藕节洗净，切碎；大枣洗净与藕节同放锅内加水烧开，改用文火煮至汁水将尽时，沥去藕节，仅食用大枣与汤汁。隔日食用 1 次，分早、晚服食。有止血养血、安神之功效。适用于各型过敏性紫癜，尤其适用于伴有出血症状者。

▶ 鸡蛋 2 个，连根蕹菜 250 克，盐、食用油各适量。将鸡蛋用食用油煎熟，取连根蕹菜用水煮熟后捞起，再换水和煎蛋一同煮沸即成；酌加盐调味食用，每日 1 剂，分 2 次服。有滋补身体、清热解毒、凉血止血之功效。适用于血热妄行型过敏性紫癜。

▶ 荞麦叶 100 克，藕节 4 个，冰糖适量。水煎服，每日服 2 次。有清热解毒、凉血止血之功效。适用于血热妄行型过敏性紫癜。

▶ 马齿苋 30 克，玄参 15 克，鲜藕 100 克。将鲜藕切片，同其余 2 味加水煎煮，取汁，每日 1 剂，分 2 次服。有清热解毒、凉血止血、滋阴降火之功效。适用于血热妄行型或阴虚火旺型过敏性紫癜。

艾灸疗法

取穴：曲池、足三里、合谷、血海。腹痛者加三阴交、太冲、内关。生姜切薄片，贴于穴位上，点燃灸条，隔姜片灸所选穴位。每日 1 次，每次 20 ～ 30 分钟，以肌肤潮红为度。有温经散寒、通经活络、活血化瘀之功效。适用于腹型过敏性紫癜患者伴有腹痛者。

结节性红斑

结节性红斑是一种主要累及皮下脂肪组织的急性炎症性疾病。多见于青、中年女性，是一种肤生红色结节，绕胫（小腿）而发，红斑排成一条条索状，形如瓜藤缠绕在树干上，故中医称之为“瓜藤缠”。中医学认为，本病是因为体内素有蕴湿，郁久化热，湿热蕴结于血脉肌肤，致使经络阻隔、气血凝滞而发病；或因脾虚蕴湿不化，兼感寒邪，寒湿凝结，阻滞血脉而致。

中药内服

▶ 牡丹皮、赤芍、王不留行、泽兰、当归、红花、桃仁、川牛膝、香附各 10 克。水煎 300 毫升，每日 1 剂，分 2 次服，每次 150 毫升。有清热解毒、活血化瘀、散结消肿之功效。适用于血热内蕴型结节性红斑。

▶ 苍术、黄柏、生薏苡仁、生地黄、牡丹皮、赤芍、王不留行、当归各 10 克，六一散 20 克。水煎 300 毫升，每日 1 剂，分 2 次服，每次 150 毫升。有清热利湿、解毒散结、通络止痛之功效。适用于湿热下注型结节性红斑，主要症状为结节大如大枣，绕胫而发，如瓜藤所缠，时有疼痛，关节沉重酸痛，腿脚水肿、压之有凹，伴周身乏力、困倦嗜卧、小便黄浊。

▶ 当归、桂枝、木通、赤芍、白芍、甘草各 10 克，细辛 3 克，大枣 5 枚。水煎服，每日 1 剂，分 2 次服。有温经散寒、通络止痛、活血化瘀之功效。适用于寒湿阻络型结节性红斑，主要症状为结节绕胫而发，如梅似李，其色淡红或紫暗，反复发作，经年不愈，遇寒尤甚，伴面色㿠白、手足厥冷。

▶山药、牡蛎各30克，玄参20克，熟地黄、茯苓、山茱萸、牛膝、白芍各15克，泽泻12克，牡丹皮、砂仁各5克。水煎服，每日1剂，12日为1个疗程。有滋补肝肾、益气养血、活血化瘀之功效。适用于肝肾不足型结节性红斑。

▶玄参、金银花各60克，桑枝、山药、芡实各30克，当归20克，知母、白芍各15克，桂枝、清半夏、甘草各10克。水煎服，每日1剂，12日为1个疗程。有清热解毒、养血活血、祛湿化痰、调和营卫之功效。适用于血热内蕴型结节性红斑。

▶玄参、金银花各60克，山药50克，当归20克，牛膝15克，甘草、苍术10克，黄柏6克。水煎服，每日1剂，12日为1个疗程。有清热解毒、健脾祛湿、活血化瘀之功效。适用于寒湿型结节性红斑。

▶白茅根30克，茜草根、赤芍、生地黄、紫草根、黄柏、车前草、泽泻各15克，防己12克，当归、生甘草各10克。水煎服，每日1剂，12日为1个疗程。有清热利湿、凉血解毒、活血化瘀之功效。适用于湿热型结节性红斑。疼痛重者加延胡索3克；咽痛者加桔梗6克；发热者加牛蒡子9克；关节疼痛明显者加羌活6克、独活6克、鸡血藤10克、木瓜7克；下肢肿甚者加赤小豆15克、冬瓜皮12克。

▶鸡血藤30克，白芍、秦艽各15克，苍术、当归、桂枝、木通、生甘草各10克。水煎服，每日1剂，12日为1个疗程。大便溏者加白术8克、茯苓10克。有养血活血、祛风除湿、通络止痛之功效。适用于寒湿型结节性红斑。

▶桃仁、制乳香、制没药、皂角刺、牛膝、王不留行、赤芍、香附、川黄柏各10克。水煎服，每日1剂，分2次服。有活血化瘀、行气止痛、散结消肿之功效。适用于气血瘀阻型结节性红斑。

▶玄参、生地黄各12克，当归、丹参、土贝母、白芍、赤芍、夏枯草、紫草、白术、黄柏、牛膝、茜草各9克。水煎服，每日1剂，分2次服。有清热凉血、解毒散结、活血化瘀之功效。适用于湿热型结节性红斑。

▶萆薢15克，苍术12克，黄柏、防己、鸡血藤、连翘、金银花、生地黄、泽泻、土茯苓各10克，牛膝、甘草各6克。水煎服，每日1剂。有清热利湿、祛风通络、解毒散结之功效。适用于风湿热聚型结节性红斑。

▶当归15克，桃仁、牡丹皮各12克，红花、川芎、赤芍、丹参、黄柏、泽泻、牛膝、鸡血藤各10克，甘草6克。水煎服，每日1剂，分2次服。有活血化瘀、行气止痛、清热利湿之功效。适用于气血瘀阻型结节性红斑。

▶ 青蒿、白芍、熟地黄各15克，秦艽、鳖甲、牡丹皮、黄柏、知母、龟甲、丹参、鸡血藤、牛膝、红花各10克，甘草6克。水煎服，每日1剂，分2次服。有滋补肝肾、养阴清热、活血化瘀之功效。适用于肝肾不足型结节性红斑。

▶ 当归15～20克，白芍20克，蜈蚣10克，红花10克，牛膝12克，夏枯草15克，牡蛎15克，甘草10克。水煎服，每日1剂，分2次服。有养血活血、祛风通络、散结消肿之功效。适用于气血瘀阻型结节性红斑。

▶ 太子参20克，黄芪、地骨皮、百合、玄参、丹参、麦冬各15克，当归、贝母、赤芍、知母各10克，五味子6克。水煎服，每日1剂，分2次服。有益气养阴、清热解毒、活血化瘀之功效。适用于肝肾不足型结节性红斑。

▶ 丹参、生地黄、熟地黄、茯苓、泽泻、猪苓、生龙骨、生牡蛎各15克，山茱萸10克，炙麻黄、人参（单煎）、熟附片（先煎）、桂枝各6克。水煎服，每日1剂，分2次服。有调和阴阳、益气养血、活血化瘀之功效。适用于阴阳俱虚型结节性红斑。

▶ 土茯苓、青浮萍各12克，桂枝、炒杭芍、白术、粉丹皮、全当归、肥知母、鲜生姜、炒杏仁各9克，肥大枣4枚。水煎温服，每日1剂。有祛风除湿、清热解毒、活血化瘀之功效。适用于风湿热瘀型结节性红斑。血瘀痛重者，加赤丹参15克、延胡索6～9克；上热头昏者，加黄芩炭6～9克；皮肤瘙痒、搔之出血者，加威灵仙3～6克；下寒者，加川附片6～9克；关节肿痛者，加青风藤3～6克；表不固、汗多者，加生黄芪15～30克。

▶ 玄参、生牡蛎、夏枯草、连翘、清半夏各15克，丹参、紫草、赤芍、当归、金银花、黄芩各10克。水煎服，每日1剂。有清热解毒、散结消肿、凉血化瘀之功效。适用于血热内蕴型结节性红斑。

▶ 忍冬藤30克，鸡血藤20克，丹参、玄参各12克，白芥子、山药、丝瓜络、橘核、生地黄、熟地黄、莪术各10克，肉桂6克。水煎服，每日1剂，分2次服。有清热解毒、活血化瘀、散结通络之功效。适用于血热内蕴型结节性红斑。

▶ 黄芪、金银花、丹参各30克，当归6克，川牛膝、延胡索各15克，甘草10克。水煎服，每日1剂，10日为1个疗程。有益气养血、清热解毒、活血化瘀之功效。适用于阴阳俱虚型结节性红斑。

▶ 忍冬藤、生薏苡仁各30克，络石藤、地骨皮各15克，延胡索12克，白薇、黄柏、茯苓、滑石、车前子、桃仁各10克，海桐皮、红花、地龙各9克。水煎服，每日1剂，7日为1个疗程。有祛风止痒、活血化斑之功效。适用于结节坚硬不化的结节性红斑。

▶ 茜草、黄柏、威灵仙、羌活、木瓜、苍术、牛膝各15克，当归、川芎各10克，没药、乳香、甘草各6克。水煎服，每日1剂，前2煎分早、晚分服，第3煎温洗湿敷小腿皮疹处约20分钟。有活血化瘀、祛风除湿、通络止痛之功效。适用于结节坚硬不化的结节性红斑。

中药外治

▶ 新鲜马齿苋。捣碎后外敷患处，每日换药2次。有清热解毒、凉血消肿之功效。适用于结节性红斑有局部红肿热痛，或伴有发热、咽痛等症状者。

▶ 蒲公英、丹参、紫草各30克，荆芥、牡丹皮、当归各20克。煎汤外洗，每日1次。有清热解毒、凉血活血、祛风止痒之功效。适用于结节性红斑伴有局部红肿热痛或瘙痒者。

▶ 蒺藜子30克，白鲜皮、槐花各15克，威灵仙、皂角刺、苦参各10克，蛇床子、蝉蜕、全蝎各3克。久煎，泡洗患处，每日1剂。有祛风止痒、解毒散结、清热燥湿之功效。对结节性红斑痒甚者效果较好。

▶ 全蝎、乌梢蛇各5克，昆布、海藻、蒺藜子、威灵仙、黄柏各10克，蜈蚣6条。久煎，泡洗患处，隔2日泡洗1次。有祛风止痒、活血化斑之功效。适用于结节性红斑反复发作，局部坚硬不化，伴有瘙痒、疼痛等症状者。

食疗法

▶ 猪瘦肉500克，当归、白芍、党参各5克，盐适量。将上述材料洗净备用。将当归、白芍、党参、猪瘦肉放入锅中，加适量清水，煮约1小时。加入适量盐调味即可。每周2～3次。有益气活血、理气通络之功效。适用于气血瘀阻型结节性红斑。

▶ 山楂200克，白糖适量。将山楂洗净，去核，切成小块，放入锅中，加入适量的清水，煮至山楂软烂。用勺子将山楂捣成泥状，加入适量的白糖搅拌均匀。将山楂泥倒入模具中，冷却后切成块即可。每周2～3次。有活血化瘀、改善局部血液循环之功效。适用于血瘀型结节性红斑。

▶ 南瓜200克，大米100克。将南瓜去皮、洗净，切成小块。将大米淘洗干净，放入锅中，加入适量的清水。将南瓜块放入锅中，与大米一起煮成粥即可。每日1次。有清热解毒、健脾和胃之功效。对结节性红斑具有一定的辅助治疗作用。

按摩疗法

按揉胃俞、点按足三里。有和胃健脾、通腑化痰、补益气血之功效。有助于改善结节性红斑患者的整体身体状况，对于缓解结节性红斑引起的局部红肿、疼痛等症状也有一定的辅助作用。肾阳虚者加点按命门；阴阳两虚者加按揉大椎，点按血海、命门及足三里。

艾灸疗法

取穴：肺俞、大椎、合谷、三阴交、足三里、内关。将生姜切薄片，贴于所选穴位，点燃艾条，隔姜片灸穴位 20 分钟左右。每日 1 次。有温经散寒、活血化瘀、调理脏腑之功效。适用于多种类型的结节性红斑。脾虚者加胃俞、脾俞；阴阳两虚者加血海、命门。

雷诺病

雷诺病是一种以皮肤苍白、青紫而后潮红为特征的，局部功能异常，症状和病程缓和的血管性疾病，又称“肢端动脉痉挛症”。中医学认为，该病主要是先天禀赋不足，以致脏腑气血生化功能虚弱，使得血脉流行不畅、经络阻滞，从而直接导致指（趾）肌肤失于气血温煦、濡养而麻木，皮色变苍白，指（趾）端发凉。遇冷或情绪刺激，就容易出现肢端小动脉强烈收缩引起肢端缺血，故中医又将此现象称之为“冷痹”或“肢端脉痹”。

中药内服

▶ 当归、桑枝各 15 克，柴胡、赤芍、白芍、香附、枳实、郁金、甘草、桂枝、陈皮、白术、川芎各 10 克。水煎服，每日 1 剂，分 2 次服。有疏肝解郁、活血通络之功效。主治雷诺病肝郁气滞之证。

▶ 黄芪 20 克，茯苓、桑枝各 15 克，白术、当归、党参、炒酸枣仁、木香、龙眼肉、甘草各10克，五味子、远志各6克，砂仁5克。水煎服，每日1剂，分2次服。有健脾养心、补益气血之功效。主治雷诺病心脾两虚之证。

▶黄芪、桑椹各20克，当归15克，桂枝、赤芍、白芍、川芎、甘草、红花、桃仁各10克，草豆蔻5克，细辛4克，吴茱萸3克。水煎服，每日1剂，分3次服。有温经散寒、活血通脉之功效。主治雷诺病寒凝经脉之证。

▶金银花、蒲公英各30克，赤芍20克，当归、乌梢蛇、玄参各15克，川芎、苍术、僵蚕、地龙、丝瓜络各10克，甘草6克。水煎服，每日1剂，分3次服。有清热化湿、通络解痉之功效。主治雷诺病湿热阻络之证。

▶黄芪、丹参各30克，白芍12克，桂枝10克，小茴香、木香各6克，炙甘草5克，细辛、干姜各3克。水煎温服，每日1剂，分3次服。有益气温经、和营通络之功效。适用于雷诺病早期，主治脾肾阳虚之证。

▶当归、白芍各15克，桂枝10克，通草、吴茱萸、甘草各5克，细辛3克。水煎温服，每日1剂，分2次服。有温阳散寒、活血通络之功效。主治雷诺病阳虚寒凝之证。

▶牡丹皮10克，当归、吴茱萸各9克，白芍、川芎、人参、桂枝、甘草各6克。水煎温服，每日1剂。有温经散寒、祛瘀养血之功效。适用于新陈代谢低下或身体虚弱的雷诺病女性患者。

▶桃仁12克，红花、当归、牛膝各9克，赤芍、郁金、枳壳各6克，川芎5克，柴胡、延胡索各3克。水煎服，每日1剂，分2次服。有理气活血、化瘀通络之功效。主治雷诺病气滞血瘀之证。若血瘀肢痛较甚者，可加乳香、没药、丹参各10克，血竭6克，以增活血通络之力。

▶黄芪60克，当归、党参各15克，赤芍、地龙、川芎、红花、桃仁各10克，桂枝6克。水煎服，每日1剂，分3次服。有益气活血、温经通脉之功效。主治雷诺病气虚血瘀之证。

▶丹参、当归、鸡血藤各30克，赤芍、桂枝各15克，川芎、片姜黄、三棱、莪术、肉桂各6克。水煎服，每日1剂。有活血化瘀、温经散寒、散结止痛之功效。适用于雷诺病阳气大虚、气血瘀阻者。

▶当归15克，金银花、连翘、蒲公英、紫花地丁、黄芩、赤芍、玄参、桃仁、红花各10克。水煎服，每日1剂。有清热解毒、活血通络之功效。主治雷诺病瘀热阻络之证。

▶薏苡仁30克，桑枝、络石藤、忍冬藤、蚕沙各15克，赤芍、木瓜、防己各10克，全蝎5克。水煎服，每日1剂。有清热利湿、活血通络之功效。适用于肢端潮红、皮肤温度上升，伴肿胀疼痛、口干而苦、舌质红的雷诺病。

▶ 玄参、丹参、蒲公英、生薏苡仁各30克，益母草20克，黄柏、当归各15克，赤芍12克，苍术、金银花、王不留行各10克，甘草6克。水煎服，每日1剂。有清热解毒、活血化瘀之功效。适用于雷诺病的终末期，患肢末端肿胀发红、灼热疼痛，并伴有溃疡、坏疽、舌红等现象。

▶ 当归、川芎、桂枝、白芍、附片各10克，甘草、细辛、木通、麻黄、白芥子、干姜各5克，大枣5枚。水煎服，每日1剂。有温经散寒、活血通络之功效。适用于寒邪内盛、肢端冷痛麻木的雷诺病。病在上肢者加桑枝、羌活各10克；病在下肢者加独活、杜仲各10克。

▶ 党参20克，白术、当归、没药、淫羊藿、柴胡、白芍各15克，桂枝、白芥子各10克，细辛4克。水煎服，每日1剂，分早、晚2次服。有益气养血、温经散寒之功效。适用于气血不足、寒邪内盛的雷诺病。

▶ 炙黄芪15克，川桂枝、当归、炒白芍、红花各10克，川芎6克，炙甘草、木通、北细辛各5克。水煎服，每日1剂，分2次服。有温经散寒、养血通脉之功效。适用于寒邪内盛、肢端冷痛麻木的雷诺病。

▶ 生黄芪15克，当归、桃仁各9克，桂枝、赤芍、川芎、红花、木通各6克，细辛3克。水煎服，每日1剂，分2次服，1个月为1个疗程。有益气温阳、活血化瘀、宣通络脉之功效。主治雷诺病肢端青紫。

▶ 毛冬青、当归各24克，黄芪、党参各18克，白术、广地龙、川芎、白芍各15克，桂枝、丹参各12克，陈皮6克，麻黄、干姜各5克，细辛4克。水煎服，每日1剂。有活血通经、散寒补气之功效。适用于血脉瘀阻、阳气不足的雷诺病。

中药外治

▶ 伸筋草15克，川乌、草乌、川芎、红花、桃仁、路路通、鸡血藤各12克，乳香、没药、延胡索、五灵脂各9克。水煎取汁，熏洗患肢，每日2次，每次30分钟，10日为1个疗程。有温经散寒、活血通络、化瘀止痛之功效。适用于寒邪凝滞、血瘀阻络的雷诺病。

▶ 辣椒根50克，川椒木30克，苏木、威灵仙各20克，干姜11克。水煎取汁，浸泡、漫洗患肢，每日1次，每次30分钟。有温阳散寒、活血通络之功效。适用于阳气不足、寒邪侵袭的雷诺病。

▶ 细辛、花椒、干姜、红花、艾叶各20克，麻黄、附片、桂枝、川芎、草乌、防风、威灵仙、透骨草各10克。水煎取汁，趁热浸泡患肢，每日2次，每次20～30分钟，1个月为1个疗程。有温经散寒、活血通络、防风固表之功效。适用于寒邪凝滞、血瘀阻络的雷诺病。

▶ 透骨草15克，桃仁、红花、细辛、桂枝、木瓜、苏木、附子、花椒各10克，肉桂5克。药包好，加水微煮5～10分钟后，连汁倒入浴盆，加温水适量，睡前泡浴，每日1次，每剂可用2～3日。有温经散寒、活血通络、改善睡眠之功效。能提高雷诺病患者睡眠质量、改善手足冰凉之症。

食疗法

▶ 猪蹄1只，鸡血藤、丹参各50克，毛冬青30克。猪蹄洗净，与毛冬青、鸡血藤、丹参一起放入锅中，加适量水。煮至猪蹄烂熟后，弃药渣。每周2～3次，每次食用猪蹄及汤，孕妇禁用。有活血化瘀、温经散寒、扩张血管之功效。适用于气血瘀滞、寒邪凝滞的雷诺病。

▶ 当归20克，大枣40枚。当归洗净，与大枣一起放入锅中，加适量水，煨熟后吃枣喝汤。每日食用。有养血活血、温经散寒之功效。适用于气血两虚、寒邪侵袭的雷诺病。

▶ 鸡蛋1只，黑木耳15克，紫菜10克，盐适量。鸡蛋打入碗中，搅拌均匀。将黑木耳、紫菜与鸡蛋一起放入锅中，加适量水煮汤后，加少许盐调味即可。每日食用。有活血化瘀、补充营养之功效。适用于气血瘀滞、营养不足的雷诺病。

▶ 羊肉适量（切块），当归20克，生姜片适量。羊肉洗净，放入锅中，加适量水。先以羊肉煮汤，待羊肉熟后，加入当归、生姜片。再煮片刻后吃肉喝汤。每周2～3次。有温经散寒、养血活血之功效。适用于气血两虚、寒邪侵袭的雷诺病。

艾灸疗法

取穴：命门、肾俞。可采用艾炷直接灸法，先取少许蒜汁涂抹在所选穴位上，再将艾绒搓成麦粒大小的艾炷，放在穴位上点燃，当艾炷燃烧到一半，自我感觉皮肤热烫时，可用镊子夹去艾炷，另换艾炷继续灸。每穴灸20～30分钟，隔日灸1次，10次为1个疗程。1个疗程结束后，应休息1～2周后，再进行下一个疗程。本法有温振命阳、通经活络之功效。

下肢静脉曲张

下肢静脉曲张是一种下肢静脉功能与结构异常改变的血管性疾病，患者下肢静脉迂曲变形，皮肤表面可见血管异常凸起，形如蚯蚓。中医学认为，该病的发生主要与先天禀赋不足，或后天因素如久站久坐、劳累过度等有关，在病程发展中，患者可伴有下肢沉重、酸胀不适、乏力以及疼痛等症状。严重者，由于静脉瘀血长期存在，可引起皮肤营养性变化，如色素沉着、皮炎、湿疹，甚至形成难愈性溃疡（俗称“老烂腿”）。

中药内服

▶ 紫花地丁20克，金银花、车前子各15克，茯苓、牛膝各10克。将上述药材加适量清水煎煮，每日1剂，分2次服。有清热解毒、利湿消肿之功效。适用于湿热下注型下肢静脉曲张。

▶ 金银花、蒲公英、紫花地丁、丹参、苍术、黄芪各30克，茯苓25克，玄参、当归、生地黄、黄柏、红花各15克，黄芩、甘草各10克。将上述药材加适量清水煎煮，每日1剂，分2次服。有清热解毒、利湿活血之功效。适用于湿热型下肢静脉曲张。

▶ 鸡血藤、丹参各30克，川芎20克，赤芍、当归、延胡索各15克，桃仁、三棱、莪术各12克，红花10克，甘草6克。将上述药材加适量清水煎煮，每日1剂，分2次服。有活血化瘀、通络止痛之功效。适用于血瘀型下肢静脉曲张。

▶ 黄芪20～50克，当归10克，赤芍8克，地龙、川芎、桃仁、红花各6克。将上述药材加适量清水煎煮，每日1剂，分2次服。有益气活血、化瘀生肌之功效。适用于血瘀型下肢静脉曲张。已形成溃疡者加白及15克。

▶ 黄芪50克，生地黄30克，升麻、柴胡、葛根、赤芍、红花、川芎、牡丹皮、白芷、甘草各20克，苦杏仁15克。将上述药材加适量清水煎煮，每日1剂，分2次服。有益气升阳、清热解毒、活血化瘀之功效。适用于下肢静脉曲张。有红肿疼痛者加石膏30克，大青叶20克，知母10克；湿疮（或溃疡）者加苍术20克，黄柏、白术各15克。

▶ 丹参、赤芍、当归、金银花各15克，黄芩、桃仁各12克，独活、甘草各6克。将上述药材加适量清水煎煮，每日1剂，分2次服。有清热解毒、活血化瘀、通络利湿之功效。适用于下肢静脉曲张。有下肢踝部伸屈不利者加牛膝10克；肿胀明显者加薏苡仁12克。

▶ 川芎、甘草、白芍、当归、熟地黄、人参、茯苓、白术各10克。将上述药材加适量清水煎煮，每日1剂，分2次服。有补益气血、调和营卫之功效。适用于下肢静脉曲张小腿溃疡。

中药外治

▶ 大黄、黄柏、苦参、地龙、丹参、鸡血藤各30克。水煎取液2000毫升，外洗疮面，每次洗30分钟，每天洗1次，1剂可煎洗2～3次。有清热解毒、利湿消肿、活血化瘀之功效。适用于下肢静脉曲张。患肢肿胀者加薏苡仁、防己、木通各30克；渗液多者加土茯苓、苍术各30克。

▶ 黄芪50克，制乳香、制没药、轻粉、银朱各10克，血竭5克，铜绿2克，麻油适量。上药研细末，装瓶加盖。用时取药适量，加麻油调膏，外敷疮面，以无毒纱布包扎固定。每天或2天换药1次。有益气生肌、收敛疮口之功效。适用于下肢静脉曲张溃疡严重者。

▶ 炉甘石粉30克（或炉甘石粉20克，煅石膏粉10克）。每次清洗疮面后，敷上炉甘石粉，以无菌纱布包扎固定。有收湿生肌、治愈溃病之功效。适用于下肢静脉曲张溃疡缓解而未收口时。

▶ 大黄50克。捣碎大黄后用纱布包起来，放入盆内，加适量清水，煮沸15分钟后倒入盆中，水量以淹没脚踝为宜。待温度适宜时，用此药水泡脚，每2天更换1次大黄。有活血化瘀、消肿止痛之功效。适用于下肢静脉曲张有脚踝肿胀或疼痛者。

▶ 木瓜100克，桂枝50克。加适量清水煎煮后，取药液于每晚临睡前泡腿1次，每次30分钟，药液凉后可再加热浸泡，1剂可连续使用2～3天，7天为1个疗程。有温经散寒、舒筋活络之功效。适用于寒湿型下肢静脉曲张，特别是有冬季加重的情况。

▶ 鸡血藤、黄芪、丹参各30克，小茴香、羌活、红花各10克。上述药材加适量清水煎煮，用药液熏洗患处（注意避免烫伤），每日2次，每次30分钟。一剂药可用2～3天。有益气活血、通络止痛之功效。适用于气血瘀滞型下肢静脉曲张有疼痛或不适者。

▶ 丹参、当归、红花各15克。加适量清水煎煮，待药汁温度适中后用毛巾浸湿，外敷患处即可。有活血化瘀、消肿止痛之功效。适用于血瘀型下肢静脉曲张，特别是局部有肿痛或硬结者。

▶ 白鲜皮、马齿苋、苦参各30克，苍术、黄柏各15克。将上药用纱布包扎好，加水煎煮后，过滤去渣，趁热熏洗患处，每日1～2次，每次1小时。如有创口，熏洗后再常规换药。有清热燥湿、解毒止痒之功效。主治下肢静脉曲张并发湿疹样皮炎等。

食疗法

▶ 金橘根30克，猪肚1个（洗净切块），盐适量。将金橘根、猪肚加水4碗，煲至1碗半，以盐少许调味。饮汤食肉，隔日1次。有疏肝理气之功效。适用于肝郁气滞型下肢静脉曲张。

▶ 黑芝麻60克，升麻、小茴香各10克，猪大肠一段（约30厘米，洗净），盐适量。将升麻、黑芝麻、小茴香放入猪大肠内，两头扎紧，加适量清水煮熟。去除小茴香、升麻及黑芝麻，加盐调味后饮汤吃猪大肠。每周2～3次。有益气升提之功效。适用于下肢静脉曲张伴有气虚血滞症状，如乏力、气短、下肢沉重等。有便秘者，可连黑芝麻食用。

▶ 黄芪、党参各30克，荔枝核、芒果核各15克，粳米100克。将黄芪、党参、荔枝核、芒果核加水煎煮，取汁。用此汁与粳米煮粥食。每日1次。有益气养血之功效。适用于气滞血瘀型下肢静脉曲张。

▶ 乌豆50克，益母草30克，橘核15克，红糖适量。将橘核、益母草、乌豆加水3碗，煎至1碗，加红糖适量调味服食。每日1次。有活血化瘀之功效。适用于气滞血瘀型下肢静脉曲张。

▶ 黄芪30克，桃仁10克，小茴香6克，墨鱼1条，盐适量。将黄芪、桃仁、小茴香和墨鱼加水煲汤，加盐调味后饮汤食墨鱼。每周2～3次。有益气活血之功效。适用于气滞血瘀型静脉曲张。

按摩疗法

用拇指或食指指腹按揉三阴交、足三里、阳陵泉、太冲，每穴3～5分钟，每天按摩2～3次，或根据病情和个人体质而定。有调节气血运行、舒筋活络、缓解症状的功效。适用于轻度的下肢静脉曲张。

第九章 物理性皮肤病

日光性皮炎

日光性皮炎是一种由光线引起的、发生于暴露部位的过敏反应性皮肤病。一般在暴晒后数小时内于暴露部位出现皮肤红肿，亦可起水疱或大疱。中医学认为，此病是皮肤腠理不密、外受暑毒引起的；或胃肠运化失司，热毒内生，复加日光照射，使热不得外泄，阻于肌肤而成。

中药内服

▶ 生石膏50克，苍术、生甘草各12克，麻黄10克，大枣7枚，生姜3片。水煎服，每日1剂。有清热解表、化湿和中之功效。适用于热毒壅肤型日光性皮炎。

▶ 薏苡仁30克，石膏20克，生地黄、金银花、连翘、大青叶、车前子（包煎）、六一散（包煎）各15克，天花粉、牡丹皮、甘草各10克，龙胆8克。水煎服，每日1剂，早、晚分服。有清热解毒、利湿消肿之功效。适用于重症日光性皮炎。

▶ 生石膏30克，紫花地丁、生地黄各20克，蒲公英、赤芍各15克，金银花、牡丹皮、何首乌、连翘、石斛、玄参各10克。水煎3次合并药液，每日1剂，分3次服用。有清热凉血、解毒消斑之功效。适用于重症日光性皮炎。

▶ 连翘、金银花、大青叶、青蒿、茵陈、牡丹皮各15克，生石膏、生地黄、白茅根各30克，栀子10克。水煎服，每日1剂，分2次服。有清热利湿、凉血解毒之功效。适用于日光性皮炎灼痛较甚，且伴有身热、口渴、小便短赤等症状者。

▶ 板蓝根30克，牛蒡子15克，桑叶、香薷、桔梗、生栀子、炙僵蚕各12克，蒲公英、黄芩、薄荷各10克，生甘草6克。水煎服，每日1剂，分2～3次服。有疏风清热、解毒利湿之功效。适用于风热湿毒型日光性皮炎。

▶ 生石膏15克，大黄12克，太子参、薏苡仁各10克，知母6克，甘草3克。每日1剂，水煎3次，共得煎液600毫升，凉后分2～3次服用，2周为1个疗程。有清热泻火、润肠通便之功效。适用于日光性皮炎有便秘、热毒内蕴者。

▶ 鲜生地黄、生石膏各30克，牡丹皮、赤芍、生栀子、知母、连翘各12克，玄参、桔梗、黄芩、生甘草各10克。水煎服，每日1剂。有清热凉血、解毒消斑之功效。适用于热入营血型日光性皮炎。

▶ 生地黄、牡丹皮、野菊花、川牛膝各10克，赤芍、白鲜皮、蒲公英、土茯苓、地肤子、鱼腥草、白花蛇舌草各15克，甘草6克。水煎服，每日1剂，分3次服，7剂为1个疗程。药渣另加水煎，待凉后外洗或湿敷患处。有清热解毒、利湿止痒之功效。适用于热毒壅肤型日光性皮炎。

▶ 生石膏30克，牛蒡子、人中黄、知母、玄参、葛根、黄连、升麻、连翘各10克。水煎3次合并药液，每日1剂，分3次服用。有清热泻火、解毒利咽之功效。适用于日光性皮炎有咽喉肿痛、热毒内蕴者。

▶ 龙胆、黄柏、黄芩、紫草根各10克，茵陈、秦艽、紫花地丁各15克，六一散、马齿苋、生地黄各30克。水煎服，每日1剂，分2～3次服。有清热利湿、解毒消斑之功效。适用于日光性皮炎有全身症状者。

▶ 蒲公英60克，或蒲公英50克、马齿苋30克。煎汤代茶饮。有清热解毒、利湿消肿之功效。适用于轻度日光性皮炎。

▶ 丹参、生石膏各30克，当归、生地黄、蝉蜕、凌霄花、野菊花、鸡冠花、红花、僵蚕、川芎、栀子、大黄（后下）各10克，甘草6克。水煎服，每日1剂，分2次服。有清热凉血、活血祛风之功效。适用于血热夹风型日光性皮炎。

中药外治

▶ 牛奶和水按 10∶1 的比例配成奶液，湿敷患处，每次 15 分钟，每隔 3 小时 1 次。有舒缓皮肤、减轻炎症之功效。适用于轻度日光性皮炎。

▶ 取千里光 50 克、大黄 30 克，放入 70% 乙醇 400 毫升中浸泡 1 周后备用。用时拿棉签蘸药液涂擦患处，每日 3～5 次。有清热解毒、消炎止痒之功效。适用于轻度日光性皮炎。

▶ 1 茶匙盐溶于 500 毫升水中，湿敷患处，每次 20 分钟，每隔 3 小时 1 次。有消炎消肿、促进创面愈合之功效。适用于红肿明显，且水疱大、已破溃的日光性皮炎患者。

▶ 蒲公英 30 克、野菊花 20 克。煎汤，放凉后湿敷，每次 30 分钟，每日 5 次，每日 1 剂。有清热解毒、凉血消肿之功效。适用于仅有红斑无水疱的日光性皮炎患者。

▶ 苦参、白矾、川椒、地肤子、蛇床子各 30 克。水煎取汁，先熏后洗患处，每日 1 剂，每日熏洗 3 次，每次约 20 分钟。有清热燥湿、止痒解毒之功效。适用于轻度日光性皮炎。

▶ 九一丹掺在青黛膏上敷贴患处，每日 1 次。有祛湿敛疮、促进愈合之功效。适用于局部糜烂、化脓或坏死的日光性皮炎患者。

▶ 大黄、黄芩、黄柏、苦参各等份。共研成细末。取末 15 克，加蒸馏水 100 毫升、医用石炭酸 1 毫升，外涂，每日 1～2 次。有清热解毒、燥湿止痒之功效。适用于热毒壅肤型日光性皮炎。

▶ 生地榆、马齿苋各 30 克。煎汤，冷后湿敷，每次 30 分钟，每日 4～5 次，每日 1 剂。有清热解毒、凉血止血之功效。适用于水疱未破溃的日光性皮炎患者。

▶ 蛇床子、地肤子、苦参、白矾、川椒各 30 克。水煎取汁，先熏后洗患处，每日 1 剂，每日熏洗 3 次，每次 30 分钟。有清热燥湿、杀虫止痒之功效。适用于风热湿毒型日光性皮炎。

▶ 马齿苋、苦参各 30 克，甘草 10 克。水煎后冷湿敷患处，每次 20～30 分钟，每日 1 剂，每剂药可用 3～5 次，直至痊愈。有清热解毒、燥湿止痒之功效。适用于风热湿毒型日光性皮炎。

▶ 冬瓜 500 克，白酒 100 毫升。冬瓜切碎，放入高压锅内，加入少量凉水慢炖 20 分钟，出锅弃渣滤汁盛入净器，兑入白酒，放炉上再清煮 5 分钟即成；待凉后，灌入瓷瓶内置于冰箱贮存。使用的时候，倒入碗中少许，蘸此液涂抹皮炎处，每日3次，每次涂抹10毫升左右。有清热利湿、消炎止痒之功效。适用于风热湿毒型日光性皮炎。

▶ 黄柏、青黛各等份。研成细末，用香油调成糊状涂擦患处，每日2次。有清热燥湿、收敛疮口之功效。适用于水疱大、已破溃的日光性皮炎患者。

▶ 将皮肤洗干净，把新鲜的芦荟叶片去皮，用其肉质均匀地涂擦于皮肤上，每日3次。使用芦荟期间禁用碱性产品及其他化妆品。有舒缓皮肤、促进愈合之功效。适用于轻度日光性皮炎。

▶ 将香蕉去皮捣烂成糊状后敷面，15～20分钟后洗去，每周2～3次。有滋润皮肤、减轻炎症之功效。适用于轻度日光性皮炎。

▶ 新鲜大白菜。取下整片菜叶，洗净；将大白菜叶放在干净的菜板上铺平，用酒瓶轻轻碾压10分钟左右，直到叶片呈网糊状。将网糊状的菜叶敷在脸上，每10分钟替换一片菜叶，连换3片，每日1次。有清凉舒缓、减轻皮肤红肿之功效。适用于轻度日光性皮炎。

▶ 银朱30克，黄柏、槟榔、硫黄、雄黄、枯矾各10克，炒苍术、白芷粉各9克。共研成细末，研匀，撒扑或加油膏敷患处，每日2次。有清热解毒、燥湿敛疮之功效。适用于风热湿毒型日光性皮炎。

食疗法

▶ 新鲜冬瓜200克，莲叶1片。将新鲜冬瓜切块，同莲叶一起放入锅中加水熬煮，待冬瓜熟透后捞出食用。每日1剂，分2次食用。有清热解暑、散瘀止血之功效。对日光性皮炎引发的炎症反应有一定的缓解作用。

▶ 新鲜马齿苋100克，香油适量。取新鲜马齿苋洗净后切碎，加入适量香油搅拌均匀，即可食用。每日1剂，分2次食用。有抑制细菌生长、促进伤口愈合之功效。可用于日光性皮炎的辅助治疗。

▶ 新鲜苦瓜1根。将新鲜苦瓜切成片状，然后放入榨汁机中打成汁液，过滤掉残渣后即可饮用。每日1剂，分2次饮用。有抗炎、清热解暑之功效。对日光性皮炎所致的皮肤不适有一定的缓解作用。

▶ 新鲜鸡腿菇200克，盐、食用油、白糖、蚝油各适量。将鸡腿菇洗净切厚片，锅内放食用油烧热，放入鸡腿菇煎黄，把盐、白糖、蚝油加入少量水调成汁液，倒进鸡腿菇里，煮片刻即可。每周2～3次。有提高免疫力、辅助抗炎之功效。可用于日光性皮炎的辅助治疗。

▶ 荷兰豆150克，腊肉50克，食用油、盐、料酒、味精各适量。将荷兰豆洗净后入沸水焯一下，腊肉洗净后切片，锅内放食用油烧热，放入腊肉炒熟后，下荷兰豆，加盐、料酒、味精调味即可。每周2～3次。有提高免疫力、抗菌消炎之功效。可用于日光性皮炎的辅助治疗。

按摩疗法

颜面部取穴：承浆、下关、颊车、太阳、印堂、四白。用指腹按压穴位5分钟，速度要缓，力度要均匀，每日1次。有疏通经络、清热解毒、祛风止痒之功效，从而缓解日光性皮炎的症状。

刮痧、艾灸疗法

在上臂及皮炎处所涉及经络处刮痧，同时艾灸三阴交和出痧点。每次等出痧完全消退再次治疗。

四肢部取穴：外关、劳宫、合谷、太溪、昆仑。用刮痧板蘸姜汁或刮痧油刮之，每穴半分钟，再以艾条灸之，每日1次。

冻疮

冻疮是一种由于暴露于0℃以下寒冷环境引起的局限性、红斑性炎症损害，属于淋巴细胞性血管炎。中医学认为，本病是由于阳气不足，外感寒湿之邪，故气血运行不畅，凝滞脉络，久而久之肌肤失养，导致阴寒久伏于脉络，因此，冻疮会反复发生。此外，还与患者少动久坐、过度劳累、手足多汗、环境忽冷忽热等因素有关。

中药内服

▶桂枝20克，当归15克，大枣12克，白芍10克，细辛、炙甘草、木通各6克。水煎服，每日1剂。有温经散寒、养血通脉之功效。适用于寒凝血瘀型冻疮。

▶ 生姜、当归、红花、川芎各 10 克。同浸于 500 毫升白酒中，1 周后即可服用。每次饮酒 10 毫升，每日 2～3 次。有温经散寒、活血化瘀之功效。适用于寒凝血瘀型冻疮。

▶ 当归 10 克，桂枝 10 克，白芍 10 克，细辛 3 克，甘草 5 克，木通 6 克，吴茱萸 3 克，生姜 9 克。分 2 次煎服，每日 1 剂。有温经散寒、养血通脉之功效。适用于寒凝血瘀型冻疮。

▶ 白芍、红花、当归、桂枝各 10 克，干姜、麻黄各 6 克，细辛 3 克。分 2 次煎服，每日 1 剂。有发汗解表、温经散寒、活血化瘀之功效。适用于寒凝血瘀型冻疮。

▶ 山楂、当归各 15 克，大枣 10 克。水煎服，每日 1 剂。有活血化瘀、养血补血之功效。适用于气虚血瘀型冻疮。

▶ 白芍 12 克，当归、大枣各 10 克，桂枝 6 克，炙甘草 5 克，生姜 3 片。水煎服，每日 1 剂，分 2 次服。有温经散寒、养血补血、调和营卫之功效。适用于气虚血瘀型冻疮。

中药外治

▶ 红花、王不留行各 30 克，干姜、桂枝、干辣椒、细辛、樟脑、冰片各 10 克。浸泡于 75% 乙醇 500 毫升中 3 日，备用。用时以药棉蘸药液涂搽患处，每日 3～5 次。有活血化瘀、消肿止痒之功效。适用于冻疮未溃者。

▶ 马勃 30 克，香油适量。马勃研成细末，用香油调匀，外敷患处，每日 1 次。有生肌敛疮、促进愈合之功效。适用于冬季各种冻疮溃烂者。

▶ 初夏采鲜芝麻叶适量，放在生过冻疮的部位，用手来回揉搓 20 分钟左右，让汁液留在皮肤上，1 小时后再洗去，每日 1 次，7 日为 1 个疗程。有增强皮肤抵抗力之功效。可防止冬季冻疮复发。

▶ 肉桂 30 克，制乳香、制没药各 10 克，冰片、樟脑各 2 克。共研成细末，混合均匀，加适量蜂蜜调成膏。先以淡盐水清洗溃烂面，再将药膏涂于患处，用纱布覆盖，再用胶布固定，2 日换药 1 次。有祛腐生新、加速愈合之功效。适用于冻疮溃烂者。

▶ 桂枝 10 克，附子 10 克，芫花 10 克，细辛 10 克，荆芥 10 克。煎煮取汁外洗，每日 2 次，3 日为 1 个疗程。有温经散寒、活血化瘀之功效。适用于冻疮未溃者。若局部患处不易浸泡者，则用毛巾蘸药汁热敷。应注意冻疮已溃烂者忌用。

▶ 红辣椒 10 克，樟脑 3 克，白酒 60 毫升。红辣椒去籽切碎，放入白酒中浸泡 7 日以后，再加樟脑，摇匀。用时用消毒棉签蘸药液外搽生过冻疮的部位，每日 2 次，连续 1 周以上。有促进血液循环、预防冻疮之功效。适用于冻疮未发者。

▶ 鲜生姜 60 克，白酒 100 毫升。生姜捣烂，加入白酒，浸泡 3 日后，外搽生过冻疮的部位，每日 2 次，连续 1 周以上。或用新鲜的生姜片直接涂搽。有温阳散寒之功效。可防止冻疮再发。

▶ 鲜生姜、冰糖各适量。生姜切碎，加冰糖，加少许水，文火熬成糊状，待凉后涂冻疮患处，每日 2 次。有温中散寒、消肿止痒之功效。适用于冻疮未溃者。

▶ 当归 20 克，陈醋 500 毫升。将当归、陈醋放在砂锅内，用文火煮 30 分钟，取汁洗擦患处，洗至皮肤松皱，每日 3～4 次。有活血化瘀、消肿止痛之功效。适用于冻疮未溃者。一般 7 日后冻疮可愈。

▶ 白及 10 克，凡士林 100 克。白及研成细末，再将凡士林加入白及粉中调成软膏，每日 3 次外涂患处，10 日为 1 个疗程。有生肌敛疮、保护皮肤之功效。适用于冻疮未溃者。

▶ 白附子 0.5 克，桂枝 25 克，生姜 25 克，白萝卜 1 个。水煎取汁，分早、晚 2 次趁热泡洗患处，连洗 2 日。有温经散寒、消肿止痛之功效。适用于冻疮未溃者。

▶ 胡椒 10 克。浸入 100 毫升 75% 乙醇中，1 周后外擦患处，每日 2 次，连用 5～7 日。有温中散寒、止痒消肿之功效。适合冻疮未溃者。

▶ 仙人掌适量。去刺捣烂外敷患处，3 日后更换。有清热解毒、消肿止痛之功效。适合冻疮未溃者。

▶ 老樟树鲜叶、枝条适量。捣烂后入锅加水煎成浓汁，然后将冻疮患处浸泡 10～20 分钟。有活血化瘀、消肿止痛之功效。适用于冻疮红肿、疼痛者。

▶ 甘草 20 克。水煎，每晚睡前泡洗患处。有清热解毒、止痒消肿之功效。适用于冻疮红肿、瘙痒者。

▶ 红花 10 克，桂枝 15 克。煎汁擦洗易冻伤部位，每日 1 次，5 日为 1 个疗程。有温经散寒、预防冻疮之功效。适用于冻疮未溃者。

▶ 带叶的冬青枝。水煎取汁，溻洗患处，每日早、中、晚各 1 次，3～5 日为 1 个疗程。有清热解毒、消肿止痛之功效。适用于冻疮红肿、疼痛者。

▶ 兔毛 30 克，烧灰备用。先用红萝卜煮水洗患处，再将兔毛灰用芝麻油调和敷患处，每日1～2次。有祛腐生新、促进愈合之功效。适用于冻疮溃烂者。

▶ 兔毛（烧灰）10克，柑皮20克。共研为细末，以芝麻油调敷患处，每日1次。有祛腐生新、消肿止痛之功效。适用于冻疮未溃者。已溃者可直接将药末撒于患处。

▶ 鲜山药适量，蓖麻仁5粒。洗净，共捣成泥，敷于患部，干后即换，每日数次。有清热解毒、消肿止痛之功效。适用于冻疮红肿、疼痛者。

食疗法

▶ 当归、山楂各15克，大枣10克，红糖适量。将所有材料加适量清水煎煮成汤。代茶饮用，每日1～2次。有调和营卫、补血益气、促进血液循环之功效。可用于预防冻疮。

▶ 生姜3片，桂圆30克，红糖适量。将所有材料加适量清水煎煮成汤。代茶饮用，每日1～2次。有温经散寒、补血益气、促进血液循环之功效。适用于寒凝血瘀型冻疮。

▶ 黄芪30克，当归6克，大枣3克，生姜3片。将所有材料加1碗清水，煎至水剩七成即可。每日1次，喝汤，也可加入瘦肉炖煮。有补气养血、促进血液循环之功效。适用于气虚血瘀型冻疮。

▶ 桂枝10克，干姜3克，糯米50克。先把桂枝、干姜加水煎煮，用其汁液与糯米煮粥。每日1剂，早、晚分次食用。有温阳散寒、通经活络之功效。适用于寒凝血瘀型冻疮。

▶ 羊肉500克，当归、黄芪、党参各25克，葱、生姜、料酒、盐、味精各适量。将当归、黄芪、党参装入纱布袋内，与羊肉一起放入锅内，加葱、生姜、料酒、盐、清水适量，用武火烧沸，改用文火煨至羊肉软烂，加入少许味精调味即可。每周2次，吃肉喝汤。有补气养血、促进血液循环之功效。适用于气虚血瘀型冻疮。

按摩疗法

先以揉法、摩法、擦法等在患处进行操作，时间为5～10分钟。要轻快柔和，切忌生硬粗暴。在操作时要避开水疱或溃疡。

掌心对准关元，逆时针摩动5分钟；拿合谷2～5分钟。耳部冻疮者，加按揉外关、翳风各1分钟；鼻尖处发生冻疮者，加按揉迎香1分钟；面部冻疮者，加按揉下关、颊车等穴各20次；手部发生冻疮者，加按揉曲池、合谷各1分钟，按压患侧缺盆处约1分钟，横搓上肢5～8分钟；足部发生冻疮者，加按揉足三里1分钟。单掌搓擦患侧足底，以局部发热为度；掌根按压大腿内侧面，持续1分钟。

鸡眼

鸡眼是一种由于长期摩擦、受压而引起的圆锥形角质层增厚。中医学认为，此病是因穿鞋不适或长期行走摩擦和挤压患处，以致气血瘀滞、经络阻隔、血流不畅，外感毒邪，内外相兼，肌肤失润，溢于皮外而成。又因此病是蚕豆大小的淡黄色角质增生，其形状透明浑圆，中有绿豆般大小的颗粒，左、右脚常对称而生，故俗称“鸡眼”。

中药内服

▶沙参、丹参各50克。每日1剂，水煎2次，混合后分上午、下午服，连服2～3剂。有养阴活血、清热解毒之功效。适用于鸡眼周围皮肤有轻微红肿或灼热感者。

▶连翘、鸡血藤各30克，当归、生地黄、紫花地丁、香附、木贼各20克，女贞子、生黄芪各15克，甘草12克，火麻仁、苦参、白鲜皮、赤芍、白芍各10克。上述药物加水适量，浸泡30分钟，文火煎30分钟后，取汁，温服，每日1剂，分3次服。二煎20分钟后去渣，加水1000毫升，煎40分钟，用药渣烫洗患处，每日2次。有清热解毒、养血活血、理气解郁、滋补肝肾之功效。适用于鸡眼病程较长或反复发作，或有乏力、腰膝酸软等全身症状者。

中药外治

▶用热水（可加盐或醋）泡患处，用工具除去角质和硬皮。用冰片（或食用碱）少许，置于鸡眼上，用火点燃，至感觉疼痛时将火吹灭。每日1～2次，每次约半分钟，5～7日为1个疗程。有助于鸡眼脱落。适用于鸡眼初期，愈后局部无瘢痕。

▶ 乌梅60克，盐20克，食醋60毫升。共置于约200毫升的磨口瓶中，振摇，放置48小时后备用。用热水泡患处，用工具除去角质和硬皮，然后用棉签蘸乌梅液搽于鸡眼部，待晾干后再涂1～2次，每日3～4次。有软化角质之功效。适用于鸡眼角质增厚者。

▶ 取万年青叶适量，洗净，捣烂。用热水泡患处，用工具除去角质和硬皮后，取药糊敷患处，用纱布包扎，再用胶布固定，2日1换，15日为1个疗程。有清热解毒、消炎、软化角质之功效。适用于炎症较明显的鸡眼。

▶ 用热水泡患处，除去角质和硬皮后，把芹菜叶洗净，捏成1小把，在鸡眼处涂擦，至叶汁擦干时为止，每日3～4次，1周为1个疗程。有软化角质之功效。适用于鸡眼初期。

▶ 取芦荟（或仙人掌肉）和少许盐水，研成药糊。每晚泡脚后，取适量药糊涂在鸡眼上，用保鲜膜覆盖，再用胶布固定好，每日1次，10日为1个疗程。有软化角质、消炎、滋润之功效。适用于鸡眼周围皮肤干燥、有裂口或轻微炎症者。

▶ 取紫皮独头蒜1个，葱白1根，花椒3～5粒，放在一起捣成泥状。用热水泡患处，除去角质和硬皮后，将糊敷在鸡眼上，用胶布外贴密封。24小时后除去胶布和药泥，1次未愈可再用。有助于鸡眼的脱落，适用于鸡眼角质增厚明显者。

▶ 丁香末、肉桂末等量。温水调成稠膏敷贴于修好的患处，外盖纱布，用胶布固定，每日换药1次。有温通经络、散寒止痛之功效。适用于鸡眼疼痛明显者。

▶ 骨碎补10克。研成粗末，浸泡于100毫升75%乙醇（或高浓度白酒）中7日，备用。脚部修好后，用药酒擦鸡眼，略有痛感，几分钟后即可消失，每2小时擦1次。有活血续伤、软化角质之功效。适用于鸡眼角质增厚者。

▶ 将有鸡眼的部位用水洗净。取老葱1根，在近须的部位切薄片。把葱片贴在鸡眼上，再用胶布固定，24小时换葱片1次，至鸡眼脱落。适用于鸡眼角质增厚不明显者。

▶ 蜂胶适量。每晚泡洗脚后，将蜂胶敷贴于患处表面，用纱布包扎，每日换药1次，10日为1个疗程。有消炎、促进伤口愈合之功效。适用于鸡眼有炎症、疼痛者。

▶ 乌桕叶嫩枝适量。折断叶柄，取其乳白色汁，每日上午涂擦患处2次，每次5分钟；晚上用热水浸泡，并刮去软化的角质。有消炎、软化角质之功效。

适用于鸡眼角质增厚，伴有轻微炎症或疼痛者。

▶ 荞面30克，荸荠1个（捣烂）。加水和匀，敷鸡眼处，用布包扎好，每日1次。有软化角质、缓解疼痛之功效。适用于鸡眼角质增厚不明显，伴有轻微疼痛或不适者。

▶ 白果树叶，烧存性，研成细末；将粥米粒研成末。用热水泡患处，除去角质和硬皮后，贴于患处。每日换贴1次有效。有助于鸡眼脱落。适用于鸡眼角质增厚，无严重炎症或感染者。

▶ 半夏5克。研成细末。将患处修薄，敷上药粉，用胶布固定，5日后去药。若生出新肉芽组织，再过数日即可痊愈。有消痞散结、软化角质之功效。适用于鸡眼角质增厚明显，无严重炎症者。

▶ 蟾酥1.5克，铅粉3克。先用针将鸡眼拨破，再将蟾酥用温开水溶化，调入铅粉，涂在患处，每日2次。有解毒消肿、止痛收敛之功效。适用于鸡眼周围皮肤有红肿、疼痛或有灼热感者。

▶ 菊花2克。放在口中嚼成糊状，敷于患处，用胶布盖严贴紧，每5日换药1次，3～5次鸡眼可自行掉落。有清热解毒、消炎、软化角质之功效。适用于炎症较明显的鸡眼。

▶ 生姜100克，生石灰、碱面各25克。生姜洗净，捣烂取汁，与后2味共捣为泥状。用75%乙醇局部消毒后，涂敷患处，用纱布覆盖，3日换药1次。有助于鸡眼脱落。适用于鸡眼角质增厚明显，无严重炎症或感染者。

▶ 地骨皮、红花各10克。共研成细末，加适量香油调成糊状。每晚泡脚后，取适量药糊抹在鸡眼上，再用保鲜膜盖上，用胶布固定。有清热凉血、散瘀通经止痛之功效。适用于鸡眼疼痛明显，角质增厚者。

▶ 干蜈蚣若干条，乌梅少许。烘干然后碾成末，加菜油适量，浸泡10日。脚部修好后外敷本膏适量，用纱布包扎，每2～3日1次。有攻毒散结之功效。适用于伴有炎症或感染的鸡眼。

▶ 荔枝核晒干，碾压成粉，加白醋适量，混合如泥，涂抹患处须把周围僵硬的皮盖着，上敷脱脂棉，用纱布包扎。每晚用热水泡患处，除去角质和硬皮后，更换1次。有行气散结、软化角质之功效。适用于鸡眼角质增厚，无严重炎症或感染者。

▶ 乌梅10枚。研成细末，装入瓶内，加上香油浸泡7～10日，和匀成药膏。每晚修脚后，取适量药膏敷在鸡眼上，再用纱布包扎，12小时换1次药，3日为1个疗程。有收敛、滋润、预防感染之功效。适用于鸡眼周围皮肤干燥、有裂口或轻微炎症者。

食疗法

▶ 乳鸽1只，女贞子10克，料酒、生姜、葱、盐、味精、芝麻油各适量。乳鸽宰杀后去毛桩、内脏及爪，洗净。女贞子洗净，去杂质。生姜切片，葱切段。将女贞子、乳鸽、葱段、姜片、料酒同放炖锅内，加水适量。用旺火烧沸后，改用小火煮35分钟，加入盐、味精、芝麻油调味即成。每周2～3次。有滋补肝肾、益气养血之功效。用于鸡眼的辅助治疗，可促进皮肤组织的修复。

▶ 猪蹄200克，水发黄豆100克，芹菜10克，生姜、食用油、料酒、胡椒粉、盐、味精各适量。猪蹄洗净剁成块，生姜洗净切片，芹菜洗净去叶切段。锅内加水烧开，放入猪蹄块、料酒，用大火煮去猪蹄的血水，捞起待用。锅内下食用油，待油热时下生姜片、猪蹄爆炒，盛入砂锅内。加入水、黄豆，用小火炖约30分钟至汤汁变白。放入盐、味精、芹菜，撒入胡椒粉，出锅即可。每周2～3次。有滋润皮肤、改善皮肤干燥之功效。适用鸡眼皮肤干燥、角质增生明显者。

艾灸疗法

先用温水泡脚30～45分钟，然后消毒，修去硬皮，再用万金油（或生姜）涂于鸡眼上。

将艾炷直接置于阿是穴，点燃其尖端，烧至局部有灼痛时，用镊子夹掉，再放1炷，连灸5～7炷，每日1次。

以燃着之艾卷在鸡眼上行雀啄灸，以患者略感灼痛、局部红润为度，每次约灸20分钟，每日1次，5次为1个疗程，疗程间隔2～3日。

手足皲裂

手足皲裂俗称“裂口子”，是由于皮肤干燥或慢性炎症使皮肤弹性降低或消失，再加上外力的作用而形成的，常发生在手掌、足底、唇部、口角。中医学认为，此病多因肌肤骤被寒冷风燥所逼，引起气机不调，血脉运行不畅，四肢末端失养、渐枯渐槁、变脆开裂。并与经常摩擦、压力、癣病、接触脂溶性和吸水性物质有关。

中药内服

▶何首乌30克，黄芪24克，当归20克，白芍、白蒺藜、荆芥各15克，防风、丹参、地黄各10克，红花、川芎、甘草各6克。水煎服，每日1剂，分2次服。有行气活血、养血生肌之功效。适用于气血不足、肌肤失养导致的手足皲裂，特别是伴有皮肤干燥、脱屑等症状者。

▶白鲜皮、黄芪、首乌藤各15克，熟地黄、生地黄、白芍、赤芍、当归、女贞子、枸杞子、玉竹、防风、防己、枳壳、麦冬、菟丝子、浮萍各10克，川芎6克，白蒺藜5克。水煎服，每日1剂，分2次服。有清热燥湿、行气活血、养血生肌之功效。适用于湿热蕴结型手足皲裂。

▶苏木、牡丹皮、当归、赤芍各10克，桃仁、大黄、川芎、枳壳、瓜蒌、槟榔各6克。水煎服，每日1剂，分2次服。有活血化瘀、清热凉血之功效。适用于气血瘀滞型手足皲裂。

▶当归、地黄、赤芍、茯苓各10克，黄芩、川芎、陈皮、红花、甘草各6克。水煎服，每日1剂，分2次服。有清热燥湿、活血化瘀之功效。适用于湿热蕴结型手足皲裂。

▶黄芪12克，生地黄、熟地黄、天冬、麦冬、天花粉、当归、黄芩、桃仁、红花各10克，升麻6克。水煎服，每日1剂，分2次服。有益气养阴、清热凉血之功效。适用于阴虚内热型手足皲裂。

▶何首乌、蔓荆子、石菖蒲、荆芥穗、甘菊花、枸杞子、威灵仙、苦参各15克。共研为末。每服9克，蜜茶调下，不拘时。有行气活血、疏散风热、养血生肌之功效。适用于血虚风燥型手足皲裂。

▶川芎、党参、炒白术、熟地黄各20克，当归、丹参各18克，白芍、白蒺藜、白鲜皮、茯苓、鸡血藤、金银花各15克，甘草9克。水煎服，每日1剂。有益气养血、活血化瘀、清热解毒之功效。适用于多种原因导致的手足皲裂，特别是伴有湿热或感染者。

中药外治

▶生羊油或猪油50克，蜂蜜或白糖15克。捣匀搽患处，每日2～3次，7

日为1个疗程。有滋润肌肤、促进裂口愈合之功效。适用于手足皲裂皮肤干燥、瘙痒者。

▶白鲜皮、蛇床子、地肤子、枯矾、当归、熟地黄、玄参、苦参、防风各30克。水煎适量，待温浸泡患处，每次30分钟，每日2次，3日1剂，直至皲裂愈合、痒感消失。有清热解毒、燥湿止痒之功效。适用于真菌引起的手足皲裂。

▶白蔹、白及、冰片各30克，大黄50克。共研成细末，过筛，贮瓶加蜂蜜适量调成糊状备用。先用热水浸泡患处，剪去硬皮，再取药涂抹患处，必要时包扎，每日2～3次。注意患处禁用冷水，少用肥皂等。有生肌敛疮、凉血止血之功效。适用于手足皲裂裂口较深的情况。

▶三七药物牙膏65克，甘油10毫升。将两者混匀备用，涂搽患处，每日2～3次，半个月为1个疗程。有消炎止痛、滋润肌肤之功效。适用于手足皲裂有轻微炎症、疼痛者。

▶熟鸡蛋黄2个。将熟鸡蛋黄放入烧热的锅内，用铁勺压碎，微火翻炒约15分钟，至蛋黄呈深黄色，并有少许蛋油溢出；待自然冷却后，用棉签蘸蛋黄油连同蛋黄粉涂于皲裂处，每日2次。有滋润肌肤、促进裂口愈合之功效。适用于手足皲裂皮肤干燥者。

▶三七粉30克，蜂蜜适量。调匀至糊状，装瓶密封备用。用时先用热盐水浸泡患处10～20分钟，用刀片削去过厚的角质层，然后每日搽药3～4次，直至痊愈。有活血化瘀、生肌敛疮之功效。适用于手足皲裂有轻微炎症、疼痛者。

▶大黄25克，白及15克。炒黄，研成细末，混匀贮瓶备用。用时取药粉少许，加适量蜂蜜，调成糊状，外涂皲裂处，每日1～2次。有清热解毒、凉血止血、生肌敛疮之功效。适用于手足皲裂裂口红肿、疼痛者。

▶蜂房20克，补骨脂15克，赤芍、地肤子、地骨皮各10克。每日1剂，水煎取汁，浸泡患处20分钟，再用热水洗去药汁，将云南白药粉少许撒在伤湿止痛膏上，贴于手足皲裂处，每日1次，连续使用10日。有祛风止痒、生肌敛疮之功效。适用于手足皲裂痒感明显者。

▶生大黄15克，甘草30克，香油250毫升。生大黄、甘草切碎后放入香油中，以文火煎熬，待药炸至焦黄色时，过滤去渣备用。用时取适量外搽手足皲裂处，每日3次，连续使用10日。有清热解毒、滋润肌肤之功效。适用于手足皲裂皮肤干燥、有热感者。

▶当归、紫草各60克，忍冬藤10克。共浸入500毫升香油内，浸泡24小时后，文火煎熬至药枯焦，滤出药渣，留油待凉，以棉签蘸涂患处，每日数次。有凉血解毒、滋润肌肤之功效。适用于手足皲裂皮肤干燥、有热感或瘙痒者。

▶ 五倍子 10 克，紫草粉 6 克，甘草粉 5 克。研成末混匀，撒于裂口及其周围皮肤上，用纱布覆盖，再用胶布固定，每 2 日 1 次。有收敛止血、清热解毒之功效。适用于手足皲裂裂口出血或红肿的情况。

▶ 白及 15 克，白矾 12 克，马勃 10 克。水煎药液浸泡手足，每次 20～30 分钟，每日 2 次。有收敛止汗、解毒杀虫之功效。适用于手足皲裂多汗或伴有轻微感染者。

▶ 甘草 50 克，75% 乙醇 200 毫升，甘油 200 毫升。将甘草浸泡于 75% 乙醇中 24 小时；取浸出药液加甘油，外擦患处，每日 2 次。有清热解毒、滋润肌肤之功效。适用于手足皲裂皮肤干燥者。

▶ 皂角刺、白鲜皮各 30 克，地肤子 25 克，大风子 20 克，白及、甘草各 10 克。水煎外洗，每日 2 次，每次 30 分钟，连用 7 日。有清热解毒、燥湿止痒之功效。适用于真菌引起的手足皲裂。

▶ 土荆皮、苦参、大风子、白鲜皮各 50 克，鹤虱、黄精各 30 克。水煎取汁，浸泡患处，每次 30 分钟，每日 2 次，3 日用 1 剂。有清热解毒、燥湿止痒之功效。适用于真菌引起的手足皲裂。

▶ 艾叶 500 克，红花 100 克。平均分为 20 份，每日 1 份，加食醋 100 毫升、花椒 20 粒、盐 2 勺，用纱布包裹，然后加水煮开，趁热泡洗患处 15～30 分钟。有温经散寒、活血化瘀之功效。适用于手足皲裂裂口疼痛、遇寒加重者。

▶ 香油 100 毫升，黄蜡 20～30 克。用火将香油熬热，放入黄蜡，待黄蜡熔化即成。先用温热水泡洗手（脚）部 10～15 分钟；待手（脚）泡透，刮去较厚角质，擦干，擦蜡油于患处，用火烤干，每日 2 次。有滋润肌肤、保护裂口之功效。适用于手足皲裂皮肤干燥者。

▶ 姜黄 90 克，当归、甘草各 30 克，白芷 9 克，轻粉、冰片各 6 克，蜂白蜡 90 克，香油 250 毫升。前 4 味药浸泡香油内 3 日，然后置炉火上熬至枯黄，离火去滓，加入轻粉、冰片（研成末），最后加蜂白蜡溶化，调搅至冷，成膏。用时涂患处，每日数次，至病愈为止。有祛燥润肤之功效。适用于手足皲裂皮肤干燥者。

▶ 荆芥、防风、桃仁、红花、当归各 9 克。用 250 毫升猪油将上述药物煎枯去滓即成。每晚用温热水泡患处 20 分钟，擦干后用药棉蘸药液擦在患处，敷保鲜膜；早晨起床后再擦一遍。有祛风止痒、滋润肌肤之功效。主治手足皲裂肥厚者。

▶ 地骨皮、紫草、丁香各 10 克，当归 5 克。将上述药物加入 250 毫升香油中浸 24 小时，用陶瓷罐文火焙焦，去渣备用。每日 2～3 次，涂擦患处，10 日为 1 个疗程。有凉血解毒、滋润肌肤之功效。适用于手足皲裂皮肤干燥、有热感者。

▶ 花椒、苦参各 15 克，苍术、黄柏各 10 克。水煎外洗（先泡后洗，每日 1 次），1 剂用 2 日。有清热解毒、燥湿止痒之功效。适用于手足皲裂痒感明显、有渗出或糜烂者。

食疗法

▶ 将 70 克纯黑芸豆用火煮烂，连汤带豆食用，每日 2 次，2 个月为 1 个疗程。1 个疗程后停食此方半个月，再进行下一个疗程。有助于滋润皮肤、促进皮肤修复。适用于手足皮肤干裂、脱屑，伴有轻微瘙痒或不适感者。

▶ 鲜韭菜适量。捣如泥，挤汁，加适量红糖、白糖，每日服 1 次。有活血化瘀、促进血液循环的作用。适用于手足皮肤皲裂，伴有局部冷痛、血液循环不佳等症状者。

▶ 肥羊肉 500 克，当归身 30 克，生姜 15 克。加调料烹制食用，分 2 日食完，每日可分 2 次食用，注意每次食用都应充分煮熟。有温补气血、活血调经、温中散寒之功效。适用于手足皮肤皲裂严重，伴有面色苍白、乏力、畏寒等症状者。

▶ 猪皮适量煨煮成厚膏状，加适量红糖或冰糖，每次服 50 克，每日 2 次。有助于增加皮肤弹性和滋润度、促进皮肤修复。适用于手足皮肤干裂、松弛，伴有皱纹增多等症状者。

▶ 龙眼肉、芝麻各 30 克（炒熟研细），阿胶 250 克，冰糖、黄酒各适量。先将阿胶用黄酒浸软并蒸烊，再加入龙眼肉、芝麻、冰糖，直至冰糖烊完停火。每次服 20 克，每日 2 次。有滋阴润燥、补血养血之功效。适用于手足皮肤皲裂，伴有头晕目眩、心悸失眠、腰膝酸软等症状者。

痱子

痱子，是因在高温闷热环境下，汗液使角质层浸渍肿胀，阻塞汗腺导管，导致汗液外渗周围组织，形成丘疹、水疱或脓疱。中医学认为，本病是盛夏时节汗泄不畅，毛窍郁塞，热不外泄，暑湿邪蕴蒸肌肤所致。

中药内服

▶ 金银花20克，大青叶20克，芦根30克，蝉蜕6克，薄荷6克，荆芥12克，桔梗12克，藿香12克，神曲12克，甘草6克。水煎煮2次，每日1剂，分2次服。有清热化表、止痛痒之功效。适用于痱子初起，伴有发热、头痛、咽痛等风热症状者。

▶ 沙参12克，麦冬12克，山药12克，青蒿12克，白扁豆12克，茯苓6克，牡丹皮6克，乌梅6克，玄参6克。水煎服，每日1剂，分2次服。有凉血化热、清热解毒之功效。适用于痱子较重，伴有口干口渴、心烦易怒等血热症状者。

▶ 黄芩12克，浮萍12克，金银花12克，紫花地丁12克，野菊花15克，滑石（包煎）15克，黄连6克，赤芍6克，栀子9克，牡丹皮9克，板蓝根9克，生甘草6克。水煎取液300毫升，每日1剂，分2次服。有清热消肿、凉血散结之功效。适用于痱子严重，伴有身热口渴、小便短赤等湿热症状者。

▶ 金银花10克，连翘15克，蒲公英10克，紫花地丁10克，藿香10克，佩兰10克，竹叶6克，大青叶10克，牡丹皮10克，生地黄15克，知母10克，黄柏10克。水煎服，每日1剂，每日2次，每次150毫升。有清血解毒、祛瘀化表之功效。适用于痱子病程较长，伴有舌质红绛、脉细数等血热瘀滞症状者。

▶ 黄连9克，竹叶9克，荷梗10克，西瓜翠衣20克，知母10克，石斛10克，麦冬10克，金银花10克，牡丹皮10克。水煎服，每日1剂，每日2次，每次150毫升。有清暑利湿、凉血解毒之功效。适用于暑湿蕴结型痱子，且未发生痱毒之前。

▶ 薏苡仁10克，滑石（包煎）20克，茯苓10克，通草10克，竹叶10克，连翘15克，白豆蔻10克。水煎服，每日1剂，每日2次，每次150毫升。有清热利湿、通利小便之功效。适用于湿热郁蒸型痱子。

▶ 青蒿5克，佩兰10克，金银花10克，连翘10克，赤芍10克，生薏苡仁15克，泽泻10克，车前子10克，六一散10克。水煎服，每日1剂，每日2次，每次150毫升。有清暑化湿、凉血解毒之功效。适用于暑湿蕴结型痱子。

▶ 蒲公英15克，金银花15克，紫花地丁10克，连翘10克，淡竹叶10克，藿香10克，茵陈15克，栀子10克，生大黄6克，白茅根15克，牡丹皮10克，生甘草5克。水煎服，每日1剂，每日2次，每次150毫升。有清热解毒、利湿排脓之功效。适用于暑湿蕴结型痱子。

▶ 鲜葎草100克，黄菊花100克，薄荷30克。前2味加水2000毫升，煮沸15分钟后，放入薄荷，再沸半分钟即可。成人每次服60毫升，小儿减半，日服3次。同时，可配合用此温药水涂擦患处，效果更佳。有清热凉血之功效。适用于痱子初起时。

中药外治

▶ 樟脑6克，黄柏12克，石膏12克，滑石18克，炉甘石9克，冰片3克。共研成细末，用消毒棉球蘸药粉扑患处，每日3～5次。有清热燥湿、止痒收敛之功效。适用于痱子较重，伴有身热口渴、小便短赤等湿热症状。

▶ 花椒10克。加200毫升水，煮沸后关火，晾温不烫手时，用药棉蘸水轻擦患处，轻者擦1次即可，重者多擦1～2次；12小时后，再次煮沸、晾温，以同样的方法涂抹。有温中散寒、止痒止痛之功效。适用于痱子初起。

▶ 水飞滑石30克，寒水石30克，钟乳石30克，花蕊石20克，白芷10克，冰片3克。共研成极细粉末，取适量外扑到患处，每日2～3次。有清热利湿、收敛止痒之功效。适用于痱子红肿疼痛、有渗液者，或伴有身热、口渴、小便不利等湿热症状。

▶ 败酱草125克。加水3000～5000毫升，大火煮沸后换成小火再煎十几分钟，去药渣，待水稍温后沐浴1次或湿敷患处1～3次。有祛痱止痒、清热化表的作用。适用于各种类型的痱子，特别是痱子密集、瘙痒剧烈者。

▶ 苦参20克，大黄20克，黄连10克，冰片10克，雄黄10克。上述药物加入75%乙醇300毫升，浸泡3日后，用药棉签取药液涂搽患处，每日数次。有清凉止痒、杀菌之功效。适用于痱子较重，伴有身热口渴、小便短赤等湿热毒盛症状者。

▶ 枸杞枝、叶适量。洗净后加水煎1小时，待温后湿洗患处，每日2次。有清热凉血、止痒收敛之功效。适用于痱子初起或较轻时。

▶ 新鲜无花果叶5片。加水750毫升，煎煮20分钟。晾温后，取医用纱布蘸水温敷患处；凉后加适量热水，沐浴。连用2～3日。有清热解毒、利湿止痒之功效。适用于痱子较重，特别是伴有渗液者。

▶ 鲜马齿苋 50 克。洗净后加水 250 毫升，煮 20 分钟，去渣。水温后，取医用纱布蘸水涂擦患处，每日 5～6 次，连续 3 日。有清热解毒、凉血止痒之功效。适用于各种类型的痱子。

▶ 苍耳子 12 克，白矾 12 克，马齿苋 12 克。加水 200 毫升，煎沸 20 分钟。待水温后，取医用纱布清洗患处，每次 5～10 分钟，早、晚各 1 次。有清热燥湿、解毒止痒之功效。适用于痱子密集、瘙痒剧烈者。

▶ 冰片 2 克，薄荷油 10 克。加入 75% 乙醇 200 毫升，浸泡数小时。使用前摇匀，取医用棉签擦拭患处，每日数次。有清凉止痒、消炎杀菌之功效。适用于痱子瘙痒剧烈者。

▶ 黄瓜 1 根。切断面，涂擦患处，每日 2～3 次，几日后可见疗效。有清热利湿、凉血止痒之功效。适用于痱子初起时。

▶ 苦瓜 1 根。切成片。用带汁的苦瓜肉涂擦患处，早、晚各 1 次，连续数日。有清热解毒、利湿止痒之功效。适用于痱子密集、瘙痒疼痛者。

▶ 十滴水涂于患处，自然风干。早、晚各 1 次，连续 3 日可见成效。有消炎、消肿、止痒之功效。适用于各种类型的痱子。痱子严重者，涂药处的皮肤会略有灼热痛感。

食疗法

▶ 绿豆 30 克，海带 15 克，冬瓜 60 克。煮汤，每日 1 剂，连服 10 日左右。有清热解毒、利尿祛湿之功效。适用于痱子密集、瘙痒疼痛，伴有身热、口渴、小便短赤等湿热症状者。

▶ 冬瓜 60 克，薏苡仁 30 克。同煮粥食用，每日 1 剂，连服 7 日左右。有清热利湿之功效。适用于痱子红肿、瘙痒，伴有湿热内蕴症状者，如身热不扬、口黏腻、小便黄等。

▶ 马齿苋 20 克，丝瓜 20 克。煲汤服用，每日 1 剂，连服数日。有解毒、清热血之功效。适用于痱子红肿疼痛，或有脓疱，伴有身热、口渴、小便短赤等症状者。

▶ 绿豆适量，粳米适量，鲜荷叶 1 张。煮粥食用，每日 1 剂，早、晚各 1 次。有清热化表之功效。适用于痱子密集、瘙痒不适，伴有身热微恶风等症状者。

▶ 金银花 6 克，乌梅 6 枚。乌梅加水适量，煮 30 分钟后，加金银花，同煮 20 分钟；取汁、去渣，加蜂蜜适量，凉后当茶饮，每日 1 剂。有清热解毒之功效。适用于痱子红肿疼痛，伴有身热、口渴、咽干等症状者。

小儿痱子按摩疗法

① 用拇指推肺经、心经、肝经、天河水、六腑，各 100 次。

② 用拇指点压血海、阴陵泉、三阴交，各 2 分钟。

③ 用手指掐揉多汗点、神门、大陵、劳宫、心穴，各 2 分钟。

④ 用拇指点揉曲池、合谷，各 2 分钟。

上述方法每次反复操作 2 遍，每日 2 次。有调节气血、疏通经络、清热解毒、利湿止痒之功效。但在操作时需注意力度要适中，避免用力过猛导致皮肤损伤；每次操作时间不宜过长，以免小儿疲劳，并要注意观察小儿的反应和病情变化。

第十章 色素障碍性皮肤病

黄褐斑

黄褐斑俗称“蝴蝶斑”“妊娠斑”或者“肝斑”，是一种主要发生在面部，以颧部、颏部、鼻、前额、颊部为主要分布区域的皮肤病，多为对称性、边界不清楚的褐色或黑褐色斑片。中医学认为，黄褐斑多为肝失条达，气机郁结，郁久化火，灼伤阴血，血行不畅，导致颜面气血失和而致；或脾气虚弱，运化失健，不能化生精微，气血不能润泽于颜面而致；或肾阳不足，肾精亏虚导致。

中药内服

▶ 丹参15克，当归尾、川芎、赤芍各10克，桃仁、红花各6克，白芷5克。水煎服，每日1剂。有清热泻火、活血化瘀之功效。适用于湿热内盛型黄褐斑。

▶ 丹参30克，生地黄、熟地黄、女贞子、墨旱莲各15克，天花粉、当归、茯苓、牡丹皮、山茱萸各10克，炙甘草6克。水煎服，每日1剂。有滋补肝肾之功效。主治肝肾阴虚型黄褐斑。

▶ 丹参15克，醋柴胡、茯苓各12克，制香附、当归、白芍、白术各10克，青橘叶6克，薄荷3克（后下）。水煎服，每日1剂，分2次服。有疏肝解郁之功效。适用于肝郁气滞导致的黄褐斑。

▶ 淮山药、黄芪各15克，党参、扁豆、茯苓各12克，白术、黄柏、黄芩、泽泻各10克，六一散6克。水煎服，每日1剂，早、晚分服。有健脾、利湿、清热之功效。适用于脾虚湿热导致的黄褐斑。

▶ 生地黄、熟地黄各15克，玄参、天花粉、知母、黄柏、炙龟甲、茯苓、栀子、柴胡、牡丹皮各10克。水煎服，每日1剂，分2次服。有滋阴清热、调理肾虚之功效。主治肾虚蕴热导致的黄褐斑。

▶ 当归、炒白术、芍药、茯苓、柴胡各3克，牡丹皮、炙甘草、炒栀子各1.5克。水煎服，每日1剂。有滋阴润燥、健脾利湿之功效。适用于脾虚湿热导致的黄褐斑。

▶ 败酱草50克，板蓝根、茯苓各25克，白芍20克，当归、柴胡各15克，生甘草10克。水煎2次，每日1剂，早、晚分服。有清热解毒、疏肝利湿之功效。适用于湿热内盛型黄褐斑。

▶ 首乌藤30克，茯苓、牡丹皮、熟地黄各15克，山茱萸、淮山药、泽泻、当归、白芍、丹参、陈皮、益母草各10克。水煎服，每日1剂，分3次服。有滋补肝肾、调理气血之功效。主治肝肾阴虚型黄褐斑。

▶ 女贞子、墨旱莲、丹参各15克，柴胡、枳壳、香附、郁金、赤芍、白芍、当归、茯苓、白术、益母草各10克。水煎服，每日1剂。有疏肝解郁、活血化瘀之功效。主治肝郁气滞型黄褐斑。

▶ 菟丝子、丹参各15克，熟地黄12克，当归尾、川芎、赤芍各10克，桃仁、淫羊藿、附片、炙桂枝、红花各6克，白芷5克。水煎服，每日1剂，2个月为1个疗程。有温补肾阳、活血化瘀之功效。主治肾阳虚寒型黄褐斑。

▶ 丹参15克，党参、炒白术、茯苓、当归尾、川芎、赤芍各10克，桃仁、炙黄芪、红花各6克，白芷5克，炙甘草3克。水煎服，每日1剂。有健脾益气、活血化瘀之功效。主治脾虚血瘀型黄褐斑。

▶ 丹参15克，当归尾、川芎、赤芍各10克，桃仁、柴胡、枳壳、制香附、青皮、陈皮、红花各6克，白芷5克。水煎服，每日1剂。有疏肝理气、活血化瘀之功效。主治肝郁血瘀型黄褐斑。

▶ 炙黄芪30克，党参24克，炒白术、女贞子、墨旱莲、龙眼肉、熟地黄、枸杞子、当归、炙远志、朱茯神各15克，炒酸枣仁12克，蝉蜕、炙甘草、大枣各6克。水煎服，每日1剂。有补益心脾、滋肾养阴之功效。适用于心脾两虚、肾阴不足型黄褐斑。

▶煨姜、生地黄、丹参各15克，香附、茯苓各12克，柴胡、白术各9克，蝉蜕6克，薄荷3克。水煎服，每日1剂。有疏肝健脾、清热祛风之功效。适用于肝郁脾虚型黄褐斑。

▶制香附、赤芍各20克，女贞子、丹参、枸杞子各15克，熟地黄、当归各10克。水煎服，每日1剂，10剂为1个疗程。有滋补肝肾、活血化瘀之功效。可使黄褐斑消退。色深且多者，可多服几个疗程，对身体并无副作用。

中药外治

▶白芷、白附子、白及各6克，白蔹、白丁香各4.5克，密陀僧3克。共研成细末，加蛋清，调膏备用。用时，外涂患处，20分钟后洗净，每周2～3次。有祛风美白、淡化色斑之功效。适用于黄褐斑颜色较浅，伴有皮肤干燥、瘙痒或轻微脱屑等症状者。

▶白及、益母草粉各7.5克，白附子、白蔹、钟乳粉各6克，密陀僧4.5克，细辛末、轻粉各1.5克。研成极细末，混合均匀，装瓶备用。晚上睡前以温水调和，涂患处，次日用温水洗去，每周2～3次。有活血祛斑、润肤养颜之功效。适用于黄褐斑颜色较深，伴有面色晦暗、皮肤粗糙或月经不调等症状者。

▶白芷、细辛、川芎各5克。用75%乙醇（或高浓度白酒）浸泡72小时。每日早、晚蘸取药液，搽拭患处，每周2次。有活血化瘀、祛风止痛之功效。适用于血瘀兼风邪侵袭型黄褐斑。

▶僵蚕100克。研为极细末，贮瓶备用。用时，晚上先洗脸，再以粉末浴面，每周2次。有祛风消斑之功效。适用于风邪侵袭或肝郁气滞型黄褐斑。

▶乌梢蛇60克。烧灰为末，以适量猪脂调和，贮瓶备用。每晚临睡前，取适量药膏薄涂患处，次日清晨用温水洗去，每周2次。有祛风通络、润肤消斑之功效。适用于干性皮肤黄褐斑患者。

▶白丁香、僵蚕、白牵牛、白蒺藜、白及各3克，白芷、白附子、白茯苓各1克。共研成末，加蜂蜜、清水适量，调成糊状，敷于面部，20分钟后用温水洗净，每周2次。有清热解毒、祛风消斑之功效。适用于热毒内蕴或风邪侵袭型黄褐斑。

▶白附子、滑石、白芷各150克。共研成极细末，调匀，每次1匙，早、晚清洗面部后，涂于患处，每周2次。有清热利湿、祛风祛斑之功效。适用于湿热内蕴或风邪侵袭型黄褐斑。

▶ 僵蚕和白牵牛各等份。加入烊化的凡士林中，搅拌成膏状，每日外搽 3 次。有祛风消斑、润肤养颜之功效。适用于风邪侵袭或气血不和型黄褐斑。

食疗法

▶ 黑木耳 30 克，大枣 20 枚。将黑木耳洗净，大枣去核，加水适量，煮半小时左右。每日早、晚餐后各食 1 次。有补益气血、养颜祛斑之功效。适用于气血两虚型黄褐斑，尤其是因气血不足导致的面色晦暗、色斑明显者。

▶ 大枣、莲子、木瓜、冰糖、蜂蜜各适量。将大枣、莲子加适量冰糖，煮熟待用，然后将木瓜剖开去籽，把大枣、莲子、蜂蜜放到木瓜里面，上笼蒸透后即可食用，每日 1 剂，分 2 次吃完，可连吃 10 日。食用时，须将木瓜吃掉。有健脾养胃、润肤祛斑之功效。适用于脾胃虚弱型黄褐斑，尤其是因脾胃功能不佳导致的面色萎黄、色斑增多者。

▶ 取新鲜鸡蛋 1 枚，洗净揩干，加入 500 毫升优质醋中浸泡 1 个月。当蛋壳溶解于醋液中之后，取 1 小汤匙溶液掺入 1 杯开水，搅拌后服用，每日 1 杯。有软化血管、美白祛斑之功效。长期服用醋蛋液，能使皮肤光滑细腻，扫除面部黄褐斑。

▶ 鲜柠檬 1 个，白糖 100 克。将鲜柠檬洗净，压榨取汁，加入白糖即可饮用，可每日饮用，连饮 10～15 日。有清热解毒、美白淡斑之功效。适用于热毒内蕴型黄褐斑，尤其是因内热导致的色斑明显者。

▶ 红萝卜、芹菜各 50 克，苹果半个，雪梨 1 个，柠檬 1/4 个。将上述果蔬放入榨汁机中榨汁，1 次饮完，每周 2～3 次。有补充维生素、抗氧化、祛斑之功效。适用于各种类型的黄褐斑。

▶ 牛奶 300 克，豆浆 200 克，核桃仁 30 克，黑芝麻 20 克，白糖适量。将核桃仁、黑芝麻研末，与牛奶、豆浆调匀，放入锅中煮沸，再加白糖适量，每日早、晚各吃 1 小碗。有润肤悦颜之功效。适用于黄褐斑及皮肤皱纹。

▶ 猪肾 1 对，山药 100 克，粳米 200 克，薏苡仁 50 克。将猪肾去筋膜、臊腺，切碎，洗净，与去皮切碎的山药、粳米、薏苡仁一同入锅，加水适量，用小火煮成粥，加调料调味分顿吃，每周 1～2 剂。有补肾益肤之功效。适用于肾虚型黄褐斑，尤其是因肾气不足导致的面色晦暗、色斑沉着者。

▶ 核桃仁 30 克，牛奶、豆浆各 200 克，黑芝麻 20 克，白糖少许，鸡蛋 1 个。将核桃仁、黑芝麻研成末，加入牛奶和豆浆，混匀，倒入锅内煮沸，加入白糖调味；在煮沸时，打入生鸡蛋，边搅边煮。每日 1 次，每次 1 小碗。可经常食用。有滋补肝肾、润肤养颜之功效。适用于肝肾亏虚型黄褐斑，尤其是因肝肾不足导致的面色萎黄、色斑增多者。

▶ 山楂、橘皮各适量。加水共煮，待凉，用纱布滤渣取汁加蜂蜜调用，每日 1 剂，可经常饮用。有理气化瘀、淡斑养颜之功效。适用于气滞血瘀型黄褐斑，尤其是因气机不畅或血瘀导致的色斑明显者。

▶ 葡萄 300 克，甘蔗 200 克，雪梨、蜂蜜各 100 克。将雪梨、甘蔗、葡萄洗净，打汁，去渣，与蜂蜜混合装瓶备用。早、晚各 10 毫升，用开水兑服。有清热润肺、美白祛斑之功效。适用于肺热或肺燥型黄褐斑，尤其是因肺热或肺燥导致的面色晦暗、色斑增多者。

▶ 黄豆、绿豆、赤小豆各 100 克，白糖适量。将豆洗净浸泡至涨后混合打汁，加入适量清水煮沸，用白糖调味饮服，每日 3 次。有清热解毒、消斑之功效。适用于湿热内蕴型黄褐斑，尤其是因湿热导致的色斑明显者。

▶ 羊奶 250 毫升，鸡蛋 2 个，冰糖 50 克。用适量清水将冰糖煮溶，倒入羊奶煮沸，打入鸡蛋，搅拌均匀煮沸，即可食用，每日 1 剂，可经常食用。有滋补养颜、润肤祛斑之功效。适用于一般性的黄褐斑，尤其是因营养不良或皮肤缺乏滋润导致的色斑增多者。

▶ 桃仁、甜杏仁、白果仁各 10 克，粳米 50 克，鸡蛋 1 个，冰糖 10 克。将桃仁、甜杏仁、白果仁研成细末；粳米淘洗干净，放入砂锅内，加桃仁、甜杏仁、白果仁细末和适量水，旺火煮沸；打入鸡蛋，改用文火煨粥；粥成时加入冰糖调匀。每日 1 剂，早餐食用，20 剂为 1 个疗程，间隔 5 日后可接着用下一个疗程。有活血化瘀、润肠通便、护肤美肤之功效。常服能减轻黄褐斑、延缓皮肤衰老。

按摩疗法

睡前端坐床前，用拇指或中指分别按压足三里、三阴交、太冲、血海、合谷等穴，每穴按压 1 分钟。双手同时按压双侧穴位，用力要均匀，由小到大，以局部出现酸胀感为度。可健脾疏肝、活血化湿、养颜消斑。

耳穴疗法

取耳穴肝、肾、内分泌、面颊四穴，每日按揉 3 次。有调补肝肾、理气活血、益颜祛斑之功效。适用于肝肾不足、气血不和或内分泌失调引起的黄褐斑。

从面颊、内分泌、肾上腺、肝、肺、肾中每次取3个穴位，贴王不留行籽，用胶布固定，3～5日更换1次。可促进气血流通、调节内分泌。适用于多种类型的黄褐斑。

雀斑

雀斑，是一种主要发生在面部，尤其是鼻梁、脸颊等暴露部位的皮肤病，多为散在分布的针头至米粒大小的褐色或浅褐色斑点。中医学认为，雀斑多为先天肾水不足，不能荣华于面，或风热邪毒侵犯皮肤，或肝气郁结，气滞血瘀，致使颜面气血失和，皮肤失养而致；或脾失健运，气血生化不足，不能濡养肌肤所致。

中药内服

▶ 鸡血藤、浮萍各30克，生地黄、丹参各20克，连翘15克，红花、川芎、荆芥、生甘草各10克。上述药材加适量清水煎煮，滤渣取汁，每晚1剂。有活血、祛风、消斑之功效。适用于风邪入络、面部血滞所致的雀斑。

▶ 苍耳子若干（具体用量需根据病情和体质调整）。将苍耳子洗净、晾干，焙干后研成细粉，装瓶备用。每次饭后服用3克，米汤送下，每日3次。有祛风邪、调气血之功效。适用于风邪袭面、气血失和所致的雀斑。

▶ 桑白皮、杏仁、大青叶、生地黄、牡丹皮、牛蒡子、赤芍各9克，淡竹叶6克，通草3克，蝉蜕、灯心草各2克。将以上诸药加适量清水煎煮，滤渣取汁600毫升，每次服200毫升，每日3次。有清热凉血、祛风消斑之功效。适用于面部雀斑伴有血热症状，如皮肤红赤、瘙痒等。

▶ 当归、赤芍、柴胡、茯苓、香附、天花粉各9克，甘草、蝉蜕各3克，薄荷1克。上述药材加适量清水煎煮，滤渣取汁，每日1剂，分2次温服。有疏肝解郁、活血消斑之功效。适用于肝气郁结、气血运行不畅所致的雀斑。

▶ 珍珠母20克，白茯苓、白僵蚕、白菊花、丝瓜络各10克，玫瑰花3朵，大枣10枚。上药同置锅中，加清水适量，水煎取汁，分作2份，饭后饮用，每日 1 剂，连续 7～10 天。有健脾消斑、祛风通络之功效。适用于脾虚运化无力、风邪侵袭面部所致的雀斑。

▶ 枸杞子 100 克，生地黄 30 克。将枸杞子、生地黄焙干，研成细末，混匀后装瓶备用。每次取 10 克，用温开水或白酒适量冲服，每日 3 次，连续 1 个月。有补肝肾、祛斑之功效。适用于肝肾亏虚、精血不足所致的雀斑。

中药外治

▶ 鲜姜 50 克，洗净晾干，切片或切碎，加入 50% 乙醇 500 毫升，浸泡 15 天。用棉签蘸取药液，外搽患处，每天 4～5 次。有祛斑美白、促进皮肤新陈代谢之功效。适用于气血瘀滞或外感风邪所致的雀斑。

▶ 白术、白醋各适量。用白醋把白术浸透，然后研成细末备用。每天早、晚洗脸后，取适量涂抹在脸上，轻轻按摩至皮肤吸收即可。有祛斑美白、淡化肤色不均之功效。适用于雀斑颜色较浅、分布较密集，或伴有皮肤粗糙、毛孔粗大等症状者。

▶ 蜂蜜、天冬各 12 克。天冬清洗干净，捣烂，加适量清水煎煮，去渣取汁，等天冬汁变温时，倒入蜂蜜调匀。每天洗脸后，用调好的药液轻轻拍打面部，坚持数天。有滋润皮肤、祛斑养颜之功效。适用于雀斑颜色较淡，伴有皮肤干燥、脱屑等症状者。

▶ 蜂蜜、茯苓各适量。将茯苓磨成细粉末，加入蜂蜜调匀。每天睡前，将调好的茯苓粉涂在面部，次日早起洗掉，7 天为 1 个疗程。有祛斑美白、润肤养颜之功效。适用于脾虚湿盛或气血不和所致的雀斑。

食疗法

▶ 猪肾 1 对，山药 100 克，薏苡仁 50 克，大米 200 克，盐适量。将猪肾去筋膜，洗净，切丁；山药去皮，洗净，切片；薏苡仁洗净。将大米、猪肾丁、山药片、薏苡仁一同放入锅中，加入清水煮粥。粥熟后，加盐调味，分作 2 次服食。每日 1 剂。有补肾健脾、祛瘀化斑之功效。适用于肾虚脾虚型雀斑。

▶ 核桃仁 30 克，芝麻 20 克，牛乳、豆浆各 200 毫升，白糖适量。将核桃仁、芝麻研为细末，将牛乳、豆浆混匀，煮沸。加入核桃仁、芝麻细末，煮沸，加少许白糖调味即可。分作 2 份，早、晚各 1 份，每日 1 剂。有补益虚损、生津润肠、润肤消斑之功效。适用于阴虚肠燥型雀斑。

▶ 白鸭 1 只，山药 200 克，生地黄 100 克，枸杞子 30 克，盐、胡椒粉、料酒、葱、生姜各适量。将白鸭去毛、杂骨，洗净，用盐、胡椒粉、料酒涂抹鸭体内外，撒上葱姜腌 1 小时左右后切为丁；山药切片。生地黄用干净纱布包好，置于碗底；放入山药、枸杞子、鸭丁，上笼蒸熟服食。每周 2～3 次。有补益肝肾、滋阴消斑之功效。适用于肝肾阴虚型雀斑。

▶ 当归、山楂各 10 克，白鲜皮、白蒺藜各 5 克。将诸药同置杯中，冲入沸水，密封浸泡 10～20 分钟后代茶饮用。每日 1 剂，连续 1 个月。有疏肝健脾、消斑化瘀之功效。适用于肝郁脾虚型雀斑。

▶ 黑木耳 10 克，白木耳 5 克，蜂蜜适量。将黑木耳、白木耳共研细末，每次取 5 克，用蜂蜜水冲饮。每日 3 次，连续 1 个月。有消瘀化斑、润肤滋肌之功效。适用于血瘀肌燥型雀斑。

▶ 枸杞子 30 克，淮山药 20 克，椰子肉四分之一，仔鸡 1 只，盐适量。将淮山药、枸杞子洗净，椰子肉切碎，仔鸡去内脏剁碎，共入砂锅。加清水适量，大火煮沸，改文火煲 3 个小时，加盐调味即可。每周 1～2 次。有滋补气血、养颜润肌祛斑之功效。适用于气血两虚型雀斑。

▶ 鳙鱼头（黑鲢头）1 个，黄花菜 15 克，云耳 10 克，大枣 5 枚（去核），盐适量。将黄花菜、云耳水发、洗净；鱼头一剖为二，洗净，下炒锅煎一下。三者放入砂锅，加入适量清水，在火上煲 1 个小时，用少许盐调味即可。每周 1～2 次。有疏肝解郁、平肝补肾、活血祛瘀之功效。对雀斑、黄褐斑有很好的疗效。

▶ 羊肉 300 克，石决明 60 克，当归 12 克，大枣 6 枚（去核），生姜、盐各适量。当归、石决明锤碎，用纱布包好；生姜切片；羊肉洗净切块。将当归、石决明、大枣、生姜、羊肉共入砂锅，加入适量清水，中火煲 3 个小时，用适量盐调味即可。每周 1 次。有养血明目、清肝健脾、和胃益阴之功效。可使肌肤润泽，减少色素沉着。对雀斑、黄褐斑都有较好的疗效。

按摩疗法

找准足厥阴肝经，从上而下用较轻的力度按揉 5 遍以上。有疏肝解郁、调节气血之功效。有助于淡化肝郁气滞或气血不和所致的雀斑。

用手掌沿着足少阴肾经，借用掌力从上至下轻轻按摩 5 遍。有补肾益精、调节内分泌之功效。有助于淡化肾虚或内分泌失调所致的雀斑。

从足跟部外侧开始，沿着足太阳膀胱经向上按摩，再从上至下按摩刺激 5 遍，在重点穴位，如三焦俞、脾俞、肾俞、心俞、肝俞按摩数秒。有疏通经络、调和气血之功效。有助于淡化经络不畅或气血瘀滞所致的雀斑。

老年斑

老年斑是一种主要发生在中老年人面部、手背、前臂等暴露部位的皮肤病，多为大小不等的褐色、黑褐色或棕褐色的斑片或斑块，表面粗糙或呈疣状。中医学认为，老年斑多为年老体衰，肝肾亏虚，阴血不足，不能濡养肌肤而致；或脾虚运化失常，痰湿内生，阻滞经络，气血运行不畅，瘀血内停，痰瘀互结于肌肤而致；或风热毒邪侵袭皮肤，客于肌表，郁久不解而形成。

中药内服

▶ 黄芪、党参、丹参、鸡血藤各 15 克，当归、赤芍、川芎、桃仁、红花各 10 克。上述药材加适量清水煎煮，滤去药渣，取药汁服用。每日 1 剂，早、晚 2 次温服。有益气活血、化瘀消斑之功效。适用于气虚血瘀型老年斑。

▶ 熟地黄、山药、茯苓、枸杞子、丹参各 15 克，山茱萸、泽泻、牡丹皮、菊花各 10 克。上述药材加适量清水煎煮，滤去药渣，取药汁服用。每日 1 剂，早、晚 2 次温服。有滋补肝肾、养血消斑之功效。适用于肝肾亏损型老年斑。

▶ 茯苓、薏苡仁、丹参、鸡血藤各 15 克，陈皮、半夏、白术、泽泻各 10 克，甘草 6 克。上述药材加适量清水煎煮，滤去药渣，取药汁服用。每日 1 剂，早、晚 2 次温服。有健脾利湿、化痰消斑之功效。适用于痰湿阻滞型老年斑。

▶ 生地黄 15 克，牡丹皮、黄芩、栀子、赤芍、玄参、麦冬、知母、水牛角粉（先煎）各 10 克。上述药材加适量清水煎煮，滤去药渣，取药汁服用。每日 1 剂，早、晚 2 次温服。有清热凉血、解毒消斑之功效。适用于血热内蕴型老年斑。

中药外治

▶ 新鲜芦荟叶适量。芦荟叶洗净、捣烂取汁，用芦荟汁涂擦面部，每日 2

次，早、晚涂抹，坚持 1 个月。有滋润、美白、淡斑之功效。适用于多种类型的老年斑。

▶ 杏仁 10～15 粒，鸡蛋 2 个。杏仁去皮后捣成泥状，与鸡蛋清调匀，每晚睡前涂患处，晨起用温水洗净。有滋润紧致肌肤、淡化色斑之功效。适用于气虚血瘀型老年斑。

▶ 茯苓 15 克，鸡蛋 2 个。茯苓研成细末，与鸡蛋清调匀成糊状，每晚睡前取药糊涂抹患处，晨起用温水洗去。有健脾利湿、紧致肌肤、美白淡斑之功效。适用于痰湿阻滞型老年斑。

食疗法

▶ 水发银耳 50 克，煮熟鹌鹑蛋 3 枚，黄酒、盐、味精各适量。将泡发好的银耳洗净，切成小朵；将煮熟的鹌鹑蛋剥皮备用。在瓦煲中加入适量水，放入银耳，用文火煨炖至银耳熟烂。加入鹌鹑蛋、少量黄酒、味精和盐，继续煨炖片刻即可。每周 2～3 次。有补益气血、润肤祛斑之功效。坚持长期食用可清除老年斑。

▶ 鲜姜片、蜂蜜各适量。鲜姜片放入水杯中，用 200～300 毫升开水浸泡 5～10 分钟后，加入少许蜂蜜搅匀即可。每日 1～2 次。有滋润肌肤、美白淡斑、抗炎之功效。适用于多种类型的老年斑。

▶ 薏苡仁 40 克，白糖适量。薏苡仁洗净，用清水浸泡数小时。将浸泡好的薏苡仁放入锅中，加入适量清水，煮熟或蒸熟，加入适量白糖调味即可。每日 1 次，至少服用 2 个月。有健脾利湿、美容养颜之功效。适用于痰湿阻滞型老年斑。

▶ 茯苓 10 克，灵芝 6 克，茶叶 2 克。将灵芝、茯苓研成细末，与茶叶混合，装入纱布袋中，每袋装 6 克，备用。用开水冲泡后代茶饮。每日 2～3 袋。有祛斑美颜、增强免疫力之功效。适用于各种类型的老年斑，尤其是气血凝滞、经络阻隔或湿热凝聚所致的老年斑。

按摩疗法

用拇指指腹放在束骨上，先轻轻按压，再以穴位为中心，做小幅度的环形按揉 3～5 分钟。有疏通经脉、行气活血之功效。适用于气血瘀滞所致的老年斑。

用双手的食指或中指的指腹轻轻按压肝俞 3～5 分钟。有疏肝利胆、通络理气之功效。适用于肝气郁结所致的老年斑。

用双手的食指或中指的指腹轻轻按压脾俞 2 ～ 3 分钟。有健脾化痰、益气和中之功效。适用于脾胃虚弱所致的老年斑。

用双手的食指或中指的指腹轻轻按压肾俞 3 ～ 5 分钟。有补肾壮阳之功效。适用于肾阳虚所致的老年斑。

白癜风

白癜风是一种由于皮肤黑素细胞功能消失引起的皮肤色素脱失病。中医学认为，白癜风的发病是机体内外因素互相作用的结果，内因为肝脾肾虚，多由肝血虚、肾阳虚、肾气不足，致机体阴阳失衡、气血失和，在此基础上湿热风邪乘虚而入，客入肌肤，闭阻经络血脉，肌肤不得温煦，皮肤毛发失养致黑色素脱失而成。也称之为“白癜”“白蚀”“白驳风”。

中药内服

▶ 刺蒺藜 750 克，紫草、白药子、白薇、苍术、桃仁、红花、生何首乌各 50 克，海螵蛸、甘草各 35 克，龙胆 20 克。共研成细末，每日 2 次，每次 10 克，以温开水送服。有活血祛风之功效。适用于白癜风血瘀风袭证。

▶ 红花、赤芍、白蒺藜、山药、女贞子、当归、补骨脂各 10 克，甘草 6 克。水煎服，每日 1 剂，连用 20 日以上。有补血活血、祛风消斑之功效。适用于白癜风血瘀风袭证。

▶ 补骨脂、黄芪各 18 克，防风、鸡血藤各 15 克，赤芍、郁金、牡丹皮各 12 克，白芷、当归、川芎、龙胆各 10 克，僵蚕 6 克，红花 5 克。水煎服，每日 1 剂，分 2 次服。有养血益气、疏风解郁之功效。适用于白癜风气血不和证。

▶ 白鲜皮、当归各 16 克，黄芪、制何首乌各 14 克，川芎、赤芍、枸杞子、牡丹皮、墨旱莲、防风、桂枝各 12 克，甘草 6 克。每剂水煎 3 遍，取汁 240 毫升，每日分 3 次口服，30 日为 1 个疗程。有补血活血、祛风消斑之功效。适用于白癜风血瘀风袭证。

▶ 黄芪、茯苓、何首乌、丹参、白蒺藜各 20 克，党参 15 克，白术、红花、当归、防风、白扁豆、山药各 10 克，砂仁 6 克。水煎服，每日 1 剂，分 2 次服。有补气益血、祛风和血之功效。适用于白癜风气血亏虚、营卫失和之证。

▶ 生地黄 250 克，墨旱莲、当归、黑芝麻、补骨脂、菟丝子、枸杞子、桑螵蛸各 120 克，龙胆、知母、丹参、赤芍、檀香、红花、路路通各 60 克，何首乌、熟地黄、桑椹各 50 克。共研成细粉，炼蜜为丸重 10 克。内服，成人每日 4 丸，早、晚分服，用温水送下，儿童减半。有滋补肝肾、活血祛风之功效。适用于白癜风肝肾阴虚之证。

▶ 何首乌、白蒺藜、黑芝麻各 30 克，女贞子、补骨脂、生地黄各 15 克，当归、赤芍、白芍、熟地黄、柴胡、防风、白术、枸杞子、菟丝子、红花、川芎各 10 克。水煎服，每日 1 剂，分 2 次服。有滋补肝肾之功效。适用于白癜风肝肾阴虚之证。

▶ 墨旱莲、制何首乌各 30 克，桑椹、丹参、黑芝麻、白蒺藜、熟地黄、生地黄各 20 克，当归、白芍、川芎、补骨脂各 15 克，防风、荆芥、浮萍、牡丹皮、赤芍各 12 克，麻黄 6 克。水煎服，每日 1 剂。有补肾、活血祛风之功效。适用于白癜风肾虚风袭证。

▶ 黑芝麻 30 克，何首乌、桑椹、补骨脂各 20 克，防风、当归、丹参、川芎、白蒺藜各 15 克，红花 10 克。水煎服，每日 1 剂。有补益肝肾、祛风消斑之功效。适用于白癜风肝肾阴虚之证。

▶ 生地黄、熟地黄各 120 克，何首乌、桑椹、黑芝麻、墨旱莲各 100 克，白鲜皮、片姜黄、白蒺藜、皂角刺、桃仁、红花、赤芍、补骨脂、川芎、桑螵蛸、当归各 80 克，麻黄、苍术各 50 克，苦参、檀香各 40 克。共研成细末，炼蜜为丸，每丸 5 克。内服，早、晚各 2 丸。有祛风、和血、通络之功效。适用于白癜风血瘀风袭证。

▶ 生地黄 30 克，补骨脂、当归、川芎、赤芍、桃仁、红花、丹参、桔梗、怀牛膝各 15 克。水煎服，每日 1 剂。有补血活血、行气祛风之功效。适用于白癜风血瘀风袭证。

▶ 白蒺藜 30 克，丹参 18 克，白鲜皮、何首乌、当归尾、牡丹皮各 15 克，郁金、豨莶草、蛇床子、赤芍、姜黄、红花各 12 克，桂枝 10 克，月季花、甘草各 6 克。水煎服，每日 1 剂，15 日为 1 个疗程。有活血化瘀、祛风除湿、滋补肝肾之功效。适用于白癜风肝肾阴虚之证。

▶ 墨旱莲 90 克，白芷、何首乌、沙蒺藜、刺蒺藜各 60 克，紫草 45 克，重楼、丹参、苦参各30克，苍术24克。研成细末，每日3次，每次6克，用温开水送下。有活血祛风、清热解毒之功效。适用于白癜风血瘀风袭证。

▶刺蒺藜、生地黄、丹参、钩藤各15克，牡丹皮、赤芍、当归各10克，鸡血藤、首乌藤各30克。加水浓煎取汁，加白糖矫味，再浓缩成糖浆，日服3次，每次10～15毫升。有补血活血、行气消斑之功效。适用于白癜风气血不和证。

▶紫草、牡丹皮、北刘寄奴、威灵仙各25克，重楼、丹参、浮萍各50克，川芎15克，琥珀、地龙、土鳖虫各10克。水煎服，每日1剂。有活血祛风、清热解毒、通络之功效。适用于白癜风血瘀风袭证。

▶补骨脂、黄芪、刺蒺藜、南红花、川芎、醋香附、净桃仁各120克。共研成细末，炼蜜为丸，每日2～3次，每次6克，饭后用温开水送下。有补血活血、行气益肤之功效。适用于白癜风气血不和证。

中药外治

▶补骨脂30克、白芷20克、肉桂10克。加75%乙醇（或高浓度白酒）100毫升，浸泡7日。取澄清液，外涂患处，每日2次，30日为1个疗程。有补肾助阳、祛风解表、散寒止痛之功效。适用于白癜风肾虚风袭证。

▶补骨脂30克，白蒺藜20克，金钱草20克，红花10克，冰片2克。用75%乙醇（或高浓度白酒）500毫升，浸泡1周后外用。每日早、晚2次外擦皮损部位，适当摩擦，增加日照，以出现明显红斑水疱为度。有平肝解郁、祛风明目、利湿通淋之功效。适用于白癜风肝郁风袭证和风湿热证。

▶紫草、墨旱莲各15克，补骨脂、何首乌、生姜各10克，桂枝、当归、红花各5克。加75%乙醇（或高浓度白酒）密封避光浸泡1个月后备用。用时，外搽患处，每日2次。有滋补肝肾、凉血解毒、透疹消斑之功效。适用于白癜风肝肾阴虚证。

▶补骨脂200克，骨碎补100克，黑芝麻、石榴皮、白芷、菟丝草各50克。共碾成末，加75%乙醇（或高浓度白酒）1000毫升，浸泡7日，去渣过滤，装玻璃器具中密封备用。用时，取药液外搽皮损处，然后在阳光下照射10～20分钟，每日2～3次，30日为1个疗程。有补肾益精之功效。适用于白癜风肾虚风袭证。

▶乌梅、当归各30克。浸泡于75%乙醇（或高浓度白酒）500毫升中，2周后过滤去渣，外搽患处，每日3～4次。有补血调经、活血止痛之功效。适用于白癜风血瘀风袭证。

► 无花果适量。无花果洗净，切细，加 75% 乙醇（或高浓度白酒）适量，浸泡 5 日后备用。用时，以此酒涂患处，每日 3 次。擦此药后晒太阳半小时。有清热解毒、消肿止痛之功效。适用于白癜风风湿热证。

► 大黄适量。将大黄研成末，加甘油、75% 乙醇（或高浓度白酒）适量，调匀成糊状，瓶装密封备用。用时，先将患处用温开水洗净，晾干后用药膏涂擦，每日早、晚各 1 次。有清热泻火、凉血解毒之功效。适用于白癜风风湿热证。

► 枯矾、防风各等量。共研成细末，以鲜黄瓜片蘸药末搽患处，每日 2 次。有祛风止痒、燥湿收敛之功效。适用于白癜风风湿热证。

► 白附子 600 克，白及 360 克，雄黄、硫黄、密陀僧、朱砂各 240 克，雌黄 60 克，冰片 36 克。研成细末，储存于密封瓶中。用时以生黄瓜蘸少许药末外搽白斑，每日 2 次。有祛风止痒、燥湿收敛之功效。适用于白癜风风湿热证。

► 补骨脂 1000 克，菟丝子 300 克。共研成粉后浸入 75% 乙醇（或高浓度白酒）4000 毫升内，浸泡 7 日后过滤，用时以棉签蘸取药液涂抹患处，每日 2～3 次。有补肾养肝之功效。适用于白癜风肝肾不足证。

► 雄黄、硫黄、密陀僧、铅丹、生天南星各等量。共研为细末，用生姜蘸药末外搽，每日 3～5 次。有解毒杀虫、燥湿止痒之功效。适用于白癜风风湿热证。

食疗法

► 桑椹 30 克，黑米 50 克，花生仁 30 克，枸杞子 10 克，大枣 5 枚，红糖适量。将黑米淘净，与诸药同煮为粥，待熟时调入红糖，再煮沸，每日 1 剂。有补肝益血之功效。常食可改善白癜风。

► 紫河车、猪瘦肉各等量，葱、姜、胡椒、淀粉、料酒、食用油各适量。将紫河车、猪瘦肉洗净，剁细，加葱、姜、胡椒、淀粉、料酒拌匀，做成饼，放入油锅中煎至两面金黄时服食，每次 50～100 克，每日 1～2 次。有温肾补精、益气养血之功效。适用于白癜风肝肾不足证。

► 黑豆 20 克，黑芝麻 30 克，大米 50 克。将黑豆、黑芝麻炒香，研成末备用。先取大米煮粥，待熟时调入黑豆、黑芝麻末，再煮 1～2 沸即可服食，每日 1 剂。有滋养肝肾、改善肤色之功效。适用于白癜风肝肾不足证。

► 灵芝、核桃仁各 100 克，大米 50 克。将灵芝加水 2000 毫升煮沸后文火再煮30分钟，去渣取汁，放入大米、核桃仁，煮为稀粥服食，每日2次。有提升免疫力、改善皮肤状况之功效。适用于白癜风气血不足证。

▶ 桑椹、黑豆、黑芝麻各15克，黑枣、黑米各100克，红糖适量。将黑豆、黑芝麻炒香研成末备用。先用桑椹、黑枣、黑米煮粥，熟后调入黑豆、黑芝麻末，再煮2沸后加入红糖调味服食，每日1～2剂。长期服食，有益肾补血、平衡肤色之功效。适用于白癜风肝肾不足证。

▶ 乌鸡（最好3年的）1只，何首乌20克，白蒺藜、墨旱莲各7克。将乌鸡拔毛、去内脏；用纱布包好何首乌、白蒺藜、墨旱莲，放入乌鸡腹内。锅中加适量水，不可加盐，然后用慢火煮熟后食肉喝汤，每日2次。可活血行血、补益肌肤。适用于白癜风血瘀风袭证。

▶ 黑芝麻香油、白酒各适量。每次取白酒15毫升，送服黑芝麻香油10～15毫升，每日3次，连服1个月。有润肠通便、滋补肝肾之功效。适用于白癜风肝肾不足证。

按摩疗法

用手掌由白斑四周向中心推70下，再由白斑中心向四周推按70下。对于面积大的患处，可用手掌按揉白斑局部，以感觉舒适放松为宜；然后拇指与其余四指相对，捏拿白斑患处。按摩中也可将局部皮肤揪起，以增加其弹性和松弛度。

艾灸疗法

用麦粒大小的艾炷直接灸曲池，点火后局部有轻微烧灼感时，用手压灭艾炷，连灸3～5壮，每晚1次，左右手交替施灸。

点燃艾条，对准白癜风皮损面，由外向内一圈圈缩小，将白斑灸至深红色或近常肤色，每日1次，连灸7～8日。以后灸至高度充血，每日1～2次，至与正常肤色相同，再灸3～5次，以巩固疗效。

耳穴疗法

在耳部交感、神门、肺、肝、肾上腺、内分泌等穴上寻找红点或条索状物或压痛敏感点，每次取3～4穴用王不留行籽按压5分钟，每日2～3次。

白化病

白化病是一种由于酪氨酸酶功能减退或缺乏，引起皮肤、眼睛和毛发色素缺乏的遗传性疾病。中医学认为，白化病的发病亦与机体内外因素相互作用有关，内因多为先天禀赋不足，肾气不充、脾肺气虚，致使机体阴阳失调、气血亏虚，在此基础上，外邪易侵，风邪袭表，阻滞经络，使得肌肤、毛发失于濡养。

中药内服

► 蒲黄、五灵脂、丹参、红花、桃仁、赤芍、白芍、香附、炒荆芥、防风、枳壳各10克，蝉蜕、柴胡各5克。水煎服，每日1剂，分2次服用。有疏肝解郁、活血化瘀之功效。适用于肝郁气滞型白化病。

► 紫草、降香、重楼、白药子、白薇、红花、桃仁、何首乌、白蒺藜各45克，海螵蛸、甘草各30克，苍术、龙胆草各21克。水煎服，每日1剂，分2次服用。有清热解毒、活血化瘀、通络散结之功效。适用于经络阻滞型白化病。

► 灵磁石（或自然铜）30克，预知子15～30克，白蒺藜12～18克，益母草12～16g，苍耳草12～15g，朱茯苓9～12g，全当归、郁金、白芍各9克。水煎服，每日1剂，分2次服用。有调和气血、疏肝解郁之功效。适用于气血不和型白化病。

► 沙苑子、女贞子、黑芝麻、白蒺藜各15克，覆盆子、枸杞子、赤芍、白芍、川芎、何首乌、当归、地黄各10克。水煎服，每日1剂，分2次服用。有滋补肝肾、养血祛风之功效。适用于肝肾不足型白化病。

► 重楼、丹参、浮萍各50克，紫草、北刘寄奴、牡丹皮、威灵仙各25克，川芎15g，琥珀、地龙、土鳖虫各10克。水煎服，每日1剂，分2次服用。有清热利湿、活血化瘀之功效。此方适用于湿热内蕴型白化病。

► 黑芝麻、何首乌各15～30克，生地黄、熟地黄、沙苑子、桑椹、补骨脂各12克，红花、赤芍、紫草各6克。水煎服，每日1剂，分2次服用。有温补脾肾、养血祛风之功效。适用于脾肾阳虚型白化病。

中药外治

▶ 补骨脂、黑芝麻、花椒、石榴皮、骨碎补各 30 克，75% 乙醇 400 毫升左右。将上药装入瓶内，用 75% 乙醇浸泡 7 天后外搽局部皮损处，每日 3 次，每次搽药后在阳光下照射局部皮肤 15 分钟，30 天为 1 个疗程。可促进局部血液循环，刺激黑色素细胞活性。一般用药 25 天左右，皮损处表面微红，稍有痒感；1 个月以上皮肤由红色变成微黑色，明显有痒感，表皮部分脱落，少有色素沉着。

食疗法

▶ 牛鞭、羊鞭各 1 条，猪髓 500 克，葱、生姜、料酒、冰糖各适量。将牛鞭、羊鞭、猪髓洗净，去除杂质，切成小块或条状，放入锅中加适量水，煮沸后转小火慢炖至烂熟，其间可加入适量的生姜、葱、料酒，炖好后滤去渣滓，加入冰糖熬成膏状。每日 3 次，每次一匙（10～15 克）。有补肾壮阳、益精填髓之功效。适用于肾阳不足型白化病。

▶ 薏苡仁、赤小豆各 60 克，粳米 250 克。将薏苡仁、赤小豆提前浸泡数小时或一夜，然后与粳米一同放入锅中，加适量水煮沸后转小火慢炖至粥熟烂。每日 1 次，作为主食食用。有健脾利湿、清热解毒之功效。适用于湿热内蕴型白化病。

▶ 鱼鳔胶 30 克，糯米 50 克。将糯米洗净后放入锅中，加适量水煮沸至半熟，然后加入切碎的鱼鳔胶，继续小火慢炖至粥熟烂，其间需常搅动以防粘锅。每 2 天 1 次。有滋阴润燥、养血止血之功效。适用于血虚风燥型白化病。

▶ 猪肾 1 个，枸杞子、党参、淮山药各 15 克，杜仲 10 克，盐适量。将猪肾洗净，去除筋膜和白色部分，切成小块。将枸杞子、党参、淮山药、杜仲洗净后与猪肾一同放入锅中，加适量水煮沸后转小火慢炖至熟烂，加少量盐调味即可。每周 2～3 次。有补肾益气、强筋壮骨之功效。适用于肾气虚弱型白化病。

▶ 黑豆、核桃仁各 50 克，粳米 100 克。将黑豆提前浸泡一夜后与核桃仁、粳米一同放入锅中，加适量水煮沸后转小火慢炖至熟烂。有补肾益智、养血生发之功效。适用于肾虚血亏型白化病。

第十一章 皮肤附属器疾病

痤疮

痤疮是一种慢性炎症性皮肤病，多由皮脂腺分泌过多、消化不良、便秘等引起，俗称“粉刺”。中医学认为，此病是内热炽盛、外受风邪所致，有肺热、血热、肝热、阴虚内热之分，又称“粉疵”“面疱”或“酒刺”。

中药内服

▶ 生地黄、连翘各15克，枇杷叶、黄芩、桑白皮、栀子、黄柏、知母各9克，甘草3克。水煎服，每日1剂，分2次服。有宣肺清热之功效。主治肺热血热型痤疮。

▶ 白花蛇舌草30克，生薏苡仁、生山楂、茵陈各15克，黄芩、生栀子各9克，生甘草、黄连各3克。水煎服，每日1剂，分2次服。有清热化湿通腑之功效。主治脾胃积热型痤疮。

▶ 金银花、紫花地丁各30克，野菊花15克，黄芩、知母、白芷、赤芍、牛蒡子、连翘、生甘草各9克。水煎服，每日1剂，分2次服。有清热解毒之功效。主治热毒型痤疮。

▶牡蛎30克（先煎），吴茱萸15克，金银花12克，桃仁、制半夏、丹参、浙贝母各9克，红花、川芎各6克，甘草3克。水煎服，每日1剂，分2次服。有和营化痰散结之功效。主治血瘀痰凝型痤疮。

▶生地黄、紫花地丁各25克，茯苓20克，牡丹皮、白芷、桃仁、金银花、黄芩、赤芍、莪术各15克，黄连、桑白皮、苍术、白鲜皮、川芎、薄荷各12克，刺蒺藜10克。水煎服，每日1剂，10剂为1个疗程。有清热化湿、活血化瘀之功效。适用于湿热内蕴同时兼有血瘀症状的痤疮。

▶赤芍、白茅根、紫花地丁、茵陈、丹参、野菊花、生地黄、夏枯草、龙胆各15克，柴胡、黄芩各10克。水煎服，每日1剂，早、晚分服。有清热利湿、凉血解毒之功效。主治湿热较重型颜面痤疮。

▶生何首乌、苦参、土茯苓各20克，牛膝15克，荆芥、防风、黄芩、白芷、桔梗、浮萍、牡丹皮、皂角刺各10克。水煎服，每日1剂，分2次服。有祛风清热、利湿解毒之功效。适用于风热兼湿热所致的痤疮。

▶生枇杷叶（去毛）、霜桑叶、麦冬、天冬、黄芩、杭菊花、细生地黄、白茅根、白鲜皮各12克，地肤子、牛蒡子、白芷、桔梗、茵陈、牡丹皮、苍耳子各9克。水煎服，每日1剂，分3次服，5剂为1个疗程。有清肺热、利湿毒、凉血解毒之功效。适用于肺热血热兼湿热内蕴所致的痤疮。

▶生地黄30克，蒲公英15克，牡丹皮、赤芍、重楼、夏枯草、昆布、海藻、炒三棱、炒莪术各9克。水煎服，每日1剂，分3次服。有清热凉血、化瘀散结之功效。适用于血热郁滞，兼有血瘀症状的痤疮。

▶白花蛇舌草30克，虎杖、生石膏、生山楂各20克，玄参、天冬、天花粉、赤芍各15克，桑白皮、白芷各10克。水煎服，每日1剂，分3次服。有清热解毒、利湿化瘀之功效。适用于湿热内蕴，兼有血瘀症状的痤疮。

▶黄芩60克，桑皮25克，当归、生地黄、牡丹皮、赤芍、桃仁、红花、茜草各10克。水煎服，每日1剂，早、晚各服1次。有清热凉血、活血化瘀之功效。适用于血热郁滞，兼有血瘀症状的痤疮。

▶黄芩、赤芍、生地黄、葛根、天花粉、川芎各9克，当归、红花各6克，薄荷1克。水煎服，每日1剂，分3次服。有清热凉血、活血祛风之功效。适用于风热邪毒侵袭、血热郁于肌肤所致的痤疮。

▶赤芍60克，水牛角（先煎）、生地黄各30克，牡丹皮、黄连、黄芩、桑叶、蝉蜕（去头、足）各10克，当归尾6克。水煎服，每日1剂，分3次服。有清热凉血、解毒散瘀之功效。适用于血热毒盛、熏蒸肌肤所致的痤疮。

中药外治

▶ 蛇床子、地肤子、白鲜皮、明矾各 60 克。加水浓煎，趁热擦洗患处，每次 30 分钟，每日 1～3 次，连用 10 日。1 剂药可用 6 日。有清热燥湿、止痒解毒之功效。适用于湿热内蕴所致的痤疮。

▶ 鲜马齿苋 30 克（干品减半），苦参、陈皮各 15 克，蛇床子 10 克，苍术、蜂房、白芷各 9 克，细辛 6 克。加水适量，煎沸取汁，趁热洗患处，每日 3～5 次。有清热解毒、燥湿止痒之功效。适用于热毒炽盛兼湿热内蕴所致的痤疮。

▶ 丹参、紫花地丁、当归、白芷、半夏各 30 克。加水煎煮 15～20 分钟后取汁备用。先将面部粉刺脓疱用针挑破挤净，用手搓面部有热感，再用药汁热气熏脸，待药液温度降至皮肤可适应时，湿敷患处，每次 30 分钟，每日 2 次。1 剂药夏天用 2～3 日，冬天用 4～5 日。有活血化瘀、清热解毒之功效。适用于血瘀兼热毒所致的痤疮。

▶ 鲜黄柏叶 250 克，明矾 3 克，鸡蛋 2 个（取鸡蛋清）。将鲜黄柏叶捣碎，再将明矾研成细末，和鸡蛋清调在一起，涂抹面部痤疮处，每日 3～5 次。有清热燥湿、收敛止痒之功效。适用于湿热内蕴所致的痤疮。

▶ 赤芍 12 克，枇杷叶、桑皮、苦参各 9 克。水煎取浓汁，湿敷患处，至药液被皮肤吸收，每日 1 次。有清热凉血、燥湿解毒之功效。适用于血热兼湿热所致的痤疮。

▶ 牡丹皮 10 克，菊花、生甘草各 9 克。加水熬制 40 分钟，取浓汁。洁面后将药水涂抹于患处，然后轻按摩至药水完全吸收，如此反复搽脸 3 遍，每日 1 次。有清热凉血、解毒消肿之功效。适用于风热邪毒侵袭、血热郁于肌肤所致的痤疮。

▶ 大黄、黄芩、黄柏各 50 克，硫黄 15 克。上述药物研成细末；硫黄先用 75% 乙醇溶解，然后与余药加入 500 毫升蒸馏水中摇匀，密封 1 周后备用。用棉签蘸药外搽，每日 4～6 次。有清热泻火、解毒杀虫之功效。适用于寻常型痤疮和脓疱型痤疮。

食疗法

▶ 海藻、昆布、甜杏仁各 9 克，薏苡仁 30 克。将海藻、昆布、甜杏仁加水适量煎煮，弃渣取汁液，再与薏苡仁煮粥食用，每日 1 次，3 周为 1 个疗程。有活血化瘀、消炎软坚之功效。适用于各种类型的痤疮。

▶ 枸杞子 30 克，鸽肉、粳米各 100 克，盐、味精、香油各适量。洗净鸽肉，剁成肉泥。洗净枸杞子和粳米，放入砂锅中，加鸽肉泥及适量水，文火煨粥，粥成时加入盐、味精、香油，拌匀。每日 1 剂，分 2 次食用，5～8 剂为 1 个疗程。有祛毒排邪、养阴润肤、消痛退肿之功效。适用于皮肤有感染的痤疮。

▶ 生薏苡仁 100 克，鲜枇杷 60 克（去皮核），枇杷叶 10 克。同煮成粥，每日 1 剂，每日服 2 次。有清肺热、健脾利湿、解毒散结之功效。适用于各种类型的痤疮。

▶ 芹菜 100 克，西红柿 1 个，雪梨 150 克，柠檬半个。上述食材洗净后榨汁饮用，每日 1 次。有清热润肤之功效。适用于痤疮的辅助治疗。

▶ 小白菜、芹菜、苦瓜、柿椒、柠檬、苹果、绿豆、蜂蜜各适量。先将绿豆煮 30 分钟，滤汁；将小白菜、芹菜、苦瓜、柿椒、苹果分别洗净切段或块，榨汁，调入绿豆汁，挤入柠檬汁，加蜂蜜调味饮用。每日 1～2 次。有清热解毒之功效。适用于各种类型痤疮的预防和治疗。

▶ 海带、绿豆各 15 克，甜杏仁 9 克，玫瑰花 6 克，红糖适量。将玫瑰花用布包好，与海带、绿豆、甜杏仁同煮后，去玫瑰花，加红糖食用。每日 1 剂，连用 30 天。有清热解毒、活血化瘀、软坚散结之功效。适用于各种类型的痤疮。

刮痧、艾灸疗法

局部取穴下关、颊车、攒竹；全身取穴足三里、合谷、丰隆、下关、三阴交。

在所选穴位进行刮痧，面部穴位 3 ～ 8 分钟，其余穴位 5 ～ 10 分钟。有活血化瘀、疏通经络、清热解毒之功效。刮痧后点燃艾条，对准穴位灸 5 ～ 10 分钟。有温经通络、祛湿排毒之功效。适用于痤疮伴有胃肠湿热、肝肾阴虚、内分泌失调等症状者。

酒渣鼻

酒渣鼻是一种发生于面部中央，以鼻尖、鼻翼为主，其次为颊部、颏部和前额，以红斑、丘疹、毛细血管扩张为主要特征的慢性皮肤病，又称“酒糟鼻”或“玫瑰痤疮”。中医学认为，酒渣疹色发紫发红，发生于鼻部或鼻部沟侧，多由肺热受风或气血热盛生风所致；久之皮损呈紫红色，且由肝郁气滞，经络被瘀血阻滞所致。总之，酒渣鼻与热、瘀、毒邪有关，多与肺、胃、肝、肾有关。

中药内服

▶ 生地黄、白茅根各30克，当归、川芎、陈皮、黄芩、桃仁、栀子各10克，红花、甘草各6克。水煎服，每日1剂，分2次服。有凉血清热之功效。主治酒渣鼻血热熏肺之证。

▶ 生石膏30克，知母、枇杷叶、桑白皮各15克，党参、甘草、黄柏、黄芩、益母草各9克。水煎服，每日1剂，分2次服。有清肺胃蕴热之功效。主治酒渣鼻肺胃积热之证。

▶ 红花、赤芍、川芎、桃仁、白芷各10克，生姜5片，老葱3根，大枣7枚。水煎服，每日1剂，分2次服。有活血通窍、行瘀通经之功效。主治酒渣鼻气血瘀滞之证。

▶ 丹参15克，赤芍、川芎、桃仁、红花、王不留行各10克，生姜5片。水煎服，每日1剂，分3次服用。有活血化瘀之功效。适用于酒渣鼻气血瘀滞之证。

▶ 生石膏30克，枇杷叶、知母、桑白皮各15克，党参、黄柏、黄芩、益母草各9克，甘草6克。水煎服，每日1剂，分2～3次服。有清肺胃蕴热之功效。适用于酒渣鼻肺胃积热之证。

▶ 党参、淮山药各15克，女贞子、菟丝子、金银花、鸡内金、当归、茯苓、白术、陈皮各10克，黄柏、黄芩、地骨皮各6克。水煎服，每日1剂，分3次服。有健脾益气、清热解毒之功效。适用于酒渣鼻伴有脾胃虚弱、湿热内蕴之证。

▶ 地骨皮15克，生地黄、赤芍、黄芩、生栀子、桃仁各9克，当归6克，川芎、红花各4.5克。水煎服，每日1剂，分3次服。有凉血清热、活血化瘀之功效。适用于酒渣鼻血热熏肺、气血瘀滞之证。

▶ 党参、黄柏、桑白皮各9克，黄连、甘草各6克。水煎服，每日1剂，分3次服。有清热燥湿、益气健脾之功效。适用于酒渣鼻伴有脾胃虚弱、湿热内蕴之证。

▶ 大青叶15克，侧柏叶12克，枇杷叶10克，桑叶、人参叶、荷叶、竹叶各6克。水煎服，每日1剂，分2次服。有清热解毒、凉血止血之功效。适用于酒渣鼻伴有热毒内盛、血热妄行之证。

▶ 紫花地丁30克，金银花、蒲公英、野菊花各15克，连翘12克，栀子、玄参各10克，甘草5克，大黄3克。水煎服，每日1剂，分3次服。有清热解毒、消肿散结之功效。适用于酒渣鼻丘疹期。

▶ 赤芍、黄芩、侧柏叶、桑白皮、牡丹皮各15克，白茅根、玄参、生地黄各20克，甘草5克。水煎服，每日1剂，分3次服。有清热解毒、凉血活血之功效。适用于酒渣鼻鼻赘期。

▶ 生地黄25克，当归、川芎、赤芍、黄芩各15克，红花、陈皮、苦参、甘草各10克。水煎服，每日1剂，分3次服。有凉血清热、活血化瘀之功效。适用于酒渣鼻伴有血热熏肺、气血瘀滞之证。

▶ 蜂房500克。研成末，每次3克，日服2次，用白酒送服。有祛风解毒、消肿散结之功效。适用于酒渣鼻伴有风邪入侵、热毒内盛之证。

▶ 荆芥穗120克，防风、僵蚕、炙甘草、杏仁（去皮、尖）、白蒺藜（炒去刺）各30克。共研成细末，饭后用清茶调服9克，每日3次。有祛风散邪、清热解毒之功效。适用于肺风酒渣鼻。

中药外治

▶ 大风子、核桃仁、樟脑、冰片、防风各等量。共研成末，加香油适量，调呈糊状外用，每日早、晚各涂患处1次。有祛风杀虫、消炎止痒之功效。适用于酒渣鼻风邪入侵之证。

▶ 百部10克，苦参、雷丸各4克。均研成细末，混合、搅匀后与雪花膏80克调匀，制成霜剂外用。每晚睡前先用硫黄皂洗面部，然后外搽霜剂，翌晨洗去，20日为1个疗程，可连用2～3个疗程。有杀虫止痒、清热解毒之功效。适用于酒渣鼻湿热内蕴之证。初用时皮损可更见潮红，继续用即见好转，乃至痊愈。

▶ 大风子、核桃仁、苦杏仁、木鳖子仁、火麻仁、樟脑各等量。共研成泥糊状，用纱布包，在文火上烤出油，涂抹患处，每日3次。有润肤杀虫、消炎止痒之功效。适用于酒渣鼻有皮肤干燥等症状者。

▶ 黄柏50克。浸于95%乙醇中，以浸没黄柏为度，密封1周后，用双层纱布过滤，滤液兑蒸馏水50毫升，装瓶中备用。用时，取药液涂拭患处，每日 2～3 次。有清热燥湿、解毒消炎之功效。适用于酒渣鼻湿热内蕴之证。

▶ 大黄 9 克，硫黄、青黛各 5 克，黄芩 4 克，珍珠 2 克，猪油适量。共研成细末。将猪油于锅中急火熬开，把药末兑入猪油中，停火并充分搅匀，至冷却成膏状备用。用时，先将患部用温水洗净，然后将药膏均匀地外涂患部，每日 1 次。有清热解毒、凉血活血之功效。适用于酒渣鼻血热熏肺之证。

▶ 新鲜荸荠洗净，横切成两瓣，反复涂擦酒渣鼻，每日 5～6 次。7 日为 1 个疗程。涂擦后勿用水洗，涂上的粉汁越厚越好，待结厚的壳自然脱落。有清热解毒、利湿消肿之功效。适用于酒渣鼻湿热内蕴之证。

▶ 栀子、枇杷叶各 15 克，杏仁、硫黄各 10 克，石菖蒲 12 克，轻粉、冰片各 3 克。共研成粉末，用凡士林调成糊状，外敷患处，每周 2～3 次。有清热解毒、祛风止痒之功效。适用于酒渣鼻风邪入侵、热毒内盛之证。

▶ 百部 30 克，蛇床子、地榆各 10 克，75% 乙醇 100 毫升。密封浸泡 5～7 日即成。使用时用棉签蘸药液外搽患处（有皮损者勿用），每日 3～5 次。有杀虫止痒、清热解毒之功效。适用于酒渣鼻湿热内蕴之证。

▶ 绿豆 450 克，荷花瓣干品 60 克，滑石、白芷、白附子各 15 克，冰片、密陀僧各 6 克。共研成细末。用时将患处洗净，白天以药末擦之，晚上以温水将药末调成糊状，涂于患部，翌晨洗掉，每周 2 次。有清热解毒、利湿消肿之功效。适用于酒渣鼻湿热内蕴之证。

▶ 枇杷叶、霜桑叶、金橘叶各适量。将诸药择净，放入药罐中，加入清水少许，先浸泡 5～10 分钟，再以上述药物煎取浓汁，用消毒药棉蘸药液外搽患处，每日 3～5 次。有清热解毒、祛风止痒之功效。适用于酒渣鼻风邪入侵、热毒内盛之证。

▶ 丁香 12 粒，蜂蜜 15 毫升。丁香研成粉，以蜜调，敷患处，每日 1 次，连敷 10 天。有温中散寒、消炎止痛之功效。适用于酒渣鼻伴有脾胃虚寒、寒邪入侵之证。

▶ 蛤粉 15 克，轻粉、川黄柏各 75 克，青黛 4.5 克，煅石膏 15 克。各研成细末，和匀，用香油 60 毫升调匀为膏。先用温水洗净面部，再将上述药物以冷水调涂患处，每日 1 次，连用 3 天。有清热解毒、祛湿止痒之功效。适用于酒渣鼻湿热内蕴之证。

食疗法

▶ 金银花 9 克，知母 15 克，生石膏 30 克，粳米 60 克。取金银花、知母、生石膏放入锅内，再加入500毫升水，煮取药汁300毫升；与粳米同煮成粥，每晚睡前食用。有清热解毒、滋阴润燥之功效。适用于酒渣鼻血热熏肺之证。

▶ 马齿苋、薏苡仁各30克，金银花15克。用3碗水煎金银花至2碗时去渣，放入马齿苋、薏苡仁煮粥，每日1剂。有清热解毒、利湿排脓之功效。适用于酒渣鼻丘疹期。

▶ 鲜茭白100克。水煎，每日1剂，可连续食用。有清热解毒、凉血消斑之功效。适用于酒渣鼻红斑期。同时将茭白捣烂，每天晚上休息前涂抹到患处，次日早上洗去。

▶ 干山楂30克，粳米60克。同煮成粥，每日1次，连吃7日。有活血化瘀、消食化积之功效。适用于酒渣鼻鼻赘期。

▶ 橘核3克，核桃1个。将橘核微炒至黄，晒干，研为末；核桃也研为末，一起用温酒调服。有理气散结、活血化瘀之功效。适用于酒渣鼻气血瘀滞之证。

▶ 白茅根15克，桃仁10克，大米100克，白糖适量。前2味水煎取汁，入大米中同煮为粥，加入白糖调匀即可。每日1剂，连服7～10日。有清热凉血、活血化瘀之功效。适用于酒渣鼻血热瘀滞之证。

▶ 白花蛇舌草、牡丹皮、鱼腥草各15克，粳米100克。前3味水煎取汁，加入粳米中，加水同煮为粥即可。每日1剂，14日为1个疗程。有清热解毒、凉血消肿之功效。适用于肺热型酒渣鼻。

按摩疗法

取穴：印堂、素髎、迎香、地仓、承浆、合谷、颧髎、中脘、足三里。指腹点在穴位上，配合呼吸节律渐进式用力按压穴位，每次5～10分钟，不拘次数。有活血化瘀、清热解毒、调理脏腑、疏通经络之功效。适用于酒渣鼻肺胃积热之证、气血瘀滞之证。

脂溢性皮炎

脂溢性皮炎是多发生于皮脂腺分布较丰富部位的一种慢性皮肤炎症，俗称“白屑风”“面游风”。中医学认为，血热、湿热、风燥为本病的病因，湿热多见于脾胃，也可见于肝胆，湿热内生，阻滞经络，使头皮毛孔排泄不畅，而使头皮屑增多。此外，肾阴虚、肺胃热也是致病原因之一。肾阴虚致相火旺，虚火上扰，肺胃热盛，迫津外溢肌肤和皮毛，皮脂分泌过旺，则热蕴肌肤和皮毛，热郁化风则头皮、皮肤瘙痒且脱发。

中药内服

▶ 石膏、黄芩、当归、甘草各 20 克，连翘、蒲公英、知母、牡丹皮、生地黄、白术各 15 克，升麻 10 克，黄连 5 克。水煎服，每日 1 剂，分 3 次服用。有清热凉血、解毒消肿之功效。适用于脂溢性皮炎风热血燥之证。

▶ 白茅根、生石膏、生地黄各 30 克，金银花 15 克，玄参、牛蒡子、荆芥、白芍、知母、防风各 9 克，甘草 6 克，升麻 3 克。水煎服，每日 1 剂，分 2 次服。有清热、凉血、祛风之功效。主治脂溢性皮炎风热血燥之证。

▶ 茯苓 20 克，白术、栀子、苍术各 12 克，黄芩、泽泻、竹叶、茵陈、灯心草各 10 克，甘草 6 克。水煎服，每日 1 剂，分 2 次服。有清热利湿之功效。主治脂溢性皮炎湿热外溢之证。

▶ 生石膏 30 克，生地黄 15 克，荆芥、防风、苦参、苍术、火麻仁、牛蒡子、知母各 10 克，甘草 6 克。水煎服，每日 1 剂，分 3 次服。有凉血、清热、消风之功效。主治脂溢性皮炎肺胃热盛之证。

▶ 茯苓皮 15 克，生地黄 12 克，生白术、黄芩各 10 克，栀子、茵陈、枳壳、泽泻、竹叶各 6 克，灯心草、生甘草各 3 克。水煎服，每日 1 剂，分 2 次服。有健脾、利湿、清热之功效。主治脂溢性皮炎脾虚湿困之证。

▶ 牡蛎、大青叶各 30 克，黄芪 20 克，防风、白术各 15 克，僵蚕、蝉蜕、黄芩、甘草各 3 克。水煎服，每日 1 剂。有益气固表、祛风止痒之功效。适用于头面部脂溢性皮炎。

▶ 生石膏 30 克（先煎），侧柏叶 15 克，荆芥、防风、牛蒡子、生地黄、玄参、麦冬、当归、天花粉各 10 克，甘草 6 克。水煎服，每日 1 剂。有清热、凉血、祛风之功效。适用于脂溢性皮炎风热血燥之证。

▶ 茯苓、车前草、龙胆、茵陈各 15 克，栀子、黄芩、厚朴、陈皮、白术、防风各 10 克，生大黄、生甘草各 6 克。水煎服，每日 1 剂。有清热、利湿、泻火之功效。适用于脂溢性皮炎肠胃湿热之证。

▶ 地肤子 12 克，白鲜皮 9 克，川黄连 4.5 克，僵蚕 9 克，生地黄 15 克，野菊花9克。每日1剂，水煎，头煎加水400毫升煎取150毫升，二煎加水300毫升煎取100毫升，两煎混合，分3次温服。有清热利湿、解毒止痒之功效。适用于湿热、心火炽盛导致的脂溢性皮炎。

▶金银花、栀子、大黄各30克，茵陈18克，野菊花、蒲公英、紫花地丁各15克，青天葵10克。水煎取汁，每日1剂，日服2次。有清热解毒、利湿退黄之功效。适用于湿热较重的脂溢性皮炎。

▶生地黄15克，何首乌12克，荆芥、防风、白蒺藜、黄芪、当归、白芍、川芎各10克，生甘草6克。水煎服，每日1剂，分2次服。有养血祛风、益气固表之功效。适用于血虚风燥或气虚风袭所致的脂溢性皮炎。

▶生地黄30克，天花粉、白蒺藜各12克，玄参、当归、丹参、茯苓、泽泻、白鲜皮、蛇床子各10克。水煎服，每日1剂，分2次服。有清热凉血、养血祛风、利湿止痒之功效。适用于脂溢性皮炎湿热外溢之证。

▶杭菊花、山楂、虎杖各15克，茺蔚子12克，当归、赤茯苓、火麻仁、何首乌各10克，威灵仙、苦参、苍术、川芎各6克。水煎服，每日1剂。有清热利湿、养血祛风之功效。适用于脂溢性皮炎湿热外溢之证。

▶生地黄30克，麦冬、白花蛇舌草、生石膏各15克，玄参、生山楂、侧柏叶、土大黄、车前草、虎杖各10克。水煎服，每日1剂。有清热凉血、解毒利湿之功效。适用于脂溢性皮炎湿热外溢之证。

▶黄芪20克，白术、防风各15克，黄芩、僵蚕、蝉蜕、当归、川芎、泽泻各10克。水煎服，每日1剂。有益气固表、祛风止痒、清热利湿之功效。适用于脂溢性皮炎风热血燥之证。

▶白花蛇舌草50克，桑白皮12克，生枇杷叶、当归、生栀子、黄柏各9克，白芷6克，黄连、生甘草各3克。水煎服，每日1剂，分2次服。有清热解毒、利湿退黄、凉血止痒之功效。适用于脂溢性皮炎湿热外溢之证。

▶生薏苡仁30克，生地黄、赤石脂、野菊花各15克，白矾12克，牛蒡子、牡丹皮各10克，防风、荆芥各9克，甘草6克。水煎服，每日1剂。有清热利湿、凉血解毒、祛风止痒之功效。适用于脂溢性皮炎湿热外溢之证。

中药外治

▶地榆、黄芩、甘草、艾叶、牡丹皮、连翘各20克。水煎取浓汁，湿冷敷患处，每日敷3次，每次30分钟。有清热止痒之功效。能有效缓解脂溢性皮炎所引起的痒痛。

▶ 苍耳子、苦参各30克，白鲜皮15克，明矾9克。水煎取浓汁，溻洗患处，每日2次。有清热燥湿、止痒之功效。适用于脂溢性皮炎湿热外溢之证。

▶ 苦参、野菊花、白鲜皮各30克，硫黄15克。水煎，外洗患处，每日1次。有杀毒止痒之功效。适用于脂溢性皮炎风热血燥之证。

▶ 蛇床子、苦参各40克，土荆皮20克，薄荷脑10克。放入75%乙醇（或高浓度白酒）1000毫升中浸泡7日后备用。用时，取药液外搽患处，每日数次。有清热止痛、杀虫止痒之功效。适用于脂溢性皮炎风热血燥之证。

▶ 羌活60克，麻黄30克，升麻、防风各12克，当归9克，白及、白檀香各6克。将药放入310毫升香油内浸泡5日后，用小火熬至药枯，加15克黄蜡至溶化，搅至冷成膏，薄涂患处，每日1～2次。有祛毒解表、通络疏风之功效。适用于脂溢性皮炎风热血燥之证。

▶ 龙胆100克。加水2000毫升，沸后煮20分钟，过滤去渣，药水放冷湿敷，每日3次。有清热燥湿之功效。适用于脂溢性皮炎湿热外溢之证。

▶ 当归25克、紫草50克。与200毫升香油同熬，药枯后滤去药渣；在油中加入黄蜡25克，化尽，待冷后外擦患处，每日1～2次。有活血凉血、润肤止痒之功效。适用于脂溢性皮炎痒甚者。

▶ 野菊花15克，苦参90克，白鲜皮9克。水煎取浓汁，外洗患处，每日1次。有清热燥湿、止痒之功效。适用于脂溢性皮炎湿热外溢之证。

▶ 黄柏40～100克，煎水放冷，每日2次冷湿敷，每次15～20分钟。同时内服龙胆泻肝丸，每次6克，每日2次。有清热燥湿之功效。对脂溢性皮炎急性期糜烂流水者有良效。

▶ 王不留行、香白芷各等份。研为细末，每日临睡前擦患处，第2日清晨洗去，每周2次。有活血祛风、止痒之功效。适用于脂溢性皮炎风热血燥之证。

▶ 苦参、黄柏、明矾、蛇床子各15克，硫黄5克。水煎取汁，溻洗患处，每日数次。有清热燥湿、杀虫止痒之功效。适用于脂溢性皮炎湿热外溢之证。

食疗法

▶ 薏苡仁、萝卜缨、马齿苋各30克。将薏苡仁、萝卜缨、马齿苋洗净。将萝卜缨和马齿苋切碎，与薏苡仁加水适量煮粥。每日1次，1个月为1个疗程。有清热利湿之功效。适用于脂溢性皮炎湿热外溢之证。

▶ 大枣100克，生猪油60克。将大枣和生猪油放入锅中，加入适量的水，煮熟食用。每周3次，12次为1个疗程。有祛风清热、养血润燥之功效。适用于脂溢性皮炎风热血燥之证。

▶何首乌90克，黑芝麻60克，当归、桑椹各30克，蜂蜜适量。将何首乌、当归、桑椹、黑芝麻一起研制成细末。每次取5克，加蜂蜜适量，用沸水冲服。每日2次。有补血润燥、祛风清热之功效。适用于脂溢性皮炎风热血燥之证。

▶生山楂100克，荷叶1张，生甘草适量。将生山楂、荷叶、生甘草分别洗净。将洗净的食材一同放入锅中，加入适量的清水。大火煮沸后，改用小火继续煮10～15分钟。煮好后，用洁净纱布过滤取汁，即可饮用。每日1剂，分2次服用。有清热解毒、降暑利湿之功效。适用于脂溢性皮炎湿热外溢之证。

按摩疗法

用药的同时配合按摩效果更好。对湿重者，佐以健脾化湿，取手阳明经、足太阴经、督脉上的穴位自上向下按摩15～20分钟。若皮肤渗出液减少、颜色暗淡、脱屑、有明显的苔藓样病变，为血虚证，严重者出现色素沉着，宜养血润燥，取足阳明经、足太阴经两条经络，自下向上按摩15～20分钟。每日1次，或3～5日1次。

斑秃

斑秃是指以头发突然或渐渐成片脱落为特征的一种常见皮肤病，俗称“鬼剃头”或“鬼舔头”。常因过度的脑力劳动，长期精神忧虑、焦急、悲伤、惊恐等诱发或加重。中医学认为，此病主要是因肝肾不足所致，肾藏精、肝藏血、发为血之余，肝肾之不足，致精血不得养，故气血双虚，毛根不得濡养，发落成片，谓之“油风”。

中药内服

▶黄精、熟地黄、补骨脂各10克。捣碎后用开水冲服，每日1剂。有补肾益精、养血生发之功效。适用于肾虚型斑秃。

▶ 鸡内金（炒制）100克。将药研成极细末，每次1.5克，每日3次，饭前用温开水送服。有消食化积、健脾和胃之功效。适用于体虚型斑秃。

▶ 白矾、郁金各等份。将白矾、郁金制成丸，每次4～5克，每日2次。有燥湿止痒、活血化瘀之功效。适用于湿热内蕴、气血瘀滞所致的斑秃。

▶ 天麻、何首乌、熟地黄、白芍、当归、木瓜各33克，菟丝子50克，川芎17克。共研成粉，磨制成药丸，每丸10克。早、晚各服1丸，用温水送服。有滋补肝肾、养血生发之功效。适用于肾虚型斑秃。

▶ 侧柏叶240克（焙干），当归（整支）120克。将2味药共研为末（忌铁器），水糊为丸，如梧桐子大。每次50～70丸，早、晚各1次，用黄酒或盐汤送下。有凉血止血、养血生发之功效。对体虚斑秃有效。

▶ 茯苓500克。烘干，研为细末，瓶装备用。每次服6克，每日2次，或于睡前服10克，用白开水冲服。有健脾利湿、益气固发之功效。适用于脾虚湿困型斑秃。

▶ 何首乌、黑芝麻、墨旱莲、女贞子、生地黄各30克，陈皮15克，川椒9克，大青盐13克。加水3000毫升，煎至1500毫升，取药汁，放入500克黑豆，煮干药汁，将豆晒干后，每次嚼服60粒，每日3次。有补肾益精、养血润发之功效。适用于肾虚型斑秃。

▶ 何首乌、当归、柏子仁各等份。将药烘干后研成细粉，过80～100目筛，加蜜制成丸，每丸重9克。每日3次，每次1丸。有养血活血、润发固发之功效。适用于血虚、血瘀型斑秃。

▶ 熟地黄、当归、巴戟天、肉苁蓉、熟女贞子、桑椹、羌活、赤芍、白芍、丹参各12克，川芎、荆芥各10克。水煎服，每日1剂。有行气活血、补血止脱之功效。适用于气滞血瘀引起的斑秃。

▶ 黄芪30～60克，党参12～15克，白术、茯苓各9～12克，陈皮6克，甘草12克。水煎服，每日1剂。有补气行气、健脾利肾、生发之功效。适用于气虚型斑秃。

▶ 红参20克，黄芪50克，白芍30克，白术45克，炙甘草20克，肉桂30克，大枣20枚。共研成细末，用500克蜂蜜炼蜜丸，每丸10克，含生药3.8克。日服3次，每次1丸。具有补血行气、护肝、止脱生发之功效。适用于肝郁型斑秃。

▶ 生地黄、女贞子、泽泻、山楂、黄芩、白芷、桑叶各9克，何首乌、墨旱莲各24克，龙胆、黄柏各6克，牡丹皮12克。水煎，分2次服。有健脾利湿、养肝护肾之功效。适用于气滞血瘀所致的斑秃。

▶ 黄芪 60 克。煎水，混合，早、晚分服，连续用药，直至毛发新生。有益气固表、养血生发之功效。适用于气虚型斑秃。

中药外治

▶ 生姜 6 片，生半夏（研成末）15 克。先用生姜擦患部 1 分钟，稍停，再擦 1～2 分钟，然后用生半夏末调香油涂擦之，每日 2 次，直至生出头发为止。有刺激头皮、促进血液循环、生发之功效。适用于斑秃初期。

▶ 闹羊花 3 克，骨碎补 12 克，透骨草 10 克。上述药物放入瓶中，用 75% 乙醇浸泡，将瓶口密封，7 日后备用。用时，取药液搽拭患处，每日 3～4 次。有活血化瘀、促进毛发生长之功效。适用于气滞血瘀型斑秃。

▶ 雄黄 30 克，硫黄 60 克。将药共研为细末，和匀，调猪油外敷患处，用力揉擦，使药透入，每日换药 1 次。有杀虫除菌、促进毛发生长之功效。适用于头皮瘙痒，有脱屑或炎症迹象的斑秃。

▶ 桑白皮 150 克。煎汤去渣，浓缩，装入瓶内，外涂患处，每日数次。有清热利湿、养发生发之功效。适用于湿热内蕴型斑秃。

▶ 黑附子、蔓荆子、柏子仁各 15 克。将上述药物共研为末，用乌鸡脂调和，捣研，使均匀，在瓷盘内密封百日后，涂脱发处，每日 1 次。有补肾益精、养血生发之功效。适用于肾虚型斑秃。

▶ 鲜侧柏叶 32 克，75% 乙醇 100 毫升。将鲜侧柏叶放入 75% 乙醇中浸泡 7 日备用。用棉花球蘸酒液少许，局部擦拭，每日 3 次。有凉血止血、生发乌发之功效。适用于血热型斑秃。

▶ 生姜 30 克，闹羊花 5 克，白酒 60 毫升。取前 2 味药浸泡于白酒中 5 日，用药酒外搽患处，每日 1～2 次。有刺激头皮、促进血液循环、生发之功效。适用于斑秃初期。

▶ 斑蝥 10 克，百部酒 100 毫升。将斑蝥用百部酒浸泡后外搽患部，每日 2 次。可杀虫除菌、活血生发。适用于头皮感染或气血瘀滞引起的斑秃。

▶ 油桐子 15 克。用开水浸泡，每日擦患处 2～3 次。有滋润头皮、促进毛发生长之功效。适用于头皮干燥、毛发易脱落的斑秃。

▶ 老姜数片。将老姜浸入高粱酒内 2～3 日后，常擦患处，半个月后可见效。有刺激头皮、促进血液循环、生发之功效。适用于斑秃初期。

▶ 枣树枝条 10 枝。用鲜嫩枣树枝条捆成束，一头用火燃烧，使另一头有油汁滴下，装入干净瓶中备用。先用温水洗头，擦干后用生姜反复擦脱发区，至皮肤发红，再用枣树枝汁涂擦脱发区，每日 3～4 次。有滋润头皮、促进毛发生长之功效。适用于头皮干燥、毛发易脱落的斑秃，或营养不良引起的斑秃。

▶ 蜈蚣 3 条，茶油 90 克。蜈蚣用茶油浸泡 4～5 日，将油滤过备用。用此药外搽患处，每日 3 次。可杀虫除菌、助发再生。适用于头皮感染或炎症引起的斑秃。

▶ 鲜骨碎补 50～100 克。将鲜骨碎补切成薄片备用。用骨碎补片蘸盐外搽患部，每日 3 次。有活血化瘀、促进毛发生长之功效。适用于气滞血瘀型斑秃。

▶ 生姜皮、人参各 30 克。先将生姜皮焙干后与人参共研成细末，然后将鲜生姜切断，蘸药末涂擦脱发区，每日 3 次。有益气生津、养血生发之功效。适用于气虚型斑秃。

▶ 藤黄、骨碎补各 15 克，桐油适量。前 2 味药共研成细末，放入桐油中浸泡 1 昼夜，成药油，备用。取鲜生姜 1 块，切片，蘸药油用力擦患处，每日 2 次。有活血化瘀、滋润头皮、促进毛发生长之功效。适用于气滞血瘀型斑秃。

▶ 鸡蛋 1 个。带壳煮熟，取出蛋黄，放在铁锅内煎熬，煎至焦黑，即可熬出蛋黄油，放凉，涂擦患处，每日 3～4 次。有滋润头皮、促进毛发生长之功效。适用于头皮干燥或营养不良所致的斑秃。

▶ 芝麻花适量。于农历三月间，采鲜芝麻花若干，趁湿装入玻璃瓶内，压实封好瓶口，埋地下 30 厘米左右，封牢，9 月份取出。用药前先将头痂用水洗净，干后用纱布蘸药液擦抹患处，每日 1 次。可润肤生发。适用于皮肤干燥、毛发易脱落的斑秃。

▶ 榧子 3 枚，核桃仁 2 个，侧柏叶 30 克。将药共捣烂，浸于雪水内，用以梳头，每日 3 次。有滋补肝肾、养血生发之功效。适用于肾虚型斑秃。

▶ 芝麻梗、清明柳（清明节采的柳枝嫩叶）各 100 克。煎汤洗发，并摩擦头皮，每日 2 次，连用 5～7 日。有清热利湿、促进毛发生长之功效。适用于湿热内蕴型斑秃。

▶ 垂柳叶 500 克，生姜汁 100 毫升。将垂柳叶阴干为末，与生姜汁于铁器内捣匀，取药液摩擦患处，每日 2 次。有活血化瘀、促进毛发生长之功效。适用于气滞血瘀型斑秃。

食疗法

▶ 枸杞子 15 克，大米 50 克。将枸杞子、大米洗净，放砂锅中煮成粥，每日 1 剂，可经常食用。有滋补肝肾、益精生发之功效。适用于肾阳虚型斑秃。

▶菟丝子、茯苓、石莲肉、黑芝麻、紫珠米等。加适量水，用旺火煮开后，用微火煮成粥，可加少许盐食之，每日1剂，分2次服。有疏肝解郁、养血生发之功效。适用于肝郁血虚型斑秃。

▶栗子10个（去壳用肉），龙眼肉15克，大米50克。将栗子切成小碎块，与大米如常法同煮粥，将熟时放入龙眼肉，食时可加入少许白糖，每日1剂。有健脾利肾之功效。适用于肾虚型或体虚型斑秃。兼有消化不良、便秘等症状者应禁用。

白发

中医学认为，头发与肝、肾有密切关系，肾藏精、其华在发，肝藏血，肝肾虚则精血不足、情绪激动、肝气郁滞、损及心脾，脾伤运化失职，气血生化无源，机体功能逐渐衰退，气血精亏，不能上承于头，毛囊得不到充足的营养，出现白发。

中药内服

▶地骨皮、生地黄、菟丝子、牛膝、远志、石菖蒲各适量。水煎服，每日1剂。有益肝补肾之功效。适用于华发丛生。

▶女贞子500克，黑芝麻250克。加水250毫升，煎至100毫升。每次服20毫升，每日2～3次。有滋补肝肾、乌发之功效。适用于肝肾阴虚型白发。

▶墨旱莲、桑椹各300克，女贞子520克。先将女贞子阴干，再用酒浸1日，蒸透晒干；墨旱莲、桑椹阴干；将上3味药碾成细末，炼蜜成丸，每丸重10克。每日早、晚各服1丸，用淡盐开水送服。有滋补肝肾、解郁散结之功效。适用于肝郁气结型白发。

▶黑豆、黑芝麻、大枣、制何首乌、熟地黄各40克，当归、川芎各10克。加入60度米酒750毫升中浸泡15～20日后，每次口服10毫升，每日3次。具有补血益气、护发乌发之功效。适用于气血亏损型白发。

▶生地黄2500克，五加皮、牛膝各250克。将牛膝去苗；生地黄以酒浸一宿，曝干后九蒸九晒；把药捣细，罗成散面，每日空腹以温酒调服 10 克。有补益肝肾、强筋壮骨之功效。适用于肝肾阴虚型白发。

▶ 黑芝麻、制何首乌、生地黄、熟地黄、丹参、侧柏叶 60 克，墨旱莲、桑叶、女贞子各 30 克。共研成细末，加适量蜂蜜，炼制成蜜丸，每丸重 9 克。每日 3 丸，一般连服 3 个月。有益气行血、乌发生发之功效。适用于气血亏损型白发。

▶ 柏树果壳 10 个，生地黄 10 克。煎汤，代茶饮，每日 1 剂，连续服 1～3 个月。有清热凉血、养阴生津之功效。适用于营血虚热型白发。

▶ 生地黄、制何首乌各 5 克。以开水冲泡，每日代茶饮，连服数月。有补益精血、乌发之功效。适用于肝肾阴虚型白发。

▶ 黑豆、山楂、大青叶各 30 克。水煎服，每日 1 剂，分 2 次服。有益气补肾、行气散瘀、清热解毒之功效。适用于多种类型的白发。

▶ 制何首乌、黄芪各 30 克，鹿角胶、熟地黄、枸杞子各 20 克，白芥子 10 克，当归、麻黄、干姜各 6 克，肉桂、三七粉各 3 克。水煎服，每日 1 剂。有补肾养肝、益气养血之功效。适用于多种类型的白发。

▶ 当归、白芍、熟地黄各 12 克，桑叶、川芎、制何首乌各 9 克，白果 5 个。水煎服，每日 1 剂。有补血养血、益精填髓、乌发之功效。适用于多种类型的白发。

▶ 生地黄、白薇各 15 克，赤芍、牡丹皮、地骨皮、桑寄生、香附、远志、首乌藤、合欢皮各 12 克，青皮 9 克。水煎服，每晚 1 剂。有清热凉血、养阴生津之功效。适用于营血虚热型白发。

中药外治

▶ 桑白皮 30 克，五倍子 15 克，青葙子 60 克。水煎取汁，倒在洗发水中，浸洗头部 5～10 分钟后，再用性质温和的洗发水洗净，每周 2～3 次。有清热利湿、固发乌发之功效。适用于湿热或血热引起的白发。

▶ 酸石榴 100 克，五倍子 150 克，芝麻叶 50 克。研成粗末，投入铁器水内，取汁外涂，每日数次。有收敛固涩、乌发之功效。适用于多种类型的白发。

▶ 大蒜 2 瓣，姜 1 块。将药捣成泥状，擦头皮，再用茶水冲洗。还可喷些香水，以减少大蒜味。此法可每日进行 1 次，需长期坚持方可生效。有刺激头皮血液循环、促进头发生长之功效。适用于各种类型的白发。

▶ 何首乌 20 克，白及 20 克，青黛 30 克，甘松 20 克，薄荷 10 克。煎汤后滤去药渣，用药水均匀地涂抹头发，再用热毛巾裹住头发 15 分钟，之后去毛巾，用清水洗净头发。每日1次，连用3天。有补肝肾、益精血、乌发养发之功效。适用于肝肾阴虚型白发。

▶ 生柏叶（切碎）1000克，猪膏500克。将生柏叶捣为末，以猪膏和为20丸，用布裹1丸纳泔汁中，洗患处，每日1次。有清热凉血、滋润头发之功效。适用于血热或干燥引起的白发。

▶ 青核桃3枚（连皮捣细）。将药入乳汁3盏，于银石器内调匀，每日搽须发3～5次。有滋润头发、促进头发生长之功效。适用于各种类型的白发。

▶ 蓖麻子仁200克，香油适量。用香油将蓖麻子仁煎焦去渣，放3日，用刷子频刷头发。有滋润头发、使头发乌黑亮丽之功效。适用于各种类型的白发。本方尤适用于发黄不黑。

▶ 鲜桑叶适量。洗净，放在容器内，注入清水使劲揉搓，直至清水变成胶状，将渣滤掉后洗头，每日1次。有清热利湿、清洁头皮之功效。适用于各种类型的白发。

▶ 白芷90克，零陵香30克，檀香18克，辛夷、玫瑰花各15克，大黄、牡丹皮、甘草各12克，公丁香、山柰、苏合香油各10克，细辛3克。共研成细末，用苏合香油拌匀，晾干，再研成细面。用热水把头发洗净，晾干后将适量药粉均匀抹于头发上即可，每周2～3次。有芳香护发、乌发养发之功效。适用于各种类型的白发。

▶ 白檀香末、香白芷、白及各30克，山柰90克，滑石、零陵香各20克，青黛、甘松各90克。将药共研为末。每用时先以淘米水（发酵后更好）将头发洗净，再将药末30克均匀地撒在头发上，用梳子反复梳理，每日数次。有芳香护发、乌发养发之功效。适用于各种类型的白发。

▶ 将淘糯米滤下的泔水，沥取底部沉淀物存放3日。待其发酵变酸后，用其擦搓头发，后清洗干净，每日1次。有滋养头发、使头发乌黑亮丽之功效。适用于各种类型的白发。

▶ 大豆、米醋适量。大豆洗净，加入米醋上火煮，先开大火，后改小火，煮至豆烂，去豆后煮成黏稠状，放凉，每日晚上取之涂发根。有健脾利水、解毒消肿、杀菌、滋养头发之功效。适用于各种类型的白发。

食疗法

▶ 桑椹1000克（干品500克）、黑芝麻250克。洗净，加适量水煎煮，每30分钟取煎液1次，加水再煮，取液2次；合并煎液后，再以小火煎熬至较为黏稠时，加300毫升蜂蜜煮沸停火，冷后装瓶。每次1汤匙，以沸水冲开饮用，每日2次。有补肝益肾、益血乌发之功效。适用于肝肾阴虚所致的早期白发。

▶ 核桃仁1000克，黑芝麻500克，白糖适量。放冷水中浸泡3日，取出后去掉皮尖，然后将白糖放入锅中，待熔化后倒入核桃仁及黑芝麻搅匀，冷后即可食用，每日吃2次，每次10克。有补肾乌发之功效。适用于肾虚型白发。

▶ 黑豆250克，白果30粒，黑芝麻100克，何首乌150克。将黑豆、白果研碎炒熟；将黑芝麻、何首乌炒熟；4味混合后放入瓶中，每日早饭后服用30克。有疏肝补肾、乌发生发之功效。适用于白发伴有肝郁或肾虚的症状者。

▶ 黑豆500克。黑豆淘洗干净，加盐少许，九蒸九晒后装瓶备用。每日2次，每次6克，经常食用。同时，每天再吃1个鸡蛋、2个大核桃仁。有补肾养发之功效。适用于日常养发保健。

▶ 核桃仁50克，枸杞子50克，黑豆500克，何首乌60克，熟地黄50克，山茱萸50克。加水同煮，取汁再煮，以核桃仁稀烂、全部汁液被黑豆吸收为度，取出晾干即可。每日2次，每次6～9克，早、晚空腹服用。有补肾益精、乌发生发之功效。适用于肾气亏虚型白发。

▶ 何首乌20克，枸杞子15克，大枣6枚，鸡蛋2枚。将药物与鸡蛋同煮至熟，去药渣后食蛋饮汤，每日1剂，连服10～15日。有滋肝补肾、养血生发之功效。适用于肝肾阴虚型白发。

按摩疗法

1. 抓提发根法

两手十指张开，顺两侧插入头发根部，按住头皮，手指用力深按头皮，指腹力量稍微一上一下抓，然后指力慢慢放松。指力一定要完全放松，再重新开始按，按到不痛或疼痛减轻为止。

顺着头部的角度，双手同时抓住发根部位之后，手指稍微用力往上提，停留4～5秒之后再慢慢放松。一定要完全放松，再重新开始抓提发根。有促进头皮血液循环、缓解头皮紧张之功效，可用于预防和减缓因头皮血液循环不良、营养不良等因素引起的白发。如果感觉有痛感，表示该处经络有阻塞，抓到不痛或疼痛减轻为止。

2. 头皮揉搓法

每日睡觉前和次日起床后，用双手指头揉搓头皮，先自前额经头顶到枕部，每次2～4分钟，每分钟来回揉搓30～40下，以后逐步延长到每次5～10分钟。该法对血液循环有很好的促进作用，也是老年人保健所需要的。

3. 腹部点穴法

取腹部穴位：下脘、水分、天枢、阴交、气海、关元。用拇指贴在穴位所在位置，四指贴住腹部，打开虎口，拇指指腹施力往下压，深入按压后，停留7～8秒之后指力再慢慢放松。指力一定要完全放松，再重新开始按，按到感觉不痛或疼痛减轻为止。有调理脏腑功能、促进气血循环之功效。对于白发有一定的改善作用。

脂溢性脱发

脂溢性脱发是指头皮脂溢性皮炎导致的脱发，是皮肤炎症的一种症状。中医称之为“蛀发癣”或“虫蛀脱发”。中医学认为，本病是湿热侵袭肌肤，营养失调、腠理不固、脉络瘀阻、精血生化不利，致使毛根不固。

中药内服

► 茯苓、泽泻各15克，侧柏叶、黄柏、苍术、白鲜皮、白蒺藜各10克，生山楂30克。水煎服，每日1剂，分2次服。有平衡油脂、疏肝行血、益气生发之功效。适用于湿热熏蒸型脂溢性脱发。

► 何首乌、黑芝麻、野菊花、地肤子、白鲜皮、生地黄、白蒺藜、羌活各15克，牡丹皮、赤芍各12克。水煎服，每日1剂，分2次服。有疏肝行气、生发乌发之功效。适用于肝郁气滞型脂溢性脱发。

► 黑牛胆1个，槐豆适量。将槐豆装入有胆汁的牛胆内至装满，浸透槐豆即可。内服，每次9克，每日3次。有清热解毒、燥湿止痒、滋补肝肾之功效。适用于湿热熏蒸型脂溢性脱发。

► 荆芥15克，防风、蝉蜕、生地黄、苦参、何首乌、金银花、连翘、蒲公英各10克，甘草5克。每日1剂，水煎2次，合并煎液分2次服用。有行气活血、清肝利胆之功效。适用于肝郁气滞型脂溢性脱发。

▶ 绵茵陈、生蒲黄各 15 克，金钱草、车前草、白鲜皮各 10 克，生地黄、牡丹皮、赤芍、白蒺藜、钩藤、粉葛、牛膝各 12 克，菊花 9 克，甘草 5 克。水煎服，每日 1 剂。有清热利湿、疏肝活血、生发乌发之功效。适用于湿热熏蒸型脂溢性脱发。

▶ 赭石、何首乌各 30 克，生地黄、熟地黄各 15 克，蝉蜕、羌活、独活各 10 克。水煎服，每日 1 剂。有滋肝补肾、祛风活血之功效。适用于肝肾阴虚型脂溢性脱发。

▶ 茵陈、土茯苓各 30 克，地肤子 15 克，赤芍、苦参各 10 克，生薏苡仁、牛蒡子各 15 克。水煎服，每日 1 剂。有祛湿生发之功效。适用于湿热熏蒸型脂溢性脱发。

▶ 当归、柏子仁各 500 克。共研成细粉，水和蜂蜜为丸，每饭吞服 6 克，每日 3 次，1 个月为 1 个疗程。有养血安神、生发乌发之功效。适用于血虚风燥型脂溢性脱发。

▶ 何首乌 20 克，川芎 5 克，核桃仁 30 克。共研成末，沸水冲泡，代茶饮。有滋肝补肾、行气活血之功效。适用于肝肾阴虚型脂溢性脱发。

▶ 防风、黄连、干地黄各 160 克，蔓荆子 200 克，牡丹皮 60 克，玉竹 100 克，甘草 80 克（炙），茯神 120 克，大黄 80 克。共研成细末，加蜜适量，制成蜜丸，每丸约 3 克，每次 20 丸。有清热燥湿、疏肝解郁之功效。适用于湿热熏蒸型、肝郁气滞型脂溢性脱发。

▶ 桑椹、当归各 30 克，何首乌 90 克，黑芝麻 60 克。共研成细末，每次取 5 克，和适量蜂蜜冲调后食用，每日 2 次。有健脾益肾、疏肝、行血之功效。适用于肝肾阴虚型脂溢性脱发。

▶ 当归（去尾）、干地黄、生地黄、肉苁蓉（酒洗炙）、芍药各 30 克，胡粉 15 克。共研为末，炼蜜做丸，如粟米大，每次 10 粒，用黑豆汤送下，每日服用 1 次。另磨化涂抹头上，每日 1 次。有滋补肝肾、养血生发之功效。适用于肝肾阴虚型脂溢性脱发。

▶ 黑芝麻、当归、芍药各 30 克，胡粉 15 克。共研成细末，用蜂蜜调和成丸子如粟米大，用黑豆汤送服 10 丸，每日服用 1 次。另外，把药放进黑豆汤内搅匀即可用来洗头，每周 2 次。有滋补肝肾、养血生发之功效。适用于肝肾阴虚型脂溢性脱发。

中药外治

▶ 猪胆 1 只。将猪胆汁倒入半盆温水中，搅拌后洗头，把油脂状鳞屑清除干净，再用清水冲洗，每日1次。有清热利湿、清洁头皮之功效。适用于湿热熏蒸型脂溢性脱发。

▶ 鲜姜250克。捣碎，挤取全汁盛杯内。用10%盐水1000毫升洗净患处，擦干，用棉签蘸姜汁反复涂擦，至姜汁用完为止，每周1次。头部有感染时可用复方新诺明1克，每日2次，连服5日，待炎症消失后再用上方。涂姜汁后有时疼痛，一般不用服药，3日后即可消失。有刺激头皮、促进生发之功效。适用于血瘀型或气血两虚型脂溢性脱发。

▶ 透骨草、侧柏叶各120克，皂角60克，白矾9克。水煎取汁，溻洗头部，每周洗2次，每次15分钟。有清热燥湿、杀菌止痒之功效。适用于湿热蕴结型或伴有头皮瘙痒的脂溢性脱发。

▶ 车前草200克，米醋适量。将车前草全草焙成炭，浸入米醋，1周后用该药醋外涂患处，每日2～3次。有清热利湿、软化角质之功效。适用于湿热熏蒸型脂溢性脱发。

▶ 益母草200克。加水煎50分钟后，取汁700毫升，加20毫升食醋搅匀。清洁头皮后，取汁按摩头皮5～10分钟，接着用消毒纱布蘸湿后，湿敷患处10～15分钟，用清水洗净，每日2次。有活血化瘀、清洁头皮之功效。适用于血瘀型脂溢性脱发。

▶ 食醋50毫升，墨锭。用墨锭在食醋中研成稀糊状，擦患部，每日3次。有收敛止痒、促进生发之功效。适用于伴有头皮瘙痒的脂溢性脱发。

▶ 生半夏、生姜各300克，香油1000毫升。将生半夏研成末，以香油浸渍半个月。用时，先以生姜片涂擦患处，后用药油涂之，每日1次。有刺激头皮、化痰生发之功效。适用于头皮油腻、头发稀疏，伴有脱发现象的脂溢性脱发。

▶ 蜀椒500克，生半夏、骨碎补各250克。将药研成粗末，以白酒适量浸渍7日后，外用涂擦患处，每日3次，至生发为止。有温经散寒、改善头皮环境之功效。适用于头皮寒凉、血液循环不畅、头发稀疏，伴有脱发现象的脂溢性脱发。

▶ 芝麻花、鸡冠花各60克，樟脑1.5克，白酒500毫升。将芝麻花、鸡冠花撕碎，然后浸泡入酒内密封，15日后过滤；再将樟脑入药酒中，使之溶化，备用。以药棉蘸药酒，涂搽脱发区，每日搽3～4次。有滋养头皮、促进生发之功效。适用于营养不良型或血虚风燥型脂溢性脱发。

▶ 莴苣子、骨碎补各100克。上述药物研为末。先以竹刀刮损不生发的疮疤，后以此药擦之，每日1次，至生发为止。有补肾生发之功效。适用于肾虚型脂溢性脱发。

▶ 洋胡姜、野蔷薇嫩枝各 30 克。水煎取汁，搽拭头发脱落处，每日 2 次。有清热解毒、促进生发之功效。适用于湿热蕴结型脂溢性脱发。

▶ 桑叶、麻叶各 500 克。将药以米酒水煮沸，取水浴发，每 2 日洗 1 次，需长期坚持。有清热利湿、滋养头皮之功效。适用于湿热蕴结型脂溢性脱发。

▶ 木贼、牛蒡子、重楼各 30 克。加水 3000 毫升，煎 30 分钟，取汁洗头，每周 2 次。有清热解毒、清洁头皮之功效。适用于头皮湿热、瘙痒剧烈、头发稀疏，伴有脱发现象的脂溢性脱发。

食疗法

▶ 薏苡仁、胡萝卜、马齿苋各 30 克。将 3 种食材洗净；将胡萝卜和马齿苋切碎，与薏苡仁加水适量煮粥，每日 1 剂。有清热利湿、滋养头皮之功效。适用于头皮油脂分泌过多、头发油腻，伴有瘙痒或脱发现象的脂溢性脱发。

▶ 何首乌 30 克，大米 50 克，冰糖适量。先将何首乌放入砂锅中煎取浓汁后去药渣，然后放入大米和冰糖，将米煮成粥即可食用，每周服 1 剂。有益肾乌发、补中益气、滋阴润燥之功效。适用于肾虚型或血虚风燥型脂溢性脱发。

按摩疗法

每日早、晚 2 次把头发打散，五指张开从两侧插入发根，按摩头皮 5 ～ 10 分钟。经常按摩头皮，可以疏通头部经穴、刺激头皮发根。

用梳子梳理头发，从额部发际线开始向脑后风池、风府梳理，先梳中间，再往两侧平移，着重点压百会、太阳、玉枕、风池等重要穴位，每天 5 ～ 10 分钟。

上述两法可疏通血脉，使气血流畅，从而改善头部毛囊下末梢血液循环，促进头皮细胞新陈代谢，促使头皮细胞恢复正常，改善头皮微环境，减轻皮脂分泌，有效减少病理性头皮屑的产生，改善脂溢性皮炎症状。如能长期坚持，还可以延缓衰老。

第十二章 寄生虫及昆虫引起的皮肤病

疥疮

疥疮是一种由疥螨在人体表皮层内引起的接触性传染性皮肤病。中医学认为，疥疮多因湿热内蕴，日久生火，兼受风湿化生，虫毒侵袭，郁于皮肤所致。俗称“虫疥”“癞疥”“干疤疥”等。

中药内服

▶ 茜草15克，夏枯草、黄芩、牡丹皮、川楝子、川牛膝、广地龙、土鳖虫各10克，柴胡、佩兰各6克。水煎取汁，每日1剂，分次温服。有清肝化瘀、化湿散结之功效。适用于疥疮结节。

▶ 苦参、白鲜皮、地骨皮、牡丹皮、地肤子、百部、金银花各15克，黄柏、蝉蜕、甘草各10克。水煎取汁，每日1剂，分次温服。有清热解毒、杀虫止痒之功效。适用于热毒炽盛、虫毒侵袭型疥疮。

▶ 石膏45克，生地黄30克，白花蛇舌草、半枝莲各20克，半边莲15克，杏仁10克，麻黄、生甘草各6克，大黄4克。每日1剂，水煎3次，前一煎早、晚分服，后两煎浸洗患处5分钟。2周为1个疗程。有清热解毒、祛湿止痒之功效。适用于湿热毒盛型疥疮。

▶ 赤茯苓皮15克，桑白皮、白芷、辛夷、生地黄各12克，赤芍、当归、红花各10克，五灵脂9克，川芎6克。水煎服，每日1剂。有疏风通络、祛湿杀虫之功效。适用于风湿热毒蕴结型疥疮。

▶ 金银花30克，生地黄、生石膏各15克，枇杷叶、桑白皮、川芎、黄芩、栀子各10克，陈皮、桃仁、甘草各9克。水煎取汁，每日1剂，分次温服，15日为1个疗程。有清热解毒、宣肺利湿之功效。适用于肺热湿毒型疥疮。

▶ 蝉蜕、蜂房各30克，僵蚕、姜黄各15克，大黄10克。共研成细末，分为18包，以土茯苓10克煎水送服，每日3次，每次1包。有疏风止痒之功效。适用于风邪侵袭型疥疮。

中药外治

▶ 枯矾、槟榔、石菖蒲、海藻、百部各30克，雄黄25克。水煎，洗浴全身，每日1次。有解毒杀虫、燥湿止痒之功效。适用于瘙痒剧烈的疥疮。

▶ 百部、生地黄、猪牙皂、大风子各30克，艾叶、川椒各20克。煎汤外洗疥疮，每日1次。有养血润燥、杀虫止痒之功效。适用于疥疮血燥证者。

▶ 川椒15克，三棱、蛇床子、地肤子、五倍子、苦参、鱼腥草、大风子、红花各10克。煎水外洗患处，每日1次。有化痰散瘀、杀虫止痒之功效。适用于痰火瘀结的疥疮结节。

▶ 冰片、硫黄、苦参、黄柏、百部各30克，花椒15克，枯矾、蒲公英、蛇床子、紫花地丁、地肤子各10克。水煎取汁，以毛巾蘸取药液擦洗患处，每次15～20分钟，早、晚各1次，5日为1个疗程。有清热解毒、杀虫止痒之功效。适用于湿热毒盛型疥疮。

▶ 苦楝子40克，鲜苦楝根皮200克。煎水后全身洗浴，每日2次，连续用药6次为1个疗程。有杀虫止痒之功效。适用于瘙痒剧烈的疥疮。

▶ 白鲜皮、地肤子各30克，川椒15克。水煎取汁，溻洗患处，每日早、晚各1次，连续3日，第4日洗澡，换洗衣、被、床单，此为1个疗程。有清热燥湿、杀虫止痒之功效。适用于湿热型疥疮。

▶ 雄黄、蛇床子、蛇莓、苦参、百部、硼砂、荆芥各20克，川椒15克。水煎取汁。本方可作为硫黄膏的辅助治疗方，治疗期4日为1个疗程，前3日全身涂抹硫黄膏，患处宜多涂一些，以有灼热感为度，每日涂抹2次；第4日即用本方煎取的药汁洗浴1次。有解毒杀虫、燥湿止痒之功效。用于疥疮的辅助治疗。

▶樟脑、花椒、枯矾、轻粉、水银、雄黄各6克，大风子肉100枚，香油30毫升。前6味共研成极细末，与大风子肉（另碾），加香油化开，和药搅匀，做丸如龙眼大，贮瓶备用。每日1次，用此丸擦患处。对水银过敏者忌用。有解毒杀虫、止痒之功效。适用于瘙痒剧烈的疥疮。

▶蛤壳、熟石膏各15克，轻粉、黄柏各7.5克，青黛4.5克，香油50毫升。前5味研成极细末，与香油混合调匀，备用。每日净面后，将适量药膏加冷水稀释敷面，以涂在皮肤上不往下流为度，每日早、晚各1次。有清热解毒、燥湿止痒之功效。适用于面部疥疮、湿疹等。

▶地肤子80克，花椒9克，苦参、百部各5克。煎汤擦洗。一般先擦好发部位，再涂全身。每日早、晚各涂1次，连续3日，第4日洗澡，换洗衣被，此为1个疗程。有清热燥湿、杀虫止痒之功效。适用于湿热型疥疮。

▶硫黄、生大黄各7.5克。研成末，加入100毫升石灰水中，外搽患处，每日3次。有解毒杀虫、燥湿止痒之功效。适用于瘙痒剧烈的疥疮。

▶大黄30克，硫黄25克，轻粉6克，杏仁27个（去皮）。共研为细末，加凡士林100克，调匀成膏，每日涂患处1～3次。有解毒杀虫、润燥止痒之功效。适用于疥疮属干燥型或伴有便秘者。

▶百部、苦参、蛇床子、土荆皮、黄柏、乌梅、野菊花、土茯苓各15克。每日1剂，加水1000毫升，煎水作冷湿敷，早、晚各1次，每次15～20分钟。有清热解毒、杀虫止痒之功效。适用于湿热毒盛型疥疮。

▶硫黄30克，轻粉、密陀僧、白矾各3克。共研成细末，以蜂蜜调成糊状，搽拭患处，每日3次。有解毒杀虫、燥湿止痒之功效。适用于瘙痒剧烈的疥疮。

▶大麻子、大风子各50克，红粉、轻粉各5克。将大麻子、大风子取仁捣碎，掺入红粉、轻粉拌匀做丸，每丸重7～8克。用4层纱布包，挤出油后擦患处，每晚1次。1丸可擦2～3次。有杀虫止痒之功效。适用于疥疮引起的皮肤瘙痒。

▶猪大板油100克，硫黄粉、胡椒粉各20克。混合成膏，外涂患处，每日1次，7日为1个疗程。有润滑皮肤、杀虫止痒之功效。适用于疥疮引起的皮肤瘙痒。

▶雄黄、百部、艾叶各30克。煎水外洗，每日1次，10日为1个疗程。有清热解毒、杀虫止痒之功效。适用于疥疮引起的皮肤瘙痒、炎症。

▶ 硫黄、百部各50克，樟脑5克，冰片2克。共研为末，放入75%乙醇（或高浓度白酒）500毫升中浸泡24小时，过滤去渣备用。用时加温，涂于患处，每日3次，共用3～6日。有强烈杀虫、止痒之功效。适用于较为顽固的疥疮。

▶ 苦参、地肤子、蛇床子、黄柏、土茯苓、百部、蒲公英、大黄各30克，龙胆20克，鹤虱、赤小豆各18克，川椒8克。煎水外洗，每日1次。有清热燥湿、杀虫止痒之功效。适用于湿热型疥疮。

▶ 白芷、硫黄、胡椒各16克。共研成细末，加香油适量，调匀外敷患处，每日早、晚各1次，其间不要换衣服，过3～4日后再换洗。有杀虫止痒、促进皮肤愈合之功效。适用于疥疮、皮肤瘙痒及皮肤小伤口。

▶ 荜茇适量。捣碎后用布包好，放热水内浸泡。在火旁边搽药边烤，至患处有痛觉时止，每日1次，共3日。有温通经络、止痛止痒之功效。主治阴茎疥疮炎性结节。

▶ 鲜菖蒲全草200克。煎水外洗患处，连用2～3日。有清热解毒、杀虫之功效。适用于疥疮引起的皮肤瘙痒。

▶ 苦参、百部各40克，黄柏30克，乌梅、花椒各20克，明矾15克。加水2000毫升，煮沸5分钟，去渣，待温度约40℃时坐浴，每日1次，每次15分钟，6日为1个疗程。有清热燥湿、杀虫止痒之功效。主治阴部疥疮。

▶ 川椒60克，苦参、黄柏、百部、白鲜皮各30克，防已、防风、地肤子、钩藤、蛇床子、川荆皮各15克，皂角刺5克。加水2500毫升，浸泡6小时左右，文火煎30分钟，滤液熏洗，每次洗20分钟，每日2次。有清热燥湿、杀虫止痒、促进皮肤愈合之功效。适用于湿热型疥疮。如有糜烂渗出者，可在熏洗后进行湿热敷，每次20分钟。连洗5日为1个疗程，一般1～2个疗程即可痊愈。

▶ 金钱草60克，苦参、地肤子、蛇床子、白鲜皮各40克，雄黄、明矾、大风子各20克。上述药物除雄黄外，余药加水3000毫升，浸泡20分钟，然后用文火煎20分钟，煎至2000毫升，再加入雄黄，充分混合后，过滤取汁，以不烫手为度。每次浸洗患处20分钟，每日2次，连用3日为1个疗程。有燥湿、杀虫、止痒之功效。适用于疥疮引起的皮肤瘙痒。

▶ 硫黄、生百部、白鲜皮、蛇床子、地肤子各30克，生地榆、枯矾各20克，苦参15克，黄柏、生大黄、蒲公英、金银花、五倍子、冰片各10克，川椒、薄荷、黄连各6克。每日1剂，水煎洗浴患处或全身，每日洗2次，每次30分钟，5日为1个疗程。有清热利湿、解毒止痒之功效。适用于重度及继发化脓性感染的疥疮患者。

▶苦参、千里光、蛇床子、百部各30克。上述药物加水约2000毫升，煎汤去渣，趁热先熏后洗，每日1剂，早、晚各1次，每次约30分钟。有燥湿、杀虫、止痒之功。适用于疥疮引起的皮肤瘙痒。

▶黄蜡150克，香油150毫升，沥青、白胶香各100克，没药50克，乳香6.25克。制成膏药，贴患处，每日换药1次。有活血止痛、消肿生肌之功。适用于疥疮伴有皮肤肿胀或破损者。

食疗法

▶马齿苋30克，粳米100克。将马齿苋洗净切碎，与粳米同煮成粥。每日1次，可作为晚餐食用。有清热解毒、杀菌、抑菌之功效。能够辅助减轻疥疮患者的症状。

▶金银花，蜂蜜各适量。将金银花加水煎煮后取汁液，加适量蜂蜜调味。每日1～2次，可作为饮品。有清热解毒、抗菌消炎之功效。适用于疥疮引起的皮肤瘙痒、红肿等症状。

虱病

虱子是一种寄生在人体，靠吸血维持生存的寄生虫，因其叮咬皮肤吸血所致的皮肤病，称为虱病或虱咬症。通常分为头虱病、体虱病和阴虱病三类虱病。

中药外治

▶苦参、地肤子、百部、艾叶各30克，川椒10克。水煎取浓汁，外洗患处，每日2次，每次30分钟。有杀虫止痒之功效。主治阴虱病瘙痒剧烈。

▶蒲公英、黄柏、百部、地榆各30克，野菊花20克。水煎取汁，外洗患处，每日2次，每次30分钟。有清热解毒、杀虫止痒之功效。适用于虱病皮肤感染患者。

▶ 雄黄、苦参、鹤虱、百部各 30 克。水煎取浓汁，外洗患处，每日 2 次，每次 30 分钟。有杀虫止痒之功效。主治阴虱较多的患者。

▶ 苦参、朴硝、白鲜皮、黄柏、鹤虱各 30 克。水煎外洗患处，每日 2 次，每次 30 分钟。有杀虫止痒、清热燥湿之功效。适用于虱病并伴有湿疹的患者。

▶ 百部 60 克，川椒、苦参、蛇床子、艾叶各 30 克，白果仁 20 克。水煎取汁，先熏后洗，每日 1 剂。有杀虫止痒之功效。主治体虱病与阴虱病。

▶ 百部 30 克。加入 500 毫升水中，煎至 100 毫升，取汁，湿敷于患处，每日 2 次。有杀虫止痒之功效。治疗各类虱病。

▶ 百部 50 克。加 75% 乙醇 100 毫升，密封浸泡 48 小时后备用。用时加水适量外搽患处，再用温开水、肥皂清洗，最后用密篦子将虱和虱卵篦尽，最好将头发完全剃去并焚毁。如果不再发现头虱可用洗发水洗干净头部；如果仍有活虱则需重复用药直至杀灭。有杀虫止痒之功效。主治头虱病。

▶ 苦参、蛇床子、百部各 30 克，川椒、黄柏各 15 克。加水 1000 毫升，浸泡 30 分钟后，水煎取汁，溻洗患处，每日 2～3 次，每次 30 分钟，连续 7 日。有杀虫止痒、清热燥湿之功效。主治阴虱病。

▶ 硫黄、大黄、轻粉各等份。研成细末，加凡士林 150 克，调匀成膏，每日涂抹患处。有杀虫止痒之功效。适用于各类虱病。

▶ 百部 50 克，苦参、雷丸各 20 克。共研为细面，与凡士林适量调为膏状，每日睡前先用硫黄皂洗澡后，将药膏均匀外涂患部，翌晨用温水洗净。有杀虫止痒之功效。适用于体虱病。

▶ 生姜若干。水煎取浓汁备用。洗发后，用毛巾浸泡热姜水后，密包裹住头发，1 小时后再用净水冲洗，每日 1 次。有杀虫止痒之功效。可有效杀死头虱。

▶ 生百部 200 克，60 度白酒 500 毫升，陈醋 5 毫升。密封浸泡 1 周后，过滤去渣备用。用时，装入喷壶，喷于患处和衣物上，患处每日喷 2 次，衣物上可喷多次，至彻底杀死虱虫为止。有杀虫止痒之功效。适用于各类虱病。

▶ 硫黄、樟脑、百部、冰片各等份。捣烂为末，溶于 75% 乙醇中，24 小时后过滤即可。用时加温，涂于患处，每日 1 次。有杀虫止痒之功效。适用于各类虱病。此方不适合小儿。

▶ 用 50% 乙醇（或高浓度白酒）抹拭患处，再用毛巾包裹起来，反复几次，用水冲洗干净，每周 2 次。有杀虫止痒之功效。适用于虱病局部瘙痒或感染。

▶将口服打虫药研成末，加入凡士林调成软膏，外涂患处，每日2次，7日为1个疗程。有杀虫止痒之功效。适用于各类虱病。

▶用50%乙醇，每日外搽2次，连续3日，再用温米醋涂搽，以破坏虱卵与毛发之间的黏着物，可使虱卵易被除去。有杀虫止痒之功效。适用于阴虱病。

▶百部50克、大黄20克，苦参20克。用75%乙醇500毫升浸泡1周后滤渣，装瓶备用。先将头发洗净、擦干，用药液把头发涂匀，用塑料袋把头发包严，再将热毛巾盖在上面10分钟左右，拿去毛巾，用浴帽包头一夜，第2日早晨将药液洗净即可。有杀虫止痒之功效。适用于头虱病。头虱患者宜在晚上用药。

螨虫皮炎

螨虫皮炎是由螨虫叮咬或接触其分泌物引起的皮炎。螨虫以其口器叮蜇人的皮肤，将其腺体分泌物注入人体皮肤，引起过敏反应。好发于颈、胸腹、背及四肢皮肤。形态为蚕豆大的水肿性鲜红色斑疹，中间有一小水疱，令人奇痒难忍、不得安宁。

中药内服

▶徐长卿15克，地肤子12克，生地黄12克，防风12克，苦参10克，白蒺藜10克，木通10克，金银花10克，竹叶10克，蝉蜕6克。水煎服，每日1剂，分早、晚2次服。有清热解毒、祛风除湿之功效。尤其适用于螨虫皮炎初期。若患者有发热，可加石膏10克、知母10克；若患者有极度瘙痒，可加白鲜皮10克、乌梅10克、刺蒺藜10克。

▶当归15克，生地黄12克，赤芍12克，川芎10克，苦参10克，蝉蜕10克，火麻仁10克，牛蒡子10克，知母10克，木通10克，甘草6克。水煎服，每日1剂，分早、晚2次服。有养血祛风、润燥解毒之功效。主治螨虫皮炎晚期重症。若患者属于晚期血热较重之证，加牡丹皮12克、紫草12克；若患者干痒无度、瘙痒难忍，加地肤子12克、乌梅10克、刺蒺藜12克；若患者久病致气血虚弱，可加太子参 10 克、熟地黄 10 克、丹参 10 克。

中药外治

▶ 川椒、丁香、皂角刺、川芎、姜黄、蛇床子、苦参、白鲜皮、百部各 30 克。加水适量煮沸 20 分钟，去渣取浓汁，兑入温水，泡浴患处。有杀虫止痒、活血通络之功效。适用于螨虫皮炎。症轻者，每 3 日泡浴 1 次；症重者，每日泡浴 1 次。5 剂为 1 个疗程，可见明显疗效。

▶ 百部 30 克，川椒 30 克，丁香 30 克，川芎 20 克，苦参 30 克，白鲜皮 30 克，没药 20 克，黄柏 20 克，龙胆 30 克，苍术 30 克，大青叶 20 克，紫草 30 克，野菊花 20 克，栀子 20 克，紫花地丁 20 克，蒲公英 20 克，蝉蜕 20 克，赤芍 10 克，当归 20 克，大黄 20 克，白蒺藜 30 克，冰片 10 克，硫黄粉 10 克。加水煮沸 30 分钟，去渣滤液，兑温水，泡浴全身。症轻者，每 3 日 1 次；症重者，每日 1 次。当患处红点消除时，去方中野菊花，蝉蜕减为 10 克，百部减为 20 克，苦参减为 20 克，紫草减为 20 克。另外，浴后可饮少许姜汤。有活血通络、祛寒毒之功效。尤适用于春夏时期发作的螨虫皮炎。

▶ 防风 15 克，蝉蜕 15 克，百部 20 克，丁香 20 克，皂角刺 20 克，紫草 20 克，当归 20 克，生地黄 20 克，赤芍 20 克，川芎 20 克，大黄 20 克，黄柏 20 克，苦参 30 克，白鲜皮 20 克，龙胆 20 克，紫花地丁 20 克，透骨草 20 克，海桐皮 20 克，白蒺藜 20 克，冰片 10 克。水煎取浓汁，溻洗患处，每日 1 次。有润燥止痒、杀虫解毒之功效。适用于秋冬干燥季节的顽固性螨虫皮炎。

▶ 牛黄解毒片、香油各适量。牛黄解毒片研为细粉，加香油，调成糊状，外敷于患部皮损处，每日数次。有清凉解毒、除虫去死肌之功效。适用于螨虫皮炎有皮损者。

▶ 紫草 10 克，苍术 10 克，百部 5 克，丁香 5 克，川芎 5 克，苦参 5 克，白鲜皮 5 克，没药 5 克，大青叶 5 克，野菊花 5 克，栀子 5 克，黄连 5 克，黄柏 5 克，蝉蜕 5 克，地肤子 5 克，赤芍 5 克，当归 5 克，大黄 5 克，白蒺藜 5 克，蛇床子 5 克，冰片 5 克。加入 75% 乙醇（或高浓度白酒）适量，密封浸泡 3 日后备用。用时，取医用消毒棉蘸药液涂拭患处，每日 2～3 次。若有皮损，可待结痂后再涂拭。因药液有一定的刺激性，若在皮损处直接涂拭，会有灼痛感。有杀虫解毒之功效。适用于各类螨虫皮炎。

▶百部10克，丁香5克，川芎5克，苦参10克，白鲜皮5克，没药5克，苍术5克，栀子5克，紫草5克，黄连5克，龙胆5克，黄芩5克，赤芍5克，当归5克，大黄5克，黄柏5克，白水煮鸡蛋的蛋黄2枚。加入香油适量，浸泡24小时后，连油带药倒入锅中，小火熬至焦枯状，去药渣，加入冰片5克、硫黄粉3克，调匀成膏状备用。用时，取医用消毒棉蘸药膏涂拭患部，每日2次。有冰肌润肤、消毒灭虫之功效。尤其适用于耳螨引发的皮炎症状。

食疗法

▶百合、玉竹、天花粉各15克，沙参10克，山楂9克。加水适量煮取汁。每日1剂，代茶饮。有养阴清热、凉血解毒之功效。适用于螨虫皮炎皮肤干燥、瘙痒、红肿者。

▶红花10克，猪瘦肉250克，山楂30克，盐、食用油各适量。红花油炸后去渣，加入猪瘦肉煸炒，再加入盐、山楂，同炒至熟。佐餐食用。有活血散瘀、滋阴润燥之功效。适用于螨虫皮炎皮肤有瘀点、瘀斑、瘙痒者。

▶荸荠200克，鲜薄荷叶10克，白糖10克。荸荠去皮切碎搅汁，鲜薄荷叶加白糖捣烂加入荸荠汁中。每日1剂。有凉血祛风之功效。适用于螨虫皮炎皮肤红肿、瘙痒、有风团且伴有热感者。

▶带衣花生米90克，赤小豆、大枣各60克，大蒜30克。以上食材加适量水共煮汤。每日1剂，早、晚分服。有益气养血、除湿解毒之功效。适用于螨虫皮炎皮肤瘙痒、红肿、有湿疹者。

隐翅虫皮炎

隐翅虫皮炎是由隐翅虫毒液接触人体皮肤引起的皮炎。隐翅虫在其停留或被压碎时，会释放出强酸性体液，该体液接触皮肤后引发急性炎症反应，好发于人体暴露部位，如面部、颈部、四肢等。形态为条状、片状或点簇状水肿性红斑，其上密集分布针头大小的丘疹、水疱或脓疱，伴有剧烈瘙痒、灼热和灼痛感。

中药内服

▶ 金银花、蒲公英、紫花地丁、白鲜皮各 30 克，甘草 15 克。上述药材加适量清水煎煮，分 3 次服，每日 1 剂。药渣可再水煎湿敷患处。有清热解毒止痒之功效。适用于隐翅虫皮炎。

▶ 土茯苓 30 克，金樱花、蒲公英、紫花地丁、野菊花、鱼腥草各 15 克，甘草 10 克，重楼 6 克。上述药材加适量清水煎煮。每日 1 剂。有清热解毒利湿之功效。适用于隐翅虫皮炎。

中药外治

▶ 云南白药粉适量。用冷开水或食醋调成糊状，外涂患处，每日 3 次。有清热解毒利湿之功效。适用于隐翅虫皮炎。

▶ 黄柏 50 克，玄明粉 30 克。上述药材加适量清水煎煮，待冷湿敷局部，每日 4～6 次。有清热解毒利湿之功效。适用于隐翅虫皮炎。

▶ 明矾、芽茶各等份。将上述药材研为细末，混匀，以凉水调和，涂抹患处。有清热解毒利湿之功效。适用于隐翅虫皮炎。

▶ 季德胜蛇药片适量。用冷开水或食醋调成糊状，外涂患处，每日 3 次。有清热解毒利湿之功效。适用于隐翅虫皮炎。

▶ 重楼 50 克，黄柏 25 克，50% 乙醇 500 毫升。前 2 味研末，用 250 毫升 50% 乙醇浸泡 5 天，取出浸液，再用同量 50% 乙醇浸泡药渣 3 天，取 2 次浸液合并过滤。有清热解毒利湿之功效。适用于隐翅虫皮炎。皮炎初期有水疱时将药酒加蒸馏水稀释 1 倍后湿敷，后期无水疱时直接外搽。

▶ 茶叶 6 克。用开水冲泡茶叶，凉后冲洗或搽患处。有泻热解毒之功效，适用于隐翅虫皮炎。

▶ 鱼腥草、蒲公英、野菊花、紫草各 30 克，将上述药材加适量清水煎煮，待温度适宜后外洗患处。有清热解毒利湿之功效。适用于隐翅虫皮炎局部出现红斑皮炎反应者。

食疗法

▶ 黑米 50～100 克（根据个人适量调整），白糖适量。将黑米洗净，用清水浸泡数小时。将浸泡好的黑米放入锅中，加入适量的清水，大火煮开后，转小火慢炖，直至黑米煮烂成粥，加入适量白糖调味即可。每周 2～3 次。有补血益气、健脾益胃之功效。适用于隐翅虫皮炎，可改善机体免疫功能，促进炎症的消散。

▶ 山药 1 根，生抽、葱花各适量。把山药洗干净，削皮切成均匀的长条，放入盘中，摆放整齐。再放入蒸锅中，大火蒸熟，撒上葱花、加入生抽，拌匀即可。每周 2～3 次。有补气安神、滋养皮肤之功效。适用于隐翅虫皮炎，有助于促进皮肤恢复。

第十三章 瘙痒性皮肤病

瘙痒症

瘙痒症，是指一种临床上无原发性皮肤损害，而以瘙痒为主的感觉神经功能异常性皮肤病，通常分为全身性瘙痒和局限性瘙痒两类。中医称之为“风瘙痒”“风痒”“血风疮”及“痒风”等。中医学认为，此病多因肝肾阴虚、血虚风燥、肌肤失养或因风湿蕴于肌肤不得疏泄而致。

中药内服

▶ 苍术、黄芩、连翘、地肤子、茯苓、蝉蜕各10克，厚朴6～9克，陈皮6克，甘草5克，牡丹皮10～12克。如有咽红赤症状，加金银花、地骨皮各10克。水煎服，每日1剂，分早、晚服用。有清热解毒、利湿止痒之功效。适用于瘙痒症肌肤湿热之证。

▶ 蝉蜕、徐长卿、生地黄各15克，当归10克，大枣10个。大便干燥或便秘者加生何首乌15～30克。每日1剂，煎2遍和匀，每日分2～3次服。有养血润燥、祛风止痒之功效。适用于血虚型瘙痒症。

▶ 刺蒺藜、鸡血藤各15克，生黄芪12克，防风、熟地黄、天冬、麦冬、当归、赤芍、白芍、苦参各10克。水煎服，每日1剂，分2次服。有养血润肤、疏风止痒之功效。主治血虚型瘙痒症。

▶何首乌30克，刺蒺藜、白鲜皮各15克，苦参、防风、当归各10克，全蝎、皂角刺各6克。水煎服，每日1剂，分2次服。有祛风利湿、养血润肤之功效。主治风湿型瘙痒症。

▶当归、生地黄、知母、石膏、苦参、牛蒡子各30克，蝉蜕、防风、荆芥、木通各25克，甘草15克。共研成细末，用开水冲药，温服，每日1剂，连服5剂。有疏风清热止痒之功效。主治瘙痒症肌肤风热之证。

▶当归、白芍、川芎、生地黄、白蒺藜（炒，去尖）、防风、荆芥各30克，何首乌、黄芪、炙甘草各15克。用水220毫升，加生姜5片，煎至180毫升，去滓温服，每日1次。有养血润肤止痒之功效。主治瘙痒症肌肤失养之证。

▶薏苡仁、土茯苓、滑石各30克，白蒺藜、萆薢各15克，龙胆、牡丹皮、泽泻、通草、栀子、黄柏各12克，浮萍9克。水煎服，每日1剂。有清热祛湿止痒之功效。主治瘙痒症肌肤湿热之证。

▶荆芥、防风、茯苓、独活、柴胡各10克，前胡、川芎、桔梗、薄荷、枳壳、羌活各6克，甘草3克。水煎服，每日1剂。有温阳散寒、通经止痒之功效。主治瘙痒症肌肤寒凝血涩之证。

▶生地黄30克，白鲜皮、玄参、苦参、金银花、连翘各15克，地肤子、牡丹皮、赤芍各12克，紫草、荆芥、防风各10克，升麻、薄荷、甘草各6克，蝉蜕3克。每日1剂，水煎2次，内服。药渣再煎反复擦洗患处。有清热解毒、凉血止痒之功效。适用于多种类型的瘙痒症，特别是伴有皮肤红肿、热痛等症状者。

中药外治

▶楮桃叶250克。水煎取汁，外洗患处，之后用清水清洗干净，抹上身体乳，每周1～2次。有养血润燥、止痒之功效。适用于血虚型瘙痒症。

▶苦参、土茯苓、蛇床子、生百部各30克，地肤子24克，龙胆、紫荆皮、黄柏、川椒、苍术各15克。加水2000～3000毫升，煮沸10～15分钟，去渣取汁热熏患处，并待药温时坐浴，每日1剂，早、晚各洗1次，每次20～30分钟，10日为1个疗程。有清热解毒、燥湿止痒之功效。主治女性阴部瘙痒症。

▶白矾20克，赤芍、白芍、白鲜皮、苦参根各15克，苍术、黄柏、蛇床子、地肤子、川椒、苍耳子各12克。水煎煮20分钟后，趁热熏阴部，并待温后坐浴，每日 2 次，每剂熏洗 2 日。有清热燥湿、解毒止痒之功效。适用于阴部瘙痒剧烈者。

▶ 地肤子、苍耳子、浮萍、益母草、丝瓜络、木贼、香附、蚕沙、金钱草、百部、吴茱萸、花椒、金银花。任选 3～5 味各 60 克，水煎取汁，温洗全身，每周 1～2 次。有祛风止痒、清热利湿之功效。适用于湿热、风邪引起的瘙痒症。

▶ 苦参 100 克。加入适量白醋，浸泡 3 日后备用。每日洗浴时，加入苦参醋液 30～50 毫升于水中洗浴，或用棉签蘸药液外搽瘙痒处，每日 2～3 次，连用 5～7 日。有清热燥湿、杀虫止痒之功效。适用于瘙痒症伴有红肿、脓疱等症状者。

▶ 首乌藤、鸡血藤、乌梢蛇各 20 克。加入 75% 乙醇（或高浓度白酒）500 毫升，浸泡 1 周后备用。每日洗浴时，加入药液 30～50 毫升于浴水中洗浴，7 日为 1 个疗程。有养血祛风、通络止痒之功效。适用于血虚型瘙痒症。

▶ 荆芥、防风、苦参、丝瓜络、蛇床子、当归各 30 克。水煎取汁，放入浴盆中洗浴，每次 10～20 分钟，每日 2～3 次，每日 1 剂，7 日为 1 个疗程。有疏风清热、燥湿止痒之功效。适用于风热或湿热型瘙痒症。

▶ 苍耳草、艾叶各 50 克，蜂房、白鲜皮、苦参、地肤子、川荆皮各 30 克，川椒、白矾各 20 克。水煎滤渣，收集药液，趁热洗浴，每日 1 剂，每日洗 1～2 次，每次搓擦 15～20 分钟，7 日为 1 个疗程。有祛风除湿、止痒之功效。适用于风湿型瘙痒症。

▶ 干花椒皮 100 克，盐少许。置容器内，加沸水 500 毫升浸泡 24 小时。滤去花椒皮，留取花椒水。以花椒水涂患处，每日 2 次，连用 7 日。有温中止痛、杀虫止痒之功效。适用于各种类型的瘙痒症。

▶ 生甘草、蛇床子各 30 克。煎 2 次，2 次煎液和匀，去渣浓缩成 200 毫升，装瓶备用。用时涂局部，每日 2～3 次。若皮肤干燥，加甘油 50 毫升、冰片 3 克（用酒或 75% 乙醇 30 毫升溶化后和入）。有清热解毒、燥湿止痒之功效。适用于湿热型瘙痒症。

▶ 苦参、白鲜皮、蛇床子、蝉蜕、紫草、防风各 10 克。水煎取汁，放入浴盆中，待温时足浴，每日 2 次，每次 10～30 分钟，每日 1 剂，7 日为 1 个疗程。有清热燥湿、祛风止痒之功效。适用于足部瘙痒。

▶ 红花、紫草、栀子、大黄各等量。共研为细末，加冰片适量，混合均匀，装瓶备用。使用时每次取药末少许，加凡士林调成糊状，外敷于脐孔处，用敷料包扎，用胶布固定，每日换药 1 次，连用 1 周为 1 个疗程。有清热解毒、凉血止痒之功效。适用于皮肤瘙痒剧烈者。

食疗法

▶ 当归、黄芪各20克，防风10克，猪瘦肉60克。将前3味中药用干净纱布包裹，与猪瘦肉一起炖熟，饮汤食猪瘦肉，每周2剂。有益气养血、祛风止痒之功效。适用于气血不足、风邪侵袭引起的瘙痒症。

▶ 黄芪、大枣、面粉各300克。黄芪加水煎煮20分钟后去渣，放入大枣再煮；熟后捞出大枣，去皮、核，取肉，捣烂为馅做成包子，蒸熟即得，分次吃完，每周1～2剂。可作主食。有益气养血、健脾和胃之功效。适用于血虚型瘙痒症。

▶ 冬瓜150克，山药100克，羊肉、粳米各50克，盐、味精适量。粳米加水煮粥至八成熟时，再将羊肉（剁碎）、冬瓜（切成块）、山药（切成丁）放入粥内同煮；待煮烂后，加入盐、味精调味。早、晚各1碗，7日为1个疗程。有健脾利湿、温阳止痒之功效。适用于脾虚湿盛、阳气不足引起的瘙痒症。

▶ 海带250克，绿豆100克，白糖适量。海带切碎，与绿豆、白糖加水共煮汤。饮汤吃海带和绿豆，每日1次，连服10日。有清热利湿、解毒止痒之功效。适用于湿热内蕴引起的瘙痒症。

▶ 山鸡肉300克，生姜50克，食用油、调料各适量。山鸡肉、生姜切成丝，先用温油煸炒山鸡肉丝，待半熟时加入调料及生姜丝，翻炒即成，佐餐食用，分次吃完，每周2剂。有温中散寒、祛风止痒之功效。适用于风寒侵袭、脾胃虚寒引起的瘙痒症。

▶ 粳米50克，葱白3根，豆豉20克，盐、味精各少许。先将粳米加水煮沸，再加入豆豉共煮；待米将熟时，加入葱白；煮至粥成时，再用少许盐、味精调味，每日1剂。有解表散寒、和胃止痒之功效。适用于外感风寒引起的瘙痒症。

▶ 干姜9克，大枣10枚，桂枝6克。以上3味加水煎汤，每日1剂，连服10日。有温阳散寒、益气止痒之功效。适用于阳气不足、寒邪侵袭引起的瘙痒症。

▶ 茄子300克，丝瓜100克，猪瘦肉50克，调料适量。茄子切成片，蒸熟；丝瓜、猪瘦肉切丝，煸炒后加调料，浇于茄子上即可。分次食用，每周2～3剂。有清热泻火止痒之功效。适用于热毒内盛引起的瘙痒症。

▶ 鲜枇杷4个，鲜金银花10克。鲜枇杷洗净，切开去核，捣烂，放入鲜金银花，用开水冲泡，代茶频饮。有清肺热、解毒止痒之功效。适用于肺热引起的瘙痒症。

刮痧、艾灸疗法

全身性瘙痒者，选穴：合谷、曲池、血海、足三里、三阴交、委中、承山。先以刮痧板蘸醋姜汁刮痧，然后点燃艾条灸之。若会阴部位瘙痒者，加灸三阴交、关元、长强。

耳穴疗法

取耳穴：肝、内分泌、神门、胰、睾丸（卵巢）。用王不留行籽贴压耳穴，每日按压3～5次，每次3～4分钟，10日为1个疗程，1周后进行下一个疗程。有调节脏腑功能、疏通经络、调节内分泌、局部止痒之功效。适用于慢性瘙痒症。

慢性单纯性苔藓

慢性单纯性苔藓是一种局限性、皮肤神经功能障碍性皮肤病，又称神经性皮炎。中医称之为“牛皮癣”“摄领疮”。中医学认为，本病多因情志不遂，郁闷不舒，心火上炎，以致气血运行失调，凝滞于皮肤，日久耗血伤阴，血虚化燥生风所致；或因脾蕴湿热，复感风邪蕴阻于肌肤而发。

中药内服

▶ 生薏苡仁30克，皂角刺、苦参、炒槐花、威灵仙、白鲜皮各15克，当归、赤芍、川芎各10克，全蝎、生甘草各6克。水煎服，每日1剂，分2次服。有祛风利湿、养血润肤之功效。主治慢性单纯性苔藓风湿蕴阻之证。

▶ 鸡血藤、白茅根各30克，白芍、赤芍、牡丹皮各15克，柴胡12克，栀子、当归、薄荷、生甘草各10克。水煎服，每日1剂，分2次服。有疏肝清热、养血润燥之功效。主治慢性单纯性苔藓肝郁化火之证。

▶生地黄20克，制何首乌、白鲜皮、刺蒺藜、防风、白芍各15克，苦参12克，当归、玉竹各10克，生甘草6克。水煎服，每日1剂，分2次服。有养血疏风、润肤止痒之功效。主治慢性单纯性苔藓血虚风燥之证。

▶白鲜皮15克，生地黄12克，蜈蚣2条，赤芍、牡丹皮、僵蚕、乌梢蛇各10克，全蝎、蝉蜕各6克。水煎服，每日1剂。14剂为1个疗程。有清凉杀虫解毒之功效。适用于慢性单纯性苔藓湿热之证。

▶党参20克，生地黄、赤芍、牡丹皮、熟地黄各15克，地肤子、白鲜皮、樟树皮、蛇床子各10克，红花6克，生甘草、蝉蜕各5克。水煎服，每日1剂，7日为1个疗程。有养血祛风、润燥止痒之功效。适用于慢性单纯性苔藓血虚风燥之证。

▶荆芥、防风、生地黄、当归、蝉蜕、苍术、茯神、石膏、苦参、知母、牛蒡子各10克，木通、甘草各5克。水煎服，每日1剂，分3次服。有疏风清热、养血润燥之功效。适用于慢性单纯性苔藓血虚风燥之证。夜间痒甚者，加煅龙骨或牡蛎30克；奇痒难忍者，加僵蚕或乌梢蛇10克。

▶丹参30克，白鲜皮、何首乌、生地黄、熟地黄、赤芍、白芍、白蒺藜各15克，当归、荆芥、防风、茯苓各10克，甘草6克。水煎服，每日1剂，分2～3次服，10日为1个疗程。有养血疏风、润肤止痒之功效。主治慢性单纯性苔藓血虚风燥之证。

▶滑石30克（先煎），白蒺藜、白鲜皮、金银花各15克，荆芥、防风、黄芩、苦参、车前草、生甘草各10克，蝉蜕6克。水煎服，每日1剂，分2～3次服，10日为1个疗程。有清热利湿、疏风止痒之功效。适用于慢性单纯性苔藓湿热之证。

▶苦参70克，生地黄30克，全蝎25克，羌活、赤芍各15克，蝉蜕、荆芥、桂枝、牡丹皮、当归、川芎、甘草各10克，细辛5克，蜈蚣6条。水煎服，每日1剂，分3次服。有清热燥湿、杀虫止痒、疏风解表之功效。适用于慢性单纯性苔藓风湿蕴阻之证。

▶生地黄20克，当归、苦参、何首乌、白芍各15克，玉竹、小胡麻、秦艽各9克，炙甘草3克。水煎服，每日1剂。有养血润燥、疏风止痒之功效。适用于慢性单纯性苔藓血虚风燥之证。

▶泡参、沙参、白芍、红活麻各30克，黄芪18克，白术、茯苓、生地黄、地骨皮各15克，当归、牡丹皮、钩藤（后下）各12克，陈皮、甘草各10克。

水煎服，每日1剂，分2～3次服。有益气养血、疏风润燥之功效。适用于慢性单纯性苔藓血虚风燥之证。

▶鸡血藤、生地黄、地肤子、白鲜皮各30克，苍耳子24克，乌梢蛇、当归、赤芍、白蒺藜各15克，防风12克，牡丹皮9克，蝉蜕6～8克。水煎服，每日1剂，分早、中、晚3次服。有养血祛风、润燥止痒之功效。适用于慢性单纯性苔藓血虚风燥之证。

▶何首乌15克，生地黄12克，熟地黄、当归各10克，牡丹皮8克，地肤子、白蒺藜、僵蚕、玄参、甘草各5克，红花3克。水煎服，每日1剂，分2次服。有养血祛风、润燥止痒之功效。适用于慢性单纯性苔藓血虚风燥之证。

▶全蝎6～12克，蜈蚣3～5条，海风藤、川荆皮、炒黄柏、炒白术、炒枳壳各9～15克，炒薏苡仁15～30克，白鲜皮、威灵仙各15～30克。水煎服，每日1剂，分2次服。有祛风除湿、解毒止痒之功效。适用于慢性单纯性苔藓风湿蕴阻之证。

▶紫草、白蒺藜各20克，重楼15克，蝉蜕12克，红花10克，甘草8克。每日1剂，水煎3遍，分早、中、晚服。有清热凉血、疏风止痒之功效。适用于慢性单纯性苔藓湿热之证。

中药外治

▶川椒15克，苦参12克，荆芥、防风、艾叶、蛇床子各6克。水煎，温洗患处，每日1～2次。有祛风止痒、清热燥湿之功效。适用于慢性单纯性苔藓风湿蕴阻之证。

▶乌梅、土荆皮各24克，雄黄12克。用米醋300毫升浸泡2周后，滤净，装瓶备用。用时以棉签蘸药液少许涂局部，每日2～3次。有杀虫止痒、解毒敛疮之功效。适用于慢性单纯性苔藓湿热之证。剧痒难忍者，加樟脑12克。

▶臭梧桐、蛇床子、豨莶草各30克，野菊花15克。清水浸泡后，煎煮30分钟，滤出药液候温外用。以毛巾浸入温热的药液中，趁热湿敷，揩洗，每日2～3次。有清热解毒、祛风止痒之功效。适用于慢性单纯性苔藓湿热之证。

▶生韭菜、大蒜各30克。共捣成糊状，微热。用力搽患处，每日3次，1周为1个疗程。有解毒杀虫、祛风止痒之功效。对慢性单纯性苔藓有辅助治疗作用。

▶生半夏、斑蝥、狼毒各等份。共研为细末，用适量米醋调成糊状，涂抹患处，每日可轻涂1次。涂抹后发疱即止，以防过度损伤。有攻毒蚀疮、祛风止痒之功效。适用于慢性单纯性苔藓伴顽固性皮肤瘙痒者。

▶ 独头蒜、苦参各150克，陈醋500毫升。将苦参研为极细末；将独头蒜捣烂；两药加入陈醋内浸泡10日后备用。用时，以此液外搽患处，每日早、晚各搽1次。有清热燥湿、杀虫解毒、祛风止痒之功效。适用于慢性单纯性苔藓湿热之证。

▶ 滑石粉、石膏各120克，黄柏60克，青黛6克。将上述药物共研成粉末，过100目筛，用医用凡士林30克调成软膏，涂搽患部，覆盖纱布，用胶布固定，每日1次。有清热燥湿、收敛止痒之功效。适用于慢性单纯性苔藓湿热之证。

▶ 肉桂200克。研为极细末，装入瓶内密封备用。用时，根据病损大小，取肉桂末适量，用米醋调成糊状，涂敷病损处，2小时后除掉，5日1次。有温经通络、散寒止痒之功效。适用于慢性单纯性苔藓血虚风燥之证。

▶ 斑蝥3克，3%碘酒100毫升。将斑蝥放入碘酒中浸泡7日。用时，先以1∶5000高锰酸钾溶液洗净患处，再用斑蝥碘酒涂搽，每日3～4次。有攻毒蚀疮、杀虫止痒之功效。适用于慢性单纯性苔藓伴顽固性皮肤瘙痒者。

▶ 樟脑、硫黄、雄黄各10克，斑蝥、乌梅肉各5克，地塞米松片1.5毫克，马来酸氯苯那敏（扑尔敏）片40毫克。分别研成末，过100目筛，加入二甲基亚砜10毫升、凡士林适量混合备用。每日涂抹患处。有杀虫止痒、燥湿祛痰、抗炎抗过敏之功效。适用于慢性单纯性苔藓风湿蕴阻之证。

▶ 樟脑0.6克，铅粉0.3克，白砒0.15克，斑蝥1只，全蝎3只，生草乌1个，雄黄0.3克，硫黄0.3克。共研为细末，备用。用药前，先将患处用新鲜羊蹄根蘸醋擦至局部起红晕为止。有攻毒蚀疮、祛风止痒之功效。适用于慢性单纯性苔藓干、湿性之症。属湿性流津者，可将药末直接撒于患处；属干性无津者，可将药末用香油调后涂于患处。每日1次。

▶ 五倍子、枯矾、炉甘石各6克。水煎至60毫升，涂搽患处，每日3～4次。有收敛止痒、燥湿解毒之功效。对慢性单纯性苔藓有辅助治疗作用。

▶ 鲜丝瓜叶适量。揉烂后在患部反复摩擦，以皮肤发红为宜，每日1次，治愈为止。有清热解毒、祛风止痒之功效。适用于慢性单纯性苔藓湿热之证。

▶ 白鲜皮、苦参、蛇床子、地肤子各30克。水煎，趁热熏洗患处，每日1～2次。有清热燥湿、祛风止痒之功效。适用于慢性单纯性苔藓风湿蕴阻之证。

▶ 紫皮蒜21克，蓖麻子仁15克，冰片1.5克，葱白7寸，白糖少许。共捣如泥，涂于患处，每日换药 1 次。有解毒消肿、祛风止痒之功效。对慢性单纯性苔藓有辅助治疗作用。

▶ 红粉、乳香、没药、杏仁、白及各 9 克，冰片 1 克。将上述药物共研成细末，过 100 目筛，用香油调成糊状即成。用时涂抹患处，用纱布覆盖，用胶布固定，每日 2 次。有活血止痛、生肌敛疮、祛风止痒之功效。适用于慢性单纯性苔藓血虚风燥之证。

▶ 白及、白薇、斑蝥、半夏各 9 克。将以上 4 味药研成粉末，越细越好，用醋调成糊状，涂患部，每日 1 次。有清热解毒、祛风止痒、收敛生肌之功效。适用于慢性单纯性苔藓湿热之证。

食疗法

▶ 豆腐 30 克，芹菜 20 克，大米 100 克，盐适量。将芹菜洗净、切碎，与豆腐、大米同煮为粥至熟，加盐调味。每日 1 剂，服用次数视病情而定。有清热利湿、解毒消肿之功效。对慢性单纯性苔藓有一定的辅助治疗作用。

▶ 带衣花生仁 90 克，赤小豆、大枣各 60 克，大蒜 30 克。将以上食材加适量清水共煮汤。每日 1 剂，分早、晚 2 次服用。有补血养血、利湿解毒、补中益气之功效。适用于慢性单纯性苔藓血虚风燥之证。

▶ 绿豆 30 克，海带 20 克，鱼腥草 15 克，白糖适量。将绿豆、海带、鱼腥草加水煎汤，去鱼腥草后加白糖适量调味即可。每日 1 剂，饮汤食绿豆和海带。有清热解毒、软坚散结、利湿之功效。适用于慢性单纯性苔藓湿热之证。

▶ 苦瓜 1 根，鸡蛋 2 个，食用油、盐各适量。将苦瓜洗净后去籽切片。鸡蛋打散备用。锅内加入适量食用油，烧热后倒入苦瓜翻炒片刻。加入打好的鸡蛋液，快速翻炒均匀，加盐调味即可出锅食用。每周 2～3 次。有排毒止痒、补充营养之功效。适用于慢性单纯性苔藓血虚风燥之证。

刮痧、艾灸疗法

取穴：曲池、合谷、血海、三阴交、足三里、神门。以刮痧板蘸姜汁刮所取穴位及患处，3 ～ 5 日 1 次。刮完后点燃艾条灸之，出痧越重越多，灸的时间越长，一般每次 10 ～ 30 分钟。对于慢性单纯性苔藓有一定的辅助治疗作用。刮痧和艾灸过程中，应注意观察身体反应和皮肤状况，避免造成皮肤损伤或感染。

痒疹

痒疹是急性或慢性炎症性皮肤病的总称，包括一组皮损相似的瘙痒性疾病，好发于四肢伸侧，其主要损害为风团样丘疹、结节和继发性皮疹，奇痒难忍。中医学认为，此病是因肌肤感受风邪，或寒邪入里化热，或阳盛阴虚、郁而化火，或情志内伤，或过食辛辣、蓄积为热，使体内阳热过盛，从而引起血热血燥而生风，风热内蕴不能外泄，致皮肤出现增厚、丘疹成块和皮疹，伴随剧烈瘙痒。

中药内服

▶当归、生地黄、黑芝麻各12克，白鲜皮、荆芥穗、防风、何首乌各9克，熟地黄、川芎、白芍、桑叶、蝉蜕各6克，荆芥3克。水煎取汁，每日1剂，分早、中、晚3次服。有补血、活血、祛风止痒之功效。适用于血虚型痒疹。

▶制何首乌30克，生地黄、熟地黄各15克，芍药、鸡血藤各12克，当归9克，川芎、僵蚕、乌梢蛇各6克。水煎取汁，每日1剂，分早、中、晚3次服。有养血祛风、活血通络之功效。适用于内、外风合并所致痒疹。

▶杭白芍12克，麻黄、生姜各9克，桂枝6克，大枣3枚，杏仁、甘草各3克。水煎取汁，每日1剂，分早、晚2次服。有发散风寒、调和营卫之功效。适用于风寒型痒疹。

▶金银花、连翘各12克，僵蚕、荆芥穗、防风、浮萍、甘草各6克，牛蒡子、生地黄、牡丹皮、黄芩各9克，薄荷5克，蝉蜕3克。水煎取汁，每日1剂，分早、晚2次服。有清热祛风、解毒止痒之功效。适用于风热型痒疹。

▶白芍、枸杞子、地肤子各12克，黄柏、知母、当归、女贞子各9克，熟地黄、山药、山茱萸、泽泻、牡丹皮、白鲜皮、白蒺藜各6克。水煎取汁，每日1剂，分早、中、晚3次服。有补肝益肾、活血祛风之功效。适用于肝肾阴虚型痒疹。

▶连翘、生地黄、水牛角、赤芍各12克，玄参、白鲜皮、麦冬、丹参各9克，牡丹皮、蝉蜕、白蒺藜各6克，甘草3克。水煎取汁，每日1剂，分早、中、晚3次服。有清热解毒、活血润燥之功效。适用于火邪所致痒疹。

▶ 苍术、萆薢各12克，地肤子、黄柏、龙胆、牡丹皮、白鲜皮各9克，蚕沙6克。水煎取汁，每日1剂，分早、中、晚3次服。有清热燥湿、祛风止痒之功效。适用于风湿所致痒疹。

▶ 茵陈15克，车前子、白蒺藜、地肤子、金银花、苍术、焦栀子、生地黄各12克，龙胆、黄柏、赤芍、泽泻各9克，苦参、川木通、当归各6克，柴胡、甘草各3克。水煎取汁，每日1剂，分早、中、晚3次服。有除湿、祛风、止痒之功效。适用于湿热下注型痒疹。

▶ 当归、赤芍各12克，川芎、红花、桃仁各9克，五灵脂、蝉蜕、牡丹皮、生蒲黄、白蒺藜各6克。水煎取汁，每日1剂，分早、中、晚3次服。有活血化瘀、祛风止痒之功效。主治血瘀所致痒疹。

▶ 首乌藤、生薏苡仁各30克，白鲜皮、刺蒺藜、车前子、茯苓各15克，白术、泽泻、厚朴、苦参、芡实、枳壳、当归、川芎各10克。水煎取汁，每日1剂，分早、中、晚3次服。有健脾利湿、祛风止痒之功效。适用于内、外湿合并所致痒疹。

▶ 党参、黄芪各30克，白芍20克，当归、龙眼肉各15克，白术、炒酸枣仁、白鲜皮、茯苓各12克，远志、防风、蛇床子各10克，甘草6克，大枣4枚。水煎服，每日1剂。有祛风止痒、清热解毒之功效。适用于风热型痒疹。

▶ 刺蒺藜、鸡血藤各15克，黄芪12克，生地黄、熟地黄、天冬、麦冬、当归、防风、苦参、赤芍、白芍各10克。水煎服，每日1剂，分2次服。有祛风止痒、活血解毒之功效。适用于血虚型痒疹。

中药外治

▶ 大黄、金银花各60克，苦参、蛇床子、地肤子、土茯苓、龙胆各50克，薄荷、千里光、石菖蒲各40克，白鲜皮、白芷、苍术各30克。先将诸药烘干，研成细末，分别包装备用，每包100克。每次1包或半包，用开水浸泡，待水温至40℃时，擦洗患处，每次20～30分钟，每日2次。有清热、解毒、杀虫、止痒之功效。适用于湿热下注型痒疹。

▶ 百部100克，60度白酒500毫升。百部粉碎后与60度白酒一同放入玻璃瓶内浸泡7日，用时以棉签蘸取药酒搽患处，每日2～3次。然后扑止痒药粉、雄黄解毒散。有抑菌、杀虫、止痒之功效。适用于痒疹辅助治疗。

▶ 土茯苓、蛇床子、苦参、生百部各30克，龙胆、紫荆皮、黄柏、川椒、苍术各15克，地肤子24克。上述药物加水2000～3000毫升，煮沸10～15分钟，去渣取汁热熏，并待药温时坐浴，每日1剂，早、晚各洗1次，每次20～30分钟，10日为1个疗程。有清热解毒、祛风止痒之功效。适用于风热型痒疹。

▶苦参、菊花各60克，芒硝、蛇床子、金银花各30克，石菖蒲、白芷、黄柏、地肤子各15克。煎水熏洗，每日1次。有清热、燥湿、解毒、止痒之功效。适用于湿热下注型痒疹。

▶红花、杏仁、桃仁、栀子各7克，冰片2克。研成细末混匀，加蜂蜜适量，调成糊状，制成小饼，填敷脐中，用胶布固定，每日换1次。有活血止痒之功效。适用于血虚血瘀引起的痒疹。

▶地肤子、苍耳子、浮萍、益母草、丝瓜络、木贼、香附、蚕沙、金钱草、百部、吴茱萸、花椒、金银花等。任选4～5味各50克，水煎取汁，温洗全身，每周1～2次，每次20～30分钟。有祛风散寒、活血止痒之功效。适用于寒凝血涩型痒疹。

食疗法

▶猪大肠适量，败酱草30克，绿豆100克，盐适量。将猪大肠洗净备用。绿豆洗净浸泡20分钟，然后取出装入大肠内，两端用线扎牢。与洗净的败酱草一起加清水适量煮烂熟，加少量盐调味即可。分数次服食，饮汤，吃大肠和绿豆。每周2～3次。有清热解毒、凉血止痒之功效。适用于风热型痒疹。

▶猪肚400克，芥末20克，香菜末10克，盐适量。猪肚洗净煮熟，切丝后加盐，加入芥末、香菜末拌匀即可。每周2～3次。有祛风散热、解毒消肿、润燥养胃之功效。适用于风热型痒疹。

▶海参1个，猪肉皮50克，粳米100克，盐适量。海参提前发制好，切片备用。猪肉皮洗净，切成小丁。将粳米淘洗干净，放入锅中，加入适量清水。加入海参片和猪肉皮丁，大火煮开后转小火慢炖至粥熟，加入适量盐调味即可。可作为日常保健粥品食用，每周2～3次。有补肾益精、养血润燥之功效。适用于血虚型痒疹。

▶莲藕1节，去皮绿豆100克，盐适量。将去皮绿豆洗净，加水浸泡2个小时。莲藕去皮洗净，将莲藕靠近顶端的地方用刀切断。将浸泡好的绿豆灌入莲藕的孔中，一边灌一边用筷子压实。将切下来的莲藕盖子扣回原来位置上，四周用牙签固定。将酿好的莲藕放入锅中，加入适量清水和盐。大火烧开后转小火煮1个小时。取出莲藕切成块，和汤一起食用。每周1～2次。有清热解毒、凉血止痒之功效。适用于风热型痒疹。

结节性痒疹

结节性痒疹是一种以剧痒为特征的慢性炎症性皮肤病。中医学认为，此病多由于肝郁气滞瘀久成结，气血不荣所致；或由于脾虚湿蕴，加之蚊虫叮咬，毒汁入侵，湿毒互结，经络阻滞，气血郁滞形成结节所致；或冲任不调，营血不足，脉络瘀阻，肌肤失养所致。

中药内服

▶ 防风、川芎、当归、芍药、大黄、薄荷、麻黄、连翘、芒硝各6克，石膏、黄芩、桔梗、滑石、甘草、荆芥、白术、栀子各3克。水煎服，分早、晚2次服。有行气开郁、活血燥湿、散寒散结之功效。适用于湿毒凝聚型结节性痒疹。

▶ 生薏苡仁、首乌藤各30克，白鲜皮、刺蒺藜、茯苓、车前子各15克，白术、泽泻、厚朴、苦参、川芎、当归、枳壳、芡实各10克。水煎取汁，每日1剂，分早、中、晚3次服。有行气开郁、消肿燥湿、活血止痛、祛风止痒之功效。适用于血瘀阻络型结节性痒疹。

▶ 当归、赤芍各12克，川芎、桃仁、红花各9克，牡丹皮、生蒲黄、五灵脂、蝉蜕、白蒺藜各6克。水煎取汁，每日1剂，分早、中、晚3次服。有杀菌祛痒、开郁燥湿、活血止痛之功效。适用于血瘀阻络型结节性痒疹。

▶ 瓜蒌15克，牡丹皮、防风、白芷、钩藤、枳壳、地肤子、炒薏苡仁、白鲜皮、黄芩（枯芩）、川连（黄连）各10克，盐知母、盐黄柏、生地黄、赤芍、玄参各5克。水煎服，每日1剂，分早、晚2次服。有宽胸散结、清热解毒、祛风胜湿止痒之功效。适用于湿毒凝聚型结节性痒疹。

▶ 生地黄、白鲜皮、川芎各15克，独活12克，当归、荆芥、防风、赤芍、蝉蜕、薄荷、皂角刺、柴胡各10克，乌梢蛇9克，全蝎6克，大枣5枚。水煎取汁600毫升，每日1剂，分2次服。有行气开郁、消肿散结、祛风止痒之功效。适用于血瘀阻络型结节性痒疹。

▶生地黄（黄酒浸）、当归、何首乌、白蒺藜、白鲜皮、乌梢蛇肉（蜜丸先吞）各30克，赤芍、紫草各15克，桂枝、川芎、桃仁、红花、炙甘草各10克，鲜生姜10片，大枣10枚。水煎取汁，每日1剂，分早、中、晚3次服。有行气开郁、祛风燥湿、活血止痛之功效。适用于湿毒凝聚型结节性痒疹。

▶当归、黄芪各20克，何首乌、白芍、生地黄各15克，防风、白蒺藜、川芎、荆芥各10克，甘草6克。水煎2次，每日1剂，早、晚分服。有活血补血、行气开郁、通络散结之功效。适用于血瘀阻络型结节性痒疹。

▶何首乌、熟地黄、白芍各12克，当归、鸡血藤、赤芍、五味子各10克，菟丝子16克，生龙骨、生牡蛎各15克（先煎20分钟）。水煎服，每日1剂，早、晚各1次，10日为1个疗程。有活血补血、行气开郁、通络散结之功效。适用于血瘀阻络型结节性痒疹。

▶党参、黄芪各30克，白芍20克，当归、龙眼肉15克，白术、炒酸枣仁、白鲜皮、茯苓各12克，远志、防风、蛇床子各10克，甘草6克，大枣4枚。水煎服，每日1剂。有活血行气、消肿止痒之功效。适用于血瘀阻络型结节性痒疹。

▶生地黄、熟地黄、天冬、麦冬、当归、防风、苦参、赤芍、白芍各10克，黄芪12克，鸡血藤、刺蒺藜各15克。水煎服，每日1剂，分2次服。有滋阴养血、祛风止痒之功效。适用于血瘀阻络型结节性痒疹。

▶羌活、蝉蜕、金银花、全蝎、皂角、陈皮各6克，荆芥、防风、苦参、茯苓各9克，皂角刺、威灵仙各12克，白蒺藜、槐花、白鲜皮、黄柏各15克。有解表散寒、祛风化湿、清热解毒、通痹止痛之功效。适用于湿毒凝聚型结节性痒疹。

▶甘草3克。水煎取汁，每日1剂，分早、中、晚3次服。有解表散寒、祛风化湿、清热解毒、通痹止痛之功效。适用于湿毒凝聚型结节性痒疹。

中药外治

▶生石膏、明矾各50克，明雄黄25克。共研为细面备用。用药棉花1块，在温开水内蘸湿，后蘸药面擦患处，每日3次。有解毒杀虫、燥湿止痒、清热止泻之功效。适用于湿毒凝聚型结节性痒疹。

▶ 补骨脂15克，鸦胆子（去壳用核仁）、黄连各9克，冰片、雄黄各6克，轻粉3克，75%乙醇100毫升。将前6味捣碎，置容器中，加入75%乙醇，密封浸泡7日后即可取用。不可内服。用棉签蘸药液涂于结节表面，日涂数次。勿涂至正常皮肤。有清热解毒、腐蚀赘疣之功效。适用于湿热毒瘀型结节性痒疹。

▶ 大风子、牡丹皮、白鲜皮、荆芥、苦参、紫草、大黄各30克。煎水外洗，每日1次，每次20～30分钟。有解毒杀虫、祛湿止痒之功效。适用于湿毒凝聚型结节性痒疹。

▶ 百部200克。加60度白酒500毫升，放入密封玻璃器皿；5日后用其液擦拭患处，每日2次。有杀虫止痒之功效。适用于结节性痒疹瘙痒剧烈者。

▶ 用10%明矾水外搽患处，每日2次。有燥湿止痒、收敛止泻之功效。适用于湿毒凝聚型结节性痒疹。

▶ 米泔水加盐煮沸，放凉后存到罐子里，3日后开始用其擦患处，每日3次。有清热凉血、祛风利湿之功效。适用于湿毒凝聚型结节性痒疹。

▶ 赤芍、白芍、白鲜皮、苦参根各15克，苍术、黄柏、蛇床子、地肤子、川椒、苍耳子各12克，白矾20克。上述药物煎煮20分钟后趁热熏患处，待温后擦洗，每日2次。有清热燥湿、杀虫止痒之功效。适用于湿毒凝聚型结节性痒疹。

▶ 白及、生地黄各30克，黄蜡120克，香油120毫升。白及、生地黄用香油炸枯，过滤去药渣，将药油倒入黄蜡中，调成膏状备用。用时，将药膏涂搽患处，每日2次。有润肤止痒、生肌敛疮之功效。适用于结节性痒疹伴有皮肤干燥或湿烂愈合后的情况。

▶ 大风子、川楝子、蛇床子、地肤子、苦参、黄柏、土荆皮、白矾各30克。加水适量，煎后滤渣，待稍温，浸泡患处，每次30～40分钟，每日2次，日1剂。有除湿止痒之功效。适用于湿毒凝聚型结节性痒疹。

▶ 土豆数块，醋少许。患处用75%乙醇消毒，土豆去皮捣烂取汁，加醋，调涂患处，每日2～3次。有清热解毒、消肿止痒之功效。适用于结节性痒疹轻度瘙痒，伴有红肿或轻微渗液者。

食疗法

▶ 胡萝卜1根，菠菜100克，盐适量。胡萝卜洗净，去皮切片；菠菜洗净，切段，用开水焯烫。将胡萝卜片放入锅中，加适量清水，大火煮沸后转小火煮约 15 分钟。加入菠菜段，继续煮约 2 分钟，加少许盐调味即可。每日 1 次，可代茶饮或作为汤品。有增强免疫力、补血止血之功效。可用于结节性痒疹的辅助治疗。

▶胡萝卜 1 根，苹果 1 个。将胡萝卜和苹果洗净，去皮切块。放入榨汁机中，加入少量凉开水，榨取汁液。每日 1 次，空腹饮用。有增强皮肤抵抗力、美容养颜之功效。可用于结节性痒疹的辅助治疗。

▶芦笋 200 克，瘦肉 100 克，大蒜、盐、食用油各适量。将芦笋洗净，切段；瘦肉洗净，切片；大蒜切末。锅中放食用油，加热后放入蒜末爆香，再加入瘦肉片翻炒至变色。加入芦笋段，继续翻炒至芦笋熟软，加盐调味即可。每周 2～3 次。有清热生津、利尿通淋、止血解毒之功效。可用于结节性痒疹的辅助治疗。

艾灸疗法

上肢患病取穴膈俞、合谷、曲池；下肢患病取穴血海、百虫窝、足三里。用艾条施灸，每日 1～2 次，10 日为 1 个疗程（具体疗程安排需根据病情和体质而定）。有活血止血、清热解表、除湿止痛等多种功效。可用于结节性痒疹的辅助治疗。

耳穴疗法

选用肺、肾上腺、皮质下、神门等穴。用王不留行籽贴压耳穴，每日按压 3～5 次，每次 3～4 分钟，10 日为 1 个疗程，隔 1 周后进行下一个疗程。有疏通经络、调和脏腑、止痒止痛之功效。有助于缓解结节性痒疹引起的瘙痒、疼痛等症状。

第十四章 性传播疾病

淋病

淋病是由淋病奈瑟球菌所致的泌尿生殖系统化脓性炎性疾病，主要通过性接触传染。中医学认为，本病总属虚实错杂之证，外感邪毒，复因恣情纵欲、不节不洁，导致气机不畅、耗精伤气、肾阳衰微，邪毒乘虚侵入而发之。

中药内服

▶ 生地黄20克，竹叶15克，木通、甘草各10克。水煎服，每日1剂。寒热往来者，加柴胡6克、黄芩8克；尿道口排脓较重者，加蒲公英10克、紫花地丁15克。有祛邪、解毒之功效。适用于外感邪毒型淋病。

▶ 熟地黄30克，山茱萸、知母各20克，黄柏、山药、牡丹皮、泽泻、茯苓各15克。尿道口溢脓明显者，可加清热解毒之蒲公英、紫花地丁等。水煎服，每日1剂，分2次服。有清热解毒、养血益精之功效。适用于肾阴亏虚型淋病。

▶ 蒲公英、土茯苓各30克，滑石、车前子、栀子、地肤子各15克，瞿麦10克，大黄8克，木通6克，甘草4克。水煎服，每日1剂，分2次服。有解表祛邪、祛风除湿、清热解毒之功效。适用于湿热下注型淋病。

▶赤小豆30克，萆薢、丹参、金银花各20克，龙胆、黄柏、败酱草、黄芩、车前子、木通各15克，牛膝、甘草各10克。每日1剂，加水浓煎30分钟，两煎取汁100毫升，分2次服，21日为1个疗程。有清肝健脾、清热解毒利湿之功效。适用于湿热瘀阻型淋病。

▶土茯苓30克，生地黄、白茅根各20克，茵陈15克，木通、萆薢各12克，黄柏10克，黄连、石菖蒲、淡竹叶各6克，甘草5克。有温中益阳、清热凉血、利湿排毒之功效。适用于湿热下注型淋病。

▶板蓝根、土茯苓、金银花、车前子各20克，木通、黄柏、萹蓄、泽泻、甘草各15克。水煎服，每日1剂，分3次服。有清热解毒、利湿排毒之功效。适用于多种类型的淋病。

▶白花蛇舌草30克，龙胆20克，栀子、当归、黄芩、泽泻、车前草各15克，柴胡、滑石、黄柏、萆薢各10克。水煎服，每日2剂，煎药分4次服，每6小时1次。有清血解毒、活血祛风之功效。适用于湿热瘀阻型淋病。

▶虎杖、土茯苓、贯众、连翘、蒲公英、黄连、半枝莲、木通、瞿麦、黄芪、茯苓、丹参、赤芍各适量。水煎服，轻者每日1剂，重者每日2剂。有化湿、凉血、解毒之功效。适用于湿热瘀阻型及毒热型淋病。

▶石韦、连钱草、猪鬃草各15克。水煎取汁，代茶频饮。有清热解毒、利尿通淋之功效。适用于各种类型的淋病。

▶冬葵根30克，车前子15克。煎汤取汁，代茶饮。有利尿通淋、清热解毒之功效。适用于各种类型的淋病。

▶土茯苓100克，萆薢、萹蓄、虎杖、夏枯草、滑石各30克，苦参20克，栀子、延胡索各15克，甘草10克。水煎服，每日1剂，分2次服。有除湿、解毒、消肿化瘀之功效。对淋浊带下、脓肿之湿热型淋病有效。

▶败酱草40克，新鲜车前草15棵。加水2500毫升，煎半小时左右，去渣，分4次内服，每6小时1次。有清热解毒、消痈排脓、活血行瘀之功效。适用于湿热及毒热型淋病，特别是伴有脓肿者。

▶土茯苓、生薏苡仁、淮山药、茵陈、白茅根各30克，熟地黄20克，泽泻、山茱萸各15克，车前子12克，桑螵蛸、生甘草、生益母草各9克，麦饭石颗粒50克。水煎服，每日1剂，7日为1个疗程。有补肾利湿、清热解毒之功效。适用于肾虚型淋病。

▶狗脊、紫花地丁各15克，熟地黄、山药、桑寄生各12克，黄芪、党参各10克，黄柏、知母、车前草、茯苓、泽泻各9克。水煎服，每日1剂，分3

次服。有补肾益气、清热解毒之功效。适用于肾虚型淋病。

▶ 淮山药 30 克，熟地黄 20 克，山茱萸 15 克，川萆薢、车前子、泽泻、续断、狗脊、杜仲各 12 克，桑螵蛸 9 克。水煎服，每日 1 剂，分 2 次服。有活血行瘀、利湿解毒之功效。适用于慢性淋病。

▶ 黄芪 20 克，当归、白术、栀子各 15 克，琥珀 4 克（冲服）。水煎服，每日 1 剂，30 剂为 1 个疗程。服药期间禁止性生活。有补气、活血、清毒之功效。主治慢性淋病。

▶ 取珍珠草全草洗净阴干，日取 60 克，另加大枣 6 枚，水煎服，头煎空腹顿服，二煎代茶饮。15 日为 1 个疗程。有平肝利水、清热解毒之功效。适用于多种类型的淋病。

▶ 金银花、茯苓、败酱草各 20 克，海金沙、丹参、山豆根各 15 克，芍药、绵茵陈各 12 克，石韦、甘草梢各 10 克。水煎服，每日 1 剂，10 日为 1 个疗程。有清热解毒、利湿通淋之功效。主治慢性淋病。

▶ 绵茵陈、土茯苓、生薏苡仁、白茅根各 30 克，金银花、连翘、滑石各 20 克，黄柏、黄连、栀子各 15 克，甘草梢、黄芩各 10 克。水煎服，每日 1 剂，分 2～3 次服。有清热解毒、利湿排脓之功效。主治急性淋病。

▶ 白茅根 20 克，金银花 15 克，萆薢 12 克，黄柏、茵陈、薏苡仁、竹叶、淮山药、车前子各 10 克，甘草 6 克，灯心草 4 根。尿频尿急者，加泽泻 12 克、木通 15 克；大便秘结者，加大黄 6 克（后下）。水煎服，每日 1 剂。有清热利尿、解毒排脓之功效。适用于脾肾双亏、久淋不愈的淋病患者。

▶ 土茯苓 30 克，地肤子、百部、蛇床子、苦参、黄柏各 15 克。水煎服，每日 1 剂，分 3 次服。有清热解毒、利湿止痒之功效。适用于湿热型淋病或伴有皮肤瘙痒者。

▶ 益智仁、萆薢、石菖蒲各等份。上述药物研为末，每服 9 克，水煎服，加入盐少许，饭前温热服用，每日 3 次。有温肾利湿、开窍醒神之功效。适用于肾虚型淋病。

▶ 白花蛇舌草 30 克，栀子、黄柏、车前子、金银花、连翘、石韦、冬葵子、当归各 10 克，甘草 6 克，琥珀粉 3 克。水煎服，每日 1 剂，分 2 次服。药渣再煎水外洗局部。有清热解毒、利湿通淋、活血祛风之功效。适用于湿热下注型淋病。

▶ 虎杖 50 克，王不留行 30 克，北刘寄奴、萆薢各 20 克，海金沙（包煎）、黄连、黄柏、连翘、焦栀子、甘草梢、远志、菖蒲各 10 克，肉桂（后下）6 克，琥珀（冲服）4 克。水煎服，每日 2 剂，分 4 次服，每次服 500 毫升。剩余药渣加葱茎20克同煎，趁热熏洗阴部2次，每次15分钟。连续治疗3日为1个疗程。有化湿解毒、凉血活血、利尿通淋之功效。适用于湿热瘀阻型及毒热型淋病。治疗期间，停用其他药物，禁止性生活。

中药外治

▶苦参、土茯苓、明矾各30克。煎水外洗，每日2次。有清热解毒、燥湿止痒之功效。适用于湿热下注型淋病。

▶土茯苓30克，百部、蛇床子、苦参、地肤子、黄柏各15克。每日1剂，水煎至750毫升，待温后泡洗患处半小时左右，每日3次。有清热解毒、燥湿止痒、祛风杀虫之功效。用于治疗急性淋病。

▶鱼腥草30克，马鞭草30克，紫花地丁30克，野菊花20克。加水2000毫升，煮沸20分钟后，取汁待温洗患处，每日2次，每次30分钟，每剂用1日。有清热解毒、消肿止痛、利尿通淋之功效。主治淋病，症见尿频、尿急、尿痛、尿道口有黄色脓液流出。

▶苦参、野菊花、金银花、侧柏叶、黄柏、蛇床子各20克，皂矾10克。水煎，局部清洗，每日1～2次。有清热解毒、燥湿止痒、凉血止血之功效。用于治疗急性淋病。

▶金银花、蒲公英各20克。水煎，洗涤阴部，每日数次。有清热解毒、消痈散结之功效。主治淋病初起。

▶钩吻100克，蛇床子、地肤子、苍耳子、五倍子、苦参、枯矾各25克。每日1剂，水煎取液，外洗或坐浴局部，每日2～4次。有祛风攻毒、散结消肿、止痛排脓之功效。适用于淋病伴有肿痛者。

▶鱼腥草60克，黄柏12克，大黄粉10克，明矾5克，乌梅3个。水煎，外洗，每日2次，每次30分钟。有清热解毒、燥湿止痒之功效。用于治疗急性淋病。

▶败酱草1000克。加水2000毫升，煎半小时左右，去渣待凉，分2次冲洗前阴，每日1剂，半个月为1个疗程。有清热解毒、消痈排脓之功效。适用于湿热下注型淋病。

▶黄连、蒲公英、金银花各20克，黄柏15克。加水1000毫升浸泡30分钟，煎水坐浴30分钟后外洗，每日2次。有清热燥湿、泻火解毒之功效。有助于治疗因淋病湿热下注引起的局部感染。

▶白花蛇舌草20克，栀子、车前子、金银花、连翘、石韦、冬葵子各5

克，琥珀粉3克。煎水外洗局部，每日1次，每次15～20分钟。有清热解毒、活血利湿之功效。适用于湿热下注型淋病。

▶黑豆、甘草、赤皮葱、槐条各适量。煎汤坐浴外洗，每日2次。并于直肠、肛管内注入九华膏，于清洗后进行，以使肛管舒适。有清热解毒、燥湿止痒之功效。适用于淋病发于肛肠但脓肿未形成者。

食疗法

▶粳米60克，滑石30克，瞿麦10克。先将滑石用布包扎，再与瞿麦同入水中煎煮，取汁，去渣，加入粳米煮稀粥。空腹服用。有除湿利水、凉血解毒之功效。主治湿热型淋病。

▶莲子（去心）60克，生甘草10克，冰糖适量。将莲子（去心）和生甘草一同放入锅中，加水煎煮。煎至莲子熟烂，加入冰糖调味。每日适量饮用。有清热解毒、利湿通淋之功效。适用于湿热下注型淋病。

▶萝卜1500克，蜂蜜、盐各适量。将萝卜洗净，去皮，切片。用蜂蜜适量浸泡萝卜片10分钟。放在瓦上焙干，再浸再焙（不要焙焦），连续3遍。每次嚼服数片，盐水送服。每日4～5次。有清热解毒、利湿通淋之功效。适用于湿热下注型淋病。

非淋菌性尿道炎

由除淋病奈瑟球菌以外的其他病原体引起的尿道炎统称为非淋菌性尿道炎。由于其潜伏期为1～3周，常在淋病治愈时出现，又被称为“淋病后尿道炎”。中医学认为，此病多由于房事不洁、洗涤用具不洁、饮酒后房劳过度、素体肾气亏虚、外感湿热淫毒，或摄生不慎，湿热毒邪侵犯下焦而致。

中药内服

▶白花蛇舌草、土茯苓各30克，滑石20克，当归、川芎、赤芍、桃仁、枳实、淡竹叶、延胡索、五灵脂、乌药、香附、牛膝、生甘草各10克。水煎服，每日1剂，分3次服。有清热解毒、活血化瘀、行气止痛之功效。主治气血瘀阻型非淋菌性尿道炎尿痛明显者。

▶山药、茯苓、忍冬藤各30克，党参、黄芪、白术、山茱萸、熟地黄、泽泻、牡丹皮、牛膝各10克。水煎服，每日1剂，分3次服。有健脾补肾、利湿化浊之功效。主治脾肾亏虚型非淋菌性尿道炎。

▶马鞭草、白花蛇舌草、忍冬藤、土茯苓、丹参各30克，石菖蒲20克，车前子、黄柏、白术、莲子心、木通、泽泻、生甘草各10克。水煎服，每日1剂，分3次服。有清热利湿、解毒化浊、活血止痛之功效。适用于下焦湿热型非淋菌性尿道炎疼痛明显者。

▶鲜芦根50克，淡竹叶、野菊花各10克。水煎服，每日1剂，分2次服，20日为1个疗程。有清热解毒、利水消肿之功效。适用于湿热下注型非淋菌性尿道炎。

▶通草、鱼腥草各30克。代茶饮，不拘次数。有清热解毒、消痈排脓、利尿通淋之功效。适用于湿热下注型非淋菌性尿道炎。

▶茯苓、红茶各100克，枸杞子50克。枸杞子与茯苓共研为粗末，每次取5～10克，加红茶6克，用开水冲泡10分钟即可。每日2次，代茶饮用。有保肝护肾、除湿解毒之功效。适用于肾虚型非淋菌性尿道炎。

▶马齿苋、白花蛇舌草各30克，土茯苓、苦参、白鲜皮、瞿麦、萆薢、石菖蒲、川牛膝各15克，黄连10克，木通、甘草各6克。水煎服，每日1剂，分2次服用。有清热解毒、活血利尿之功效。适用于湿热下注型非淋菌性尿道炎。

▶金钱草、白花蛇舌草、土茯苓各30克，丹参、苦参各20克，生地黄、赤芍、地肤子、金银花各15克，沙苑子、桑寄生各12克，苍术、怀牛膝、生甘草各10克。煎3次合调，每日1剂，分3次口服，7日为1个疗程。有清热解毒、活血利尿之功效。适用于湿热下注型非淋菌性尿道炎。

▶鬼针草、百两金、白花蛇舌草、虎杖各30克，猪苓、艾叶、茯苓、白茅根各20克，木通、甘草、泽泻各10克。水煎服，每日1剂，分3次服，7日为1个疗程。有抗菌消炎、保肝、强心、镇痛、排毒之功效。适用于肝郁气滞型非淋菌性尿道炎。

▶车前草、鱼腥草、萆薢、土茯苓各15克，黄柏、当归、栀子各12克，白术、石菖蒲、甘草各6克。水煎服，每日1剂，分2次服，14日为1个疗程。有活血解毒、燥湿利水、温中护脾之功效。适用于湿热下注型非淋菌性尿道炎。

▶ 土茯苓、鱼腥草、苍术各30克，萆薢、苦参、黄柏各20克，菖蒲、滑石、泽兰各15克，车前子、黄连、甘草梢各10克。水煎服，每日1剂，早、晚分服，14日为1个疗程。有清热解毒、利湿通淋之功效。适用于非淋菌性尿道炎疼痛明显者。

▶ 生地黄、萆薢、鱼腥草各15克，木通、竹叶、甘草各6克，黄柏、车前草各10克。水煎服，每日1剂，早、晚分服，7日为1个疗程。有凉血利湿、解毒杀菌之功效。适用于湿热下注型非淋菌性尿道炎。

▶ 黄芪20克，枸杞子、白术、车前子、萹蓄、瞿麦、木通、龙胆、栀子、滑石、白茅根、生甘草各10克，大黄3克。水煎服，每日1剂，20日为1个疗程。有活血行气、祛除湿邪之功效。适用于气血瘀阻型非淋菌性尿道炎。

▶ 车前草30克，生黄芪、生地黄各25克，当归、滑石、白花蛇舌草各15克，龙胆12克，栀子、黄芩、泽泻、木通、萆薢各10克，黄柏、柴胡、生甘草各6克。每日1剂，两煎400毫升，分3次服。有清热解毒、祛风除湿、活血消肿之功效。适用于湿热下注型非淋菌性尿道炎。

▶ 金钱草、车前草、益母草、墨旱莲、淮山药、黄精各30克，灯心草10扎，甘草5克。水煎服，每日1剂，分3次服。有活血行气、祛湿消肿之功效。适用于气血瘀阻型非淋菌性尿道炎。

▶ 萹蓄、瞿麦、车前子、女贞子各15克，通草、墨旱莲、白术、甘草各10克，蒲公英、茯苓、薏苡仁各30克。水煎服，每日1剂，早、晚分服。有清热利湿、解毒通淋之功效。适用于湿热下注型非淋菌性尿道炎。

▶ 萆薢、萹蓄、瞿麦、泽泻、肉苁蓉、车前子、地肤子各15克，白术、栀子、黄柏、淫羊藿、木通、甘草各10克。上述药物共研成细末，每次10克，每日2次，开水冲泡30分钟，滤汁250毫升，饭后温服。有清热利湿、补肾通淋之功效。适用于脾肾亏虚型非淋菌性尿道炎。

▶ 马齿苋、蒲公英、白花蛇舌草、土茯苓、苦参、丹参、菟丝子、太子参、山药各20克，木通、甘草各6克，川萆薢、瞿麦各15克。水煎服，每日1剂。另用药渣加水约2500毫升，煎至1000毫升，先熏后浸泡局部，每次20分钟，每日1次，连用10日。有活血消肿、解毒镇痛之功效。适用于气血瘀阻型非淋菌性尿道炎。

▶ 大血藤、丹参各30克，马齿苋25克，炙黄芪20克，车前子、益母草、墨旱莲各15克，生栀子、茯苓、赤芍、白芍、生黄柏各10克，甘草梢5克。每日1剂，分2次煎服；再用第3次煎汁于每晚睡前熏洗会阴部，每次20分钟，

15日为1个疗程。有清热解毒、活血消肿、利湿通淋之功效。适用于气血瘀阻型非淋菌性尿道炎。

中药外治

► 山苦瓜、苦参各30克，钩吻、百部、蛇床子、地肤子、苍耳子、五倍子各15克，大风子10克，枯矾3克。煎汁去渣，冲洗阴道或坐浴局部病灶，每日1～2次。有消炎杀菌、祛风止痛之功效。适用于非淋菌性尿道炎伴有外阴瘙痒、灼热，尿道口红肿，或有分泌物等症状者。

► 土茯苓、苦参各30克，黄柏、地肤子各20克。水煎，外洗，每日1剂。有消炎、抗菌之功效。适用于非淋菌性尿道炎伴有尿道灼热、疼痛，小便频数短涩，或伴有外阴瘙痒等症状者。

► 苦参、蛇床子、地肤子、黄柏、野菊花各20克。水煎，外洗，每日1次，每次30分钟。有清热解毒、利湿止痒之功效。适用于非淋菌性尿道炎伴有尿道疼痛、小便不利，或外阴瘙痒、红肿等症状者。

► 金银花20克，蒲公英20克。水煎，洗涤阴部，每日数次。有清热解毒、消炎止痛之功效。适用于非淋菌性尿道炎伴有尿道灼热、疼痛明显，或外阴红肿、疼痛等症状者。

► 钩吻100克，蛇床子、地肤子、苍耳子、五倍子、苦参、枯矾各25克。水煎取液，外洗或坐浴局部，每日1剂，每日2～4次。有清热解毒、杀虫止痒之功效。适用于非淋菌性尿道炎伴有外阴瘙痒剧烈等症状者。

► 鱼腥草30克，马鞭草30克，紫花地丁30克，野菊花20克。加水2000毫升，煮沸20分钟后，取汁待温洗患处，每日1剂，每日2次，每次30分钟。有清热解毒、利湿消肿之功效。适用于非淋菌性尿道炎伴有尿道灼热、疼痛，小便频数短涩，或外阴红肿、疼痛等症状者。

► 苦参、野菊花、金银花、黄柏、蛇床子各30克。水煎，清洗局部，每日1～2次。有清热解毒、消炎止痒之功效。适用于非淋菌性尿道炎伴有尿道灼热、疼痛，或外阴瘙痒、红肿等症状者。

► 白矾10克，侧柏叶20克。水煎，清洗局部，每日1～2次。有燥湿止痒、收敛消肿之功效。适用于非淋菌性尿道炎伴有外阴瘙痒、肿胀，或尿道口红肿等症状者。

► 生大黄粉10克，鱼腥草60克，黄柏12克，明矾5克，乌梅3个。水煎，外洗，每日2次，每次30分钟。有清热解毒、利湿止痒之功效。适用于非淋菌性尿道炎伴有尿道灼热、疼痛，小便频数短涩，或外阴瘙痒、红肿等症状者。

▶ 苦参30克，大黄30克，金银花30克，龙胆20克，黄柏20克。煎水浸泡外阴，每日1～2次。有清热解毒、利湿消肿之功效。适用于非淋菌性尿道炎伴有尿道灼热、疼痛明显，或外阴红肿、疼痛等症状者。

食疗法

▶ 枸杞子50克，茯苓100克，红茶适量。将枸杞子与茯苓共研为粗末，每次取5～10克，加红茶6克，用开水冲泡10分钟即可。每日2次，代茶饮用。有清热解毒、利湿通淋之功效。适用于非淋菌性尿道炎有尿道灼热、疼痛，小便频数短涩，或伴有外阴瘙痒等症状者。

▶ 赤小豆50克，玉米须50克。将赤小豆、玉米须分别洗净，加适量清水，煮汤服用。每日1次，连服20天。有清热利湿、利尿消肿之功效。适用于非淋菌性尿道炎有尿道刺痛、尿急、尿不尽等症状者。

▶ 鲜芦根50克，淡竹叶、野菊花各10克。鲜芦根、淡竹叶、野菊花加适量清水煎煮后，滤渣取汁，代茶饮。20天为1个疗程。有清热泻火、利湿解毒之功效。适用于非淋菌性尿道炎有尿道灼热、疼痛，小便黄赤，或有分泌物等症状者。

▶ 猪膀胱200克，鲜车前草60克（干品用20克），盐适量。将猪膀胱处理干净，和车前草一起加适量清水煮汤，加少许食盐调味即可。每周2～3次。有益气补肾、清热利湿之功效。适用于非淋菌性尿道炎有尿道灼热、疼痛，小便频数短涩，或有分泌物等症状者。

▶ 芡实200克，老鸭1只，味精适量。芡实洗净，老鸭宰杀后去毛和内脏，洗净血水，将芡实放入鸭腹内，放入砂锅中加水适量，旺火烧沸后改文火，炖至鸭肉烂，加味精适量即成。每周1～2次。有清热健脾除湿之功效。适用于各型非淋菌性尿道炎。

尖锐湿疣

尖锐湿疣是由人乳头状瘤病毒（HPV）感染引起的，好发于外阴及肛门的性传播疾病。中医学认为，该病主要是由于房事不洁或接触污秽之物所致，湿热阴毒从外侵入外阴皮肤黏膜，导致肝经郁热，气血不和，湿热毒邪搏结而成湿疣。由于湿毒为阴邪，其性黏滞，缠绵难去，容易耗伤正气，正虚邪恋，以致尖锐湿疣容易复发，难以根治。

中药内服

▶ 薏苡仁、生山药各 18 克，蒲公英、白花蛇舌草、半边莲各 15 克，虎杖、桃仁各 12 克，炒白术 10 克，山慈菇 9 克，生甘草 6 克。水煎服，每日 1 剂，分 3 次服。有抗菌消炎、清热解毒、祛湿镇痛之功效。适用于湿热下注型尖锐湿疣。

▶ 生黄芪、夏枯草、生龙骨、生牡蛎各 30 克，桃仁、红花、川芎、当归、丹参、蜂房、柴胡各 10 克。水煎服，每日 1 剂，分 2 次服。有活血化瘀、行气止痛之功效。适用于气血瘀阻型尖锐湿疣。

▶ 薏苡仁 50 克，土茯苓、金银花、马齿苋各 30 克，黄柏、贯众、生栀子各 15 克，苦参、生甘草、野菊花各 10 克。水煎服，每日 1 剂，分 2 次早、晚空腹服。有清热解毒、除湿、驱虫、止血、利下焦之功效。适用于湿热下注型尖锐湿疣。

▶ 板蓝根、黄柏、夏枯草、苦参各 15 克，三棱、莪术、山慈菇、僵蚕各 10 克，蒲公英、牡蛎各 30 克，生甘草 10 克。水煎服，每日 1 剂。有破血祛瘀、行气消癥、祛风解痉、化痰散结之功效。适用于气血瘀阻型尖锐湿疣。

▶ 生薏苡仁、土茯苓、马齿苋各 30 克，苍术、黄柏、龙胆、芦荟、牡丹皮、通草、泽泻各 10 克。水煎服，每日 1 剂，分 2 次服。有清热利湿、解毒消肿之功效。适用于湿热下注型尖锐湿疣。

▶ 马齿苋 60 克，败酱草、紫草、大青叶、木贼各 15 克。水煎服，每日 1 剂，分 2 次服。有清热解毒、凉血消肿之功效。适用于外染毒邪型尖锐湿疣。

▶ 土茯苓、马齿苋、生薏苡仁各 30 克，萆薢、苍术、黄柏、牡丹皮、通草、泽泻各 10 克。水煎服，每日 1 剂，分 2 次服。有清热利湿、解毒消肿之功效。适用于湿热下注型尖锐湿疣。

▶ 马齿苋 60 克，土茯苓 30 克，败酱草、紫草、大青叶、木贼各 15 克，蜂房、丹参、红花各 10 克。水煎服，每日 1 剂，分 2 次服。有清热解毒、消肿排脓、消炎抑菌之功效。适用于外染毒邪型尖锐湿疣。

▶ 薏苡仁、蒲公英、白花蛇舌草、半边莲各 30 克，生山药 20 克，虎杖 15 克，桃仁 12 克，炒白术 10 克，山慈菇 9 克，生甘草 6 克。水煎服，每日 1 剂，早、晚分服。有抗菌消炎、清热解毒、活血祛瘀、祛风燥湿、消肿止痛之功效。适用于多种类型的尖锐湿疣。

中药外治

▶ 木贼、苦参、蛇床子、百部、板蓝根、土茯苓各 50 克，桃仁、白矾各 30 克，川椒 10 克。水煎 2 次，浓缩取汁 1000 克，先熏后洗患处，每次 30 分钟，每日 2 次，7 日为 1 个疗程。有清热解毒、祛风燥湿、消肿止痛之功效。适用于湿热下注型尖锐湿疣。

▶ 板蓝根、蛇床子、金银花各 30 克，白鲜皮、黄连、黄柏各 20 克，苦参、苍耳子各 15 克。加水 2500 毫升，煎至 1700 毫升，先熏后洗，每次 20 分钟，每日 3 次，每剂药用 2 日；待皮肤干燥后敷粉剂（炒黄柏、青黛、滑石各等份，研末而成）。连用 10 日为 1 个疗程。有清热解毒、燥湿止痒、消肿散结之功效。适用于湿热下注型尖锐湿疣。

▶ 黄柏、板蓝根、紫草、木贼、香附、薏苡仁、桃仁、红花、当归、川芎、牡蛎各 10～15 克。水煎后熏洗患处 2 次，每日 1 剂，每次 15～20 分钟。有清热解毒、祛风燥湿、活血化瘀、消肿止痛之功效。适用于气血瘀阻型尖锐湿疣。

▶ 马齿苋、芡实各 15 克，大青叶、板蓝根、磁石各 30 克，鸦胆子 10 克，蛇床子、白鲜皮、苦参、黄柏各 9 克。水煎，坐浴，冲洗女性阴道，每日 2 次。有清热解毒、利湿止痒之功效。适用于湿热下注型尖锐湿疣。

▶ 大青叶、板蓝根各 30 克，紫苏叶 15 克，红花 10 克。水煎，外洗，每日数次。有清热解毒、凉血散瘀之功效。适用于气血瘀阻型尖锐湿疣。

▶ 鸦胆子仁 1 份、花生油 3 份。鸦胆子仁用花生油浸泡半月后，点涂患处，早、晚各 1 次。有腐蚀赘疣、解毒散结之功效。适用于尖锐湿疣疣体较小者。

▶ 苦参 60 克，黄柏、蛇床子、忍冬藤、白鲜皮、川椒、马齿苋、枯矾、乌梅、生甘草各 30 克。水煎，外洗、坐浴，用药汁轻擦疣体表面，以微红为度，每日 1～2 次。忌食辛辣食物。有清热解毒、祛风燥湿、消肿止痛之功效。适用于湿热下注型尖锐湿疣。

▶ 马齿苋 60 克，枯矾 30 克，朴硝 100 克。水煎，外洗、坐浴，用药汁轻擦疣体表面，以微红为度；熏洗后再以青黛散合六一散混合撒于疣体上，保持干燥清洁。每日 1 次。有清热解毒、燥湿止痒、腐蚀赘疣之功效。适用于尖锐湿疣疣体较大者。

▶川椒、苦参、苍术各30克，蛇床子、百部、黄柏各15克。加水3000毫升，用文火煎煮成2000～2500毫升，熏洗患处，每日2次。有清热解毒、祛风燥湿、消肿止痛之功效。适用于湿热下注型尖锐湿疣。

▶苦参、白花蛇舌草、蛇床子、金银花、黄柏、鸡冠花、败酱草、夏枯草各30克，荆芥、防风各12克。加水3000毫升，用文火煎煮成2000～2500毫升，熏洗患处，每日2次。有清热解毒、祛风燥湿、消肿止痛之功效。适用于湿热下注型尖锐湿疣。

▶鸦胆子5克，五倍子5克，白矾20克，乌梅肉20克，冰片1克。研磨成粉后和醋涂于患处，每日1次，4日为1个疗程。有清热解毒、腐蚀赘疣、祛风燥湿之功效。适用于各种类型的尖锐湿疣。

▶苍术、黄柏各12克，雄黄、狼毒、土荆皮、百部、紫草各10克，鸦胆子、生马钱子各5克。共研磨成粉，加凡士林调成糊状涂抹于患处，每日1次，7日为1个疗程。有清热解毒、腐蚀赘疣、燥湿止痒之功效。适用于湿热下注型尖锐湿疣。

▶生薏苡仁、苦参各60克，黄柏、马齿苋、蛇床子各30克，枯矾15克，川椒、雄黄各5克。水煎，熏洗患处，每日1～2次。有清热解毒、祛风燥湿、消肿止痛之功效。适用于湿热下注型尖锐湿疣。

▶滑石粉40克，硼酸、炉甘石各10克。混匀贮瓶备用。每次洗浴后抹干患处，用棉签蘸上药液外擦患处，10日为1个疗程，一般2个疗程可获愈。有杀菌消毒、祛湿止痒之功效。适用于外染毒邪型尖锐湿疣。

▶虎杖、龙胆、大黄、赤芍、莪术、紫草、石榴皮各30克，枯矾20克。加水3000毫升，用文火煎煮成2000～2500毫升，离火后先用热气熏，待水温适宜后坐浴，擦洗疣体15～20分钟，每日2次。有抗菌消炎、镇痛、祛湿之功效。适用于外染毒邪型尖锐湿疣。

▶板蓝根、木贼、蜂房各250克。水煎浓缩后去渣，加醋500毫升，用棉签蘸药液搽患处，每日3～5次。有疏风清热、祛湿、祛邪、平疮之功效。适用于湿热下注型尖锐湿疣。

▶木贼200克。加水3000毫升，用文火煎煮成2000～2500毫升，离火后先用热气熏，待水温适宜后坐浴，擦洗疣体15～20分钟，每日2次。有清热解毒、祛风燥湿、消肿止痛之功效。适用于湿热下注型尖锐湿疣。

▶大青叶、马齿苋、蒲公英、败酱草各30克。加水3000毫升，用文火煎煮成2000～2500毫升，熏洗患处，每日2次。有清热解毒、利湿消肿之功效。

适用于湿热下注型尖锐湿疣。

▶ 乌梅、五倍子、苦参、板蓝根、马齿苋、蛇床子各 30 克，明矾 20 克。加水 1500～2000 毫升煎煮，过滤去渣，趁热倒入干净盆中，熏洗坐浴 20 分钟，每日 2 次，1 周为 1 个疗程。有清热解毒、祛湿止痒、腐蚀赘疣之功效。适用于湿热下注型尖锐湿疣。

▶ 川椒、苦参、蛇床子、川黄柏、百部、土茯苓、牛膝各 30 克，明矾 20 克，花椒 10 克，红花 5 克。水煎，沸后煮 10 分钟，用药液坐浴，每次 30 分钟，早、晚各 1 次，每日 1 剂，10 日为 1 个疗程。有活血祛瘀、疏风清热、消炎杀菌之功效。适用于气血瘀阻型尖锐湿疣。

▶ 蒲公英、苦参、黄柏、蛇床子各 30 克，牛膝、车前草、苍术、泽泻各 10 克，花椒、川楝子、木贼各 12 克。水煎，沸后煮 10 分钟，用药液坐浴，每次 30 分钟，早、晚各 1 次，每日 1 剂，10 日为 1 个疗程。有活血祛瘀、疏风清热、消炎杀菌之功效。适用于气血瘀阻型尖锐湿疣。

▶ 胡椒 30 克，五倍子 20 克，薄荷 5 克。共研成细末，过 100 目筛备用。用时取少许药粉敷患处，用手揉搓片刻，局部有麻凉、疼痛等感觉，一般持续 20 分钟左右，每日用药数次。有固精、止血、解毒之功效。适用于外染毒邪型尖锐湿疣。

▶ 土茯苓 50 克，板蓝根、鱼腥草、野菊花各 30 克，鸦胆子 10 克（捣碎），川黄连、透骨草、荔枝草各 15 克。加水 2500 毫升，旺火煎 30 分钟，取药液 2000 毫升，趁热熏洗后坐浴 30 分钟，每日 3 次。疣体较大者，用鸦胆子捣烂外涂，待疣体脱落后再用本方。有清热解毒、腐蚀赘疣、燥湿祛痒之功效。适用于湿热下注型尖锐湿疣。

▶ 柴胡 50 克。加清水浸泡 20 分钟后再加水，以没过药面一指节为度，文火煎煮 45 分钟；先用温水清洗阴茎后将柴胡煎液浸泡患处 20～30 分钟，每日 2 次。有疏风清热、解毒消肿之功效。适用于外染毒邪型尖锐湿疣。

▶ 冰片 5 克，薄荷脑 3 克，小檗碱粉 2 克，轻粉 1 克，茶油 50 毫升。共调成糊状，装瓶备用。用时以棉签蘸药点在患处（不宜多），每日 2 次。有清热解毒、腐蚀赘疣之功效。适用于尖锐湿疣疣体较小者。

食疗法

▶ 柴胡根 30 克，嫩丝瓜 1 条，薏苡仁 50 克。将柴胡根放入锅中，加适量清水煎煮，去渣留汁；嫩丝瓜去皮切段。将薏苡仁用柴胡汁煮烂后，加入丝瓜煮5分钟即成。每周2～3次。有清热凉血、疏肝解毒之功效。对于尖锐湿疣有一定的辅助治疗作用。

▶白花蛇舌草30～60克，蜂蜜适量。将白花蛇舌草加适量清水煎取汁，去渣后调入蜂蜜适量，代茶饮。可每日饮用数次，根据个人口味和病情调整。有清热解毒、利湿消肿之功效。适用于尖锐湿疣中医辨证属毒热者。

▶猪肝200克，葱段、姜片、盐、料酒各适量。将猪肝用清水冲洗干净，切成薄片。再用清水浸泡15～20分钟，泡出血水。可以多次换水，直至水变清。将浸泡好的猪肝捞出，用盐和料酒腌制10分钟。锅中加入适量清水，放入姜片和葱段，大火烧开后转小火煮5分钟。将腌制好的猪肝片放入锅中，煮至猪肝变色（3～5分钟）。最后根据口味加入适量盐调味，搅拌均匀后即可关火。每周1～2次。有补血护肤、增强免疫力之功效。对于尖锐湿疣有一定的辅助治疗作用。

▶猪蹄500克，苦瓜300克，生姜、葱、盐、食用油、味精、大蒜各适量。将猪蹄用盐洗净，放入开水中焯一下，去掉血水异味。苦瓜洗净切片，去籽，姜、葱拍破，大蒜去膜拍扁。锅中加入适量食用油，油热后放入姜、葱、蒜煸炒出香味，然后放入猪蹄和盐同煮。猪蹄熟时，放入苦瓜稍煮，最后加入味精调味即可出锅。每周1～2次。有清热解毒、补充气血之功效。对于尖锐湿疣有一定的辅助治疗作用。

生殖器疱疹

生殖器疱疹是由单纯疱疹病毒（HSV）感染生殖器部位皮肤和黏膜引起的炎症性、复发性的性传播疾病。中医学认为，本病多因肝胆湿热下注或因先天不足，外受秽毒感染，湿热与秽毒相合，侵袭外阴及肛周等处，或平日喜肥甘厚味、辛辣之品，或嗜烟酒，体内蕴热，外感风热毒邪，侵于肺、脾、胃三经，热毒蕴蒸皮肤而生。

中药内服

▶苦参15克，龙胆、金银花、生地黄各12克，板蓝根、栀子、黄芩、柴胡、木通、车前子、紫草、生甘草各10克。水煎服，每日1剂。有清热解毒、利湿排脓之功效。适用于邪毒炽盛型生殖器疱疹。

▶ 金银花、板蓝根、蒲公英各30克，当归、天花粉、马鞭草各15克，生甘草、天葵子、淡竹叶各10克。水煎服，每日1剂，分2次服。若淋巴结肿大疼痛者，加紫花地丁30克、夏枯草10克。有清热解毒、凉血消肿之功效。适用于毒热蕴结之生殖器疱疹，症见阴部疱疹大而肿胀、疼痛明显，或有低热、排尿困难。

▶ 茯苓、山药各15克，山茱萸、枸杞子、泽泻、牡丹皮、板蓝根、熟地黄、知母各10克。阴虚火旺者，加女贞子10克；肾阳不足者，加制附片、肉桂、淫羊藿各10克。水煎服，每日1剂。有利水渗湿、益气养阴、泻热化浊之功效。适用于湿热下注型生殖器疱疹。

▶ 生薏苡仁30克，茵陈、龙胆、栀子、黄芩、柴胡、车前子（包煎）、生地黄、熟地黄、当归、木通、生甘草各10克。大便秘结者，加生大黄6克（后下）。水煎服，每日1剂，分2～3次服。有利湿排脓、抗菌消炎之功效。适用于生殖器疱疹糜烂者。

▶ 薏苡仁30克，板蓝根、白花蛇舌草、土茯苓各20克，大青叶15克，黄柏12克，柴胡10克，甘草5克。水煎服，每日1剂。有清热解毒、利湿排脓之功效。适用于生殖器疱疹水疱过大者。

▶ 金银花、龙胆各12克，紫草、车前子、柴胡各10克。水煎服，每日1剂。有清热解毒、利湿排脓之功效。适用于邪毒炽盛型生殖器疱疹。

▶ 薏苡仁30克，北黄芪、土茯苓各15克，柴胡、熟地黄、泽泻、赤芍各12克，虎杖12克，知母、黄柏各10克，甘草5克。水煎服，每日1剂。有清热解毒、利湿排脓、益气养阴之功效。适用于复发性生殖器疱疹。

▶ 板蓝根12克，龙胆、黄芩、生栀子、生地黄、泽泻、木通、车前子各9克，生大黄（后下）、生甘草各6克。水煎服，每日1剂，分1～2次服。有祛湿、祛风、解毒、泻热之功效。适用于湿热下注型生殖器疱疹。

▶ 黄连、板蓝根各15克，半夏、五倍子、紫草、麦冬、黄柏、连翘、玄参、竹叶、白芷、银花各10克，红参5克。水煎服，每日1剂，分3次服。有清热解毒、利湿排脓、益气养阴之功效。适用于湿热下注型生殖器疱疹。

▶ 马齿苋、板蓝根、大青叶各30克，紫草、薏苡仁各9克。水煎服，每日1剂，分2次服。有清热解毒、凉血止血之功效。适用于毒热蕴结之生殖器疱疹。

▶ 马齿苋30克，板蓝根15克，败酱草、紫草各12克。水煎服，每日1剂。

有清热解毒、利湿排脓之功效。适用于湿热下注型生殖器疱疹。

▶ 连翘、板蓝根、薏苡仁各30克，紫草12克。煎汤，每周服2～3次。有清热解毒、利湿排脓之功效。可用于预防生殖器疱疹复发。

▶ 板蓝根20克，金银花、连翘各15克，生地黄12克，黄芩10克，麦冬、玄参、甘草、牡丹皮、薄荷、白芍各6克，西洋参5克。水煎服，每日1剂，早、中、晚饭前分次温服，连服2周。服后药渣加水重新煮沸15分钟，待凉后，每晚清洗外阴1次。有清热解毒、疏散风热、养阴生津之功效。适用于邪毒炽盛型生殖器疱疹。

▶ 鱼腥草、苦参各30克，地榆20克，红花10克。水煎服，每日1剂，早、中、晚饭前分次服。有清热解毒、凉血活血、解毒抗菌之功效。适用于邪毒炽盛型生殖器疱疹。药渣煎煮后涂抹患处，可预防病菌感染。

▶ 苦参、鱼腥草各30克，黄柏、地榆、板蓝根各20克，红花10克，青黛6克（布包）。水煎服，每日1剂。药渣煎水外洗患处。有凉血活血、解毒抗菌之功效。适用于邪毒炽盛型生殖器疱疹。

中药外治

▶ 芒硝100克。放入盆中，冲入沸水3000毫升，待凉后外洗患处，每日洗2次，每次洗15分钟。有泻热通便、润燥软坚、清火消肿之功效。有助于缓解生殖器疱疹疼痛、红肿。

▶ 木贼、夏枯草、蛇床子、贯众各30克，苍术10克。异味重者，加黄柏15克。煎取药汁，熏洗泡浴患处，每日2～3次，2周为1个疗程。有清热解毒、祛风破滞之功效。有助于减轻瘙痒、灼热，并可促进生殖器疱疹消退。

▶ 鲜半枝莲适量。洗净后捣如泥，敷于患处，盖上纱布，每日3次。有清热解毒、活血祛瘀、消肿止痛之功效。有助于缓解生殖器疱疹疼痛、肿胀。

▶ 新鲜无花果叶数片。洗净捣烂，加食醋适量，调匀成稀泥状，敷于患处，干则更换。有清热解毒之功效。有助于缓解生殖器疱疹瘙痒、红肿。

▶ 板蓝根、马齿苋、蛇床子、五倍子各10克。煎水熏洗，每日2次，7日为1个疗程。有清热解毒、消炎祛湿、祛腐生肌之功效。再外撒珍珠散（经验方：珍珠粉、煅龙骨、煅石膏、煅石决明、煅白石脂、冰片、麝香）。可促进生殖器疱疹愈合，减少渗出。

▶ 鲜马齿苋120克。洗净后切碎捣成糊状，涂敷患处。每日换2～3次。有清热解毒、祛湿止带之功效。适用于湿热下注型生殖器疱疹。

▶ 生大黄、黄连、黄柏各30克，乳香、没药各15克。共研为细末，用时以香油调成糊状，涂于疮面上，每日1次。有清热、祛燥、解毒之功效。可促进生殖器疱疹消退、缓解疼痛。

▶ 青黛散适量。加入香油调成糊剂。用时涂于患处，每日换药1次。有清热解毒之功效。可减轻生殖器疱疹瘙痒、灼热。

▶ 马齿苋、野菊花、黄柏各30克。煎汤约200毫升外洗，每日2次，每次洗敷15分钟。有清热解毒、祛湿之功效。有助于缓解生殖器疱疹症状，促进疮面愈合。

▶ 木贼、板蓝根各30克。煎汤约200毫升外洗，每日2次，每次30分钟。有清热解毒、祛风破滞之功效。有助于缓解生殖器疱疹症状。

▶ 生大黄、黄连、黄柏各30克，乳香、没药各15克。共研为细末。用时以香油调成糊状，涂于疮面上，每日1次。换药时用消毒棉球将患处擦洗干净后再用药。有清热燥湿、泻火解毒、凉血止血之功效。有助于缓解生殖器疱疹症状。

▶ 将蚯蚓用清水洗净置瓶中，加白糖适量，1～2小时后即化为液体，弃去残渣，贮存备用。外涂患处，每日3～4次。有清热利湿、息风止痉之功效。适用于生殖器疱疹有痉挛性疼痛或瘙痒剧烈者。

▶ 黄连、香油各适量。黄连研成粉，加香油调成糊状，涂于患处，7日为1个疗程。有凉血、清热、燥湿、泻火解毒之功效。可减轻生殖器疱疹疼痛、红肿。

▶ 天花粉320克，白芷、大黄、姜黄、黄柏各160克，苍术、厚朴、陈皮、甘草、生天南星各64克。共研为末。疱溃流注者直接撒于患处；未溃者以香油调成糊状，涂于疮面上，每日1次。有清热、祛燥、解毒之功效。可促进生殖器疱疹疮面愈合。

▶ 白矾200克，煅寒水石75克，雄黄50克。共研成细末。用沸水2～3碗趁热加入上述药末50克，熏洗患处，每日1次。有清热解毒、燥湿止痒之功效。可缓解生殖器疱疹症状，促进疮面愈合。

食疗法

▶ 燕麦片50克，蜂蜜、核桃碎各适量。将燕麦片放入锅内，加入适量清水，用大火烧开后，转小火慢煮，其间不断搅拌，直至燕麦粥变得浓稠。粥煮好后，稍微放凉，加入1小勺蜂蜜和少许核桃碎，搅拌均匀即可食用。每日1

次，作为早餐或晚餐食用。有抗菌消炎、增强免疫力之功效。可用于生殖器疱疹的辅助治疗。

▶ 草莓60克，蓝莓30克，猕猴桃1个，橙子1个，酸奶适量。将草莓、蓝莓洗净，草莓切小块，猕猴桃去皮切片，橙子去皮取果肉。将所有水果放入碗中，淋上适量的酸奶，轻轻拌匀即可。每日1次，作为餐后甜点或加餐食用。有助于减轻炎症、促进伤口愈合。可用于生殖器疱疹的辅助治疗。

▶ 西蓝花100克，胡萝卜半根，甜椒1个，大蒜、食用油、盐各适量。将西蓝花切小朵，胡萝卜和甜椒切片，大蒜切末。锅中放入适量食用油，加热后放入蒜末爆香。加入西蓝花、胡萝卜和甜椒，快速翻炒至断生。加入适量盐调味，翻炒均匀即可出锅。每日1次，作为午餐或晚餐的配菜食用。有助于抗氧化、抗炎、增强免疫力。可用于生殖器疱疹的辅助治疗。

▶ 嫩豆腐250克，小白菜50克，鸡蛋1个，姜片、盐、高汤各适量。将嫩豆腐切块，小白菜洗净切段。锅中放入适量清水和姜片，大火烧开后转小火煮5分钟。加入豆腐块，继续煮3分钟。将鸡蛋打散后慢慢倒入锅中，形成蛋花。加入小白菜，煮至菜变软。加入适量盐和高汤调味，搅拌均匀即可出锅。每日1次，作为午餐或晚餐的汤品食用。有助于清热解毒、润燥、提高免疫力。可用于生殖器疱疹的辅助治疗。

梅毒

梅毒是感染梅毒螺旋体而发生的性传播疾病，可以分为获得性梅毒、先天性梅毒和妊娠梅毒等。中医学认为，此病多由性生活混乱，而使淫秽疫毒之邪入侵，流窜皮肉筋骨、脏腑经络所致。俗称“杨梅疮”“霉疮”“广疮”“花柳病”“卖疮”等。

中药内服

▶ 紫花地丁、煅蜂房、乳香、没药、升麻各9克。共研为末，每服15克，用酒调服。有调气抑菌、活血凉血、消肿定痛之功效。治疗梅毒日夜疼痛、不能行动。

▶萝卜干。烧黑研成末，每次半茶匙，每日3次，用清水服。有清热解毒、护肝拔毒之功效。适用于肝经湿热型梅毒。

▶槐花120克。炒后倒入白酒2盏，煎十余沸，热服。有清热解毒、凉血止痛之功效。适用于血热蕴毒型梅毒。

▶土茯苓100克，百部、苦参各20克，蒲公英、紫花地丁各10克，甘草6克。水煎服，每日1剂，分2次服。有杀虫抑菌、解毒利尿、清热燥湿之功效。适用于肝经湿热型梅毒。

▶土茯苓120克，菊花20克，金银花15克，藿香、佩兰、半枝莲、白花蛇舌草各10克，甘草6克。水煎服，每日1剂，分2次服。有除湿抑菌、凉血解毒之功效。适用于血热蕴毒型梅毒。

▶土茯苓180克，连翘15克，白鲜皮、紫花地丁、金银花、半边莲各10克，甘草6克。共为1剂，煎好后分成5份，每日服1份，可分2～3次服完，连服5剂。有清热解毒、活血祛瘀、祛风燥湿、消肿止痛之功效。适用于毒结筋骨型梅毒。

▶土茯苓30克，苍耳子、威灵仙、白鲜皮、马齿苋各10克，甘草10克。水煎服，每日1剂，早、晚分服之。有除湿解毒、凉血抑菌、祛风燥湿之功效。适用于肝经湿热型梅毒。

▶金银花、土茯苓各45克，蒲公英30克，生黄芪、薏苡仁、赤小豆各20克，车前子（包煎）15克，龙胆、马齿苋、苍耳子、皂角刺各10克，牛膝9克，大风子仁、儿茶各3克。水煎服，每日1剂。连服10剂后，见皮损消退，加党参、白术、当归、五味子、淫羊藿各10克，续服10剂。有清热解毒、凉血祛湿等功效。适用于一期、二期梅毒。

▶黄芪、土茯苓30克，蒲公英、鱼腥草、薏苡仁、牛蒡子、甘草各10克。水煎服，每日1剂，分2次服。有清热解毒、活血祛湿之功效。适用于肝经湿热型梅毒。

▶土茯苓30克，白茯苓、车前子、牡丹皮、当归、紫草、金银花、百部、甘草各10克。水煎服，每日1剂，早、晚分服。有活血、祛湿、解毒之功效。适用于血热蕴毒型梅毒。

▶土茯苓1500克，生黄芪500克，当归400克。先将土茯苓煎汤；将生黄芪、当归拌匀微炒，干研为末；后蜜制为豆丸。每次15克，每日3次。有活血、祛湿、解毒之功效。适用于血热蕴毒型梅毒。

▶黄芪、土茯苓各30克，芍药15克，桔梗12克，川芎10克，大黄、生甘草各6克。水煎服，每日1剂，早、晚分服。适用于感染梅毒后10周左右全身多处疹疮者。有利水消肿、解毒除湿、柔肝止痛之功效。适用于毒结筋骨型梅毒。

▶土茯苓180克，金银花60克，甘草30克。水煎服，每日1剂，5剂为1个疗程。有活血、祛湿、解毒之功效。适宜治疗已经用足量西药，而梅毒血清阳性固定不变者。

▶大蒜60瓣，雄黄30克。雄黄研成细末，大蒜捣烂；配制成60丸，每次1丸，每日3次，连服20日为1个疗程。有解毒燥湿、抑菌杀虫之功效。适用于血热蕴毒型梅毒。

▶土茯苓60克，天花粉6克，防已、防风、皂角刺、白鲜皮、连翘、川芎、当归、海风藤、木瓜、金银花、蝉蜕、薏苡仁各3克，甘草1.5克。水2碗，煎至七分，临服入酒1杯，每日1剂，分2次服。量病上下服之，下部加牛膝9克。有活血、祛湿、解毒、燥湿、镇痛之功效。适用于血热蕴毒型梅毒。

▶土茯苓10克，木通、金银花、茯苓、防风、川芎、大黄各5克。每日1剂，用1000毫升水煎至600毫升左右，分4次温服。有排毒解毒、清热祛湿之功效。适用于肝经湿热型梅毒。

▶土茯苓30克，忍冬藤、苦参、马齿苋、甘草各10克。水煎服，每日1剂，早、晚分服之。有清热解毒、祛湿止痒之功效。适用于肝经湿热型梅毒。

中药外治

▶红升丹、白凡士林各10克。混合后外涂患处，每日1～2次。有消炎、拔毒生肌之功效。适用于梅毒引起的皮肤溃烂。

▶白矾、轻粉、儿茶、杏仁各3克。共研为末，和匀，用猪胆汁调涂，每日2～3次。有燥湿杀虫、解毒敛疮之功效。适用于梅毒疮疡，有收敛疮口的作用。

▶皂角刺5克，石膏25克，黄柏10克，轻粉3克。共研为细末，用凡士林膏调，外擦，每日1～2次。有清热解毒、祛湿敛疮之功效。适用于梅毒之遍身溃烂者。

▶甘草20克，蜂蜜30克。甘草研为末，加蜂蜜，共捣为泥。敷患处，每日1次。有润肤生肌、解毒消炎之功效。适用于梅毒引起的皮肤溃疡或炎症。

▶滑石、密陀僧、寒水石各15克，轻粉、麝香各少许。上述药物研为末，用油调敷或干贴患处，每日1次。有清热燥湿、收敛止痛之功效。适用于梅毒疮疡疼痛之症。

▶ 五倍子、黄柏、滑石、轻粉各等份。研为末，擦患处，每日2次。有燥湿收敛、解毒止痛之功效。主治梅毒疮黄水流、不能行走。

▶ 胆矾15克，白矾、苦参、甘草各10克。共研为末，加入香油、盐各少许和匀。坐无风处，取药少许涂两足心及两手心，每日1次。有解毒杀虫、燥湿止痒之功效。适用于梅毒瘙痒等症状的缓解。

▶ 醇酒2500毫升，蟾蜍（去内脏）1个，土茯苓150克。同贮于瓶中，将瓶口封住，重汤煮35分钟左右，至香气出时取出，去渣备用。饮酒，无论冬夏，以盖被出汗为度；剩余之酒，次日随量饮之。忌房事。有活血解毒、祛风止痛之功效。主治杨梅疮结毒筋骨疼痛者。

▶ 生姜、土茯苓各300克，苦参100克。煎汤外洗，每日1～2次。有清热解毒、祛湿止痒之功效。主治梅毒初起。

▶ 朱砂15克，黄柏、雄黄各6克，儿茶9克，没药、轻粉、粉霜、枯矾各3克，龙脑0.9克，蜗牛10个。共研为细末，用猪胆调搽，每日数次。有解毒杀虫、敛疮生肌之功效。适用于梅毒引起的皮肤疮疡。

▶ 雄黄、乳香各60克，黄柏30克。共研为细末，用凉开水调敷，每日2次。有解毒消肿、止痛生肌之功效。适用于梅毒引起的皮肤肿胀。

▶ 马齿苋、百部适量。水煎，加烧酒，外洗，每日1次。可清血解毒、活血祛风。适用于梅毒引起的皮肤症状，如瘙痒、红斑等。

▶ 银朱10克，儿茶、龙桂香、皂角子各5克。共研成细末，用纸卷成捻子，蘸油点燃，放在木桶中。用鼻子吸取烧捻子放出的烟，每日1次，7日为1个疗程。有解毒祛湿、祛风止痛之功效。适用于梅毒肿痛症状的缓解。

▶ 白芷200克，高锰酸钾10克。分成3份，加水煮开，外洗3日。有杀菌消炎、祛湿止痒之功效。适用于梅毒引起的皮肤炎症或瘙痒。

▶ 银朱、水银粉各5克，黄蜡50克，菜油50毫升。加热化开调药，摊在油纸上，贴患处，每日换药1次。有拔毒生肌、收敛疮口之功效。适用于梅毒疮疡。

▶ 苦参60克，明矾、芒硝各50克，川楝子、艾叶、荆芥各15克，地肤子、蛇床子各30克。加水煮开后外洗，每日1次，10日为1个疗程。有清热解毒、祛湿止痒之功效。适用于梅毒引起的皮肤瘙痒等症状。

▶ 大风子烧存性，和香油、轻粉研匀，涂疮，每日2次。另外，还可用大风子壳煎汤洗浴，隔日1次。有攻毒杀虫、祛风燥湿之功效。适用于梅毒引起的皮肤疮疡。

▶ 铜绿 2.1 克，黄蜡 50 克。将铜绿研细，加黄蜡共熬。另取一张厚纸，铺涂熬汁，两面垫一层纸，然后再贴到患处，每半日换药 1 次，以出水为好。有合疮、抑菌杀虫之功效。适用于梅毒疮疡的治疗。

▶ 苍术 30 克，川椒 9 克。煎水倒入罐内；将患处对着罐口以热气熏之，半热倾药入盆内，淋洗患处，以洁净布擦干，每日 1 次。有燥湿、祛风、祛寒、杀菌之功效。适用于梅毒引起的瘙痒或疼痛等症状。

食疗法

▶ 白梅花、粳米各适量。先煮粳米为粥，待粥将成时加入白梅花，同煮二三沸即可食用。每日 2 次，空腹温热食用。3～5 天为 1 个疗程。有清除余热之功效。适用于梅毒康复后期。

▶ 甲鱼 1 只，山药片 30 克，桂圆肉 20 克，盐、味精各适量。先将甲鱼宰杀，洗净去内脏。连甲带肉加适量水，与山药片、桂圆肉清炖。至炖熟后，加盐、味精调味，吃肉喝汤。适量食用，具体频率可根据个人体质和病情而定。有滋阴潜阳、散结消肿之功效。适用于梅毒患者有阴虚低热、肝脾肿大等症状者。

▶ 橘子 300 克，菠菜 100 克，酸奶、蜂蜜各适量。将菠菜洗净，切碎。橘子去皮，掰瓣。将菠菜、橘子瓣、酸奶放入搅拌机中，搅打成汁，加入蜂蜜调味即可。适量食用，具体频率可根据个人体质和病情而定。有助于增强免疫力。对梅毒恢复有一定的辅助作用。

软下疳

软下疳是由杜克雷嗜血杆菌感染引起，主要发生于生殖器部位，有多个痛性溃疡，多伴有腹股沟淋巴结化脓性病变的一种性传播疾病。中医学认为，软下疳多由沾染秽毒；或素体湿盛，久郁化热，湿热下注；或欲火内炽，败精蕴结成毒，外犯前阴而成。换言之，乃湿热之邪或毒热之邪伤及肝脉，致使阴部气血失和，出现软下疳。

中药内服

▶ 黄连10克，黄柏10克，黄芩10克，栀子10克，蒲公英15克，白花蛇舌草15克，金银花10克，野菊花15克，紫花地丁15克，天葵子10克。水煎服，每日1剂，分早、晚2次服。有清热解毒、凉血泻火、止痛之功效。适用于软下疳丘疹、水疱或脓疱初起之时。

▶ 龙胆10克，黄芩15克，栀子10克，车前子（包煎）10克，木通6克，泽泻10克，土茯苓30克，马齿苋30克，大血藤30克，生地黄15克。水煎服，每日1剂，早、中、晚分服。有清热解毒、利湿、杀菌祛毒之功效。适用于湿热下注型软下疳出现红肿溃烂之时。

▶ 金银花15克，天花粉10克，浙贝母10克，白芷10克，当归尾10克，皂角刺10克，防风6克，虎杖15克，蒲公英30克。水煎服，每日1剂，早、中、晚分服。有祛恶除秽、杀菌止痛之功效。适用于软下疳溃破、流出脓血，且伴有发热、便秘者。

▶ 党参15克，白术10克，当归10克，川芎6克，白芍10克，金银花30克，茯苓10克，黄芪15克，白芷6克，桔梗6克，甘草6克，水煎服，每日1剂，分2次服。有清热解毒、化表生肌之功效。适用于软下疳溃破、久不收口、新肉不生者。

▶ 当归30克，黄连30克，川芎30克，芜荑30克，白芍30克，龙胆21克，芦荟15克，木香9克，甘草9克。共研为细末，配成蜜丸，每丸6克，每服1丸，每日2次。有清热解毒、化瘀止痛之功效。适用于软下疳有疼痛、瘀血等症状者。

▶ 土茯苓30克。水煎服，每日1剂，分2次服。有清热、解毒、利湿之功效。适用于软下疳伴有湿热症状者。

▶ 金银花12克，连翘10克，芦荟10克，蒲公英10克，赤芍10克，瞿麦12克，生地黄15克，生甘草6克。水煎服，每日1剂。有清热解毒、除湿之功效。适用于感染湿热，软下疳初期。

▶ 当归、胡黄连、川芎、芜荑、白芍各30克，龙胆（酒浸洗炒）20克，芦荟15克，广木香、甘草各10克。共研成细末，和米粥为丸，每次服3～4.5克，温开水送下。有清热解毒、化瘀止痛、扶正祛邪之功效。主治各个时期的软下疳。

▶ 白芍、金银花各30克，当归、土茯苓各15克，炒山栀、苍术、青黛、生地黄各10克，生甘草3克。水煎服，每日1剂，分早、晚2次服。有清热解毒、利湿之功效。主治淫水郁滞型软下疳。

▶柴胡、当归、龙胆、花粉各6克，白术、玄参各15克，茯苓、炒栀子各10克，甘草、陈皮、荆芥各3克，防风1.5克。水煎服，每日1剂，分早、晚2次服。有疏肝解郁、清热解毒之功效。主治妇女软下疳。

▶木通、黄连、龙胆、瞿麦、滑石、山栀、黄柏、知母各3克，芦荟、甘草各1.5克，灯心草12根（为引）。水煎服，每日1剂，分早、晚2次服。有清热利湿、泻火解毒之功效。主治男、女软下疳。

中药外治

▶紫苏120克，绿矾40克。水煎，熏洗患处，每日1次。有清热解毒、祛湿止痒之功效。适用于软下疳初期或中期。

▶川楝子、黄连、花椒、葱根、艾叶各等份。水煎，熏洗患处，每日2次。有清热燥湿、杀虫止痒之功效。适用于软下疳局部瘙痒、疼痛、红肿者。

▶黑豆20克，甘草20克，赤皮葱20克，槐条20克。水煎，晾温后，取医用纱布沾水清洗患处，早、晚各1次。有清热解毒、消肿止痛之功效。适用于软下疳初期或中期。若是有红肿热痛感，可同时加鲤鱼胆外搽患处。

▶黄连200克，鸡内金3个。用猪胆汁浸泡数小时，炙干后，研为极细末，取适量外撒于患处，每日1次。有清热解毒、燥湿敛疮之功效。适用于软下疳溃破后久不收口者。

▶铅粉、密陀僧、黄蜡各60克，乳香（去油）、没药、象皮、白蜡各15克，轻粉12克。除黄蜡、白蜡外，余俱另研成细末。另取桐油500毫升，放锅内熬滚去沫，加入密陀僧末搅匀取起；加入二蜡熔化搅匀；待油稍温，放入余药，搅200余遍；以大棉纸摊上阴干，随疮大小剪贴。待疮中毒水流出、膏药变黑，再换新者贴之，每日1～2次。有活血消肿、祛腐生肌之功效。主治软下疳溃后日久不敛。

食疗法

▶冬瓜、排骨各500克，生姜、葱、料酒、盐各适量。冬瓜去皮切块，排骨洗净切段。葱切段，生姜切片。锅中放清水，排骨凉水下锅，加入料酒、葱段和姜片，煮开后撇去浮沫。将排骨捞出用温水洗净，放入砂锅中，加入足够量的热水，再次放入姜片和葱段。大火煮开后转小火炖煮约45分钟。加入冬瓜块，继续炖煮10分钟，加盐调味即可。每周食用2～3次。有清热、利尿、消肿之功效。对软下疳伴有局部红肿、热痛、小便不利等症状者有一定的辅助缓解作用。

▶ 西蓝花1颗，胡萝卜1根，大蒜、食用油、盐各适量。西蓝花切小朵，胡萝卜去皮切片，大蒜切片。锅中烧开水，加入少许盐，将西蓝花和胡萝卜焯水1～2分钟，捞出沥干水分。锅中放食用油，油热后加入大蒜片爆香。加入焯好的西蓝花和胡萝卜，快速翻炒均匀，加盐调味即可。每周2～3次。有提高免疫力、促进恢复之功效。适用于各类型的软下疳。

▶ 绿豆芽200克，菠菜150克，食用油、盐各适量。绿豆芽去头去尾，洗净；菠菜择洗干净，切段。锅中放食用油，油热后加入绿豆芽快速翻炒几下。加入菠菜段，继续翻炒均匀，加盐调味即可。每周2～3次。有增强免疫力、促进伤口愈合之功效。适用于各类型的软下疳。

▶ 紫薯100克，大米50克。将紫薯去皮切块，大米淘洗干净。锅中加入清水，放入大米和紫薯块，大火煮开后转小火煮至粥稠即可。每周2～3次。有增强免疫力之功效。适用于各类型的软下疳。

参考文献

[1] 汪海珍，张予晋，罗美俊子．新编皮肤病诊疗手册［M］．北京：化学工业出版社，2024.

[2] 赵东利．现代皮肤科诊断与处置精要［M］．武汉：湖北科学技术出版社，2024.

[3] 李博鑑．皮科证治概要［M］.2 版．北京：人民卫生出版社，2023.

[4] 白彦萍，王红梅．皮肤病中医经典与临床［M］．北京：人民卫生出版社，2023.

[5] 马勇，刘庆芬．认识皮肤病［M］．上海：上海交通大学出版社，2022.

[6] 李铁男，张理涛．皮肤病非药物治疗学［M］．南京：江苏凤凰科学技术出版社，2022.

[7] 张大萍，张作舟．皮肤病中医外治法及外用药的配制［M］.3 版．北京：人民卫生出版社，2022.

[8] 王少军．皮肤病实用中医外治法［M］．广州：广东科技出版社，2022.

[9] 康旭，李红毅．中医皮肤外科学［M］．北京：中国中医药出版社，2022.

[10] 朱明芳，刘朝圣．皮肤科中成药用药速查［M］．北京：人民卫生出版社，2022.

[11] 万俊增．实用皮肤病性病图谱［M］．北京：人民卫生出版社，2021.

[12] 白彦萍，王红梅．常见皮肤病的中医特色治疗［M］．北京：人民卫生出版社，2020.

[13] 徐宜厚，王保方，张赛英．皮肤病中医诊疗学［M］．北京：中国中医药出版社，2020.

[14] 中华中医药学会．中医皮肤科临床诊疗指南［M］．北京：中国中医药出版社，2020.

[15] 贺东杰，胡章一，常晶．实用皮肤病与性病学［M］．北京：世界图书出版公司，2019.

[16] 朱学骏，涂平，李若瑜，等．中国皮肤病性病图鉴［M］.3 版．北京：人民卫生出版社，2019.

[17] 林欢儿．中医皮肤性病学基础［M］．北京：中国中医药出版社，2018.

[18] 白彦萍，周冬梅．中医皮肤病临证心得［M］．北京：人民卫生出版社，2016.

[19] 程波．临床实用皮肤病性病诊疗图谱［M］.2 版．北京：化学工业出版社，2015.

[20] 李广瑞．皮肤病效验秘方［M］．北京：化学工业出版社，2011.